U0303209

孙可兴　黄岩杰　著

中医文化精神探原

《黄帝内经》之和

中华之源与嵩山文明研究系列丛书

商务印书馆
The Commercial Press
创于1897

图书在版编目 (CIP) 数据

《黄帝内经》之和 : 中医文化精神探原 / 孙可兴，黄岩杰著 . — 北京 : 商务印书馆，2022
（中华传统中文化研究丛书）
ISBN 978–7–100–21585–5

Ⅰ . ①黄… Ⅱ . ①孙… ②黄… Ⅲ . ①《内经》—研究②中国医药学—文化研究 Ⅳ . ① R221.09 ② R2–05

中国版本图书馆 CIP 数据核字（2022）第 153064 号

中华传统中文化研究丛书
《黄帝内经》之和
中医文化精神探原

孙可兴 黄岩杰 著

商 务 印 书 馆 出 版
（北京王府井大街 36 号 邮政编码 100710）
商 务 印 书 馆 发 行
南 京 新 洲 印 刷 有 限 公 司 印 刷
ISBN 978 – 7 – 100 – 21585 – 5

2022 年 10 月第 1 版　　 开本 889×1240 1/32
2022 年 10 月第 1 次印刷　　 印张 14¼

定价：118.00 元

郑州中华之源与嵩山文明研究会

郑州嵩山文明研究院

郑州市嵩山文明研究基金会

资助研究出版

中华传统中文化研究丛书
编辑委员会

序

中华文化源远流长，博大精深，是世界上唯一没有中断的文化。中华文化的核心和灵魂是中文化。中文化是指中华民族信中、尚中、求中、执中、用中的文化精神及其文化体系。其主要内涵和特质体现在以下五个方面。

一、中是中华民族传统的宇宙观

人生天地间，首先关注的是天地人之间的关系。古人通过对天地运行变化的长期观察，形成了以下观念：

其一是天地之中的观念。天在上，地在下，人在天地中间。北斗星"运乎天中"，地中则在嵩洛地区。地中是"天地之所合也，四时之所交也，风雨之所会也，阴阳之所和也"。即地中自然环境条件最好，最适合人类繁衍生息。显而易见，这里的"中"既是描述空间方位的概念，也是表达价值的概念。"天地之中"观念的形成，标志着中华民族原初的宇宙观已经确立起来。

其二是"天圆地方"说。天是"圆"的，地是"方"的。随着时间的推移、知识的增加和思维能力的不断提升，人们逐渐认识到了天"大"、地"广"，认识到了宇宙的无限性、事物的多样性。

其三是万物皆"易"，都是恒变无常的。何谓易？生生不息之谓易。

宇宙的本质就是一个不断运动、变化、创新的过程。

其四是天人合一的观念。人与自然是对立的,又是统一的,天地与人是共生、共存的有机整体。

在这些观念形成的过程中,人们逐渐认识到"中"对于事物形成、发展、变化的极其重大的意义,从而提出了"中也者,天下之大本也"的论断。沿着这一思维路向,后世思想家则进一步强调:"中者,天地之所终始也""人受天地之中以生"。并将"中"称为"天理",认为"天下之理统一于中"。这样,以"天地之中"观念为基础,中华传统文化以"中"为核心的精神体系便逐步建立和不断完善起来。

二、中是中华民族认识事物、推动事物发展的方法论

在实际生活中,人们必然要面对各种各样的事物,处理各种各样的问题。通过长期的社会实践,人们逐渐总结、形成了以下认识事物、推动事物发展的方法。

首先,将构成天地万物的各种要素,归结为"阴""阳"两个方面。提出了"万物负阴而抱阳""一阴一阳之谓道""一物两体"等论断。强调任何具体事物内部都包含着"阴阳""两体",这两个方面既对立又统一,是事物存在、变化和发展的基本法则。

其次,强调事物内部各要素之间的和谐、平衡,人和事物与外部环境的和谐、平衡,是人和事物存在、发展的前提。当某一事物内部各方面处于高度和谐、平衡状态时,即谓之"中"。反之,则为"不中"。"中"既是对事物良好状态的描述,又是对事物良好状态的评价、肯定。因此,"求中"也就成了人们认识事物、分析问题和价值选择的基本原则和方法。

再次，"执其两端，用其中于民"。即是说，在治理民众、处理各种政事时，要注意倾听各方面的意见，了解各方面的情况，兼顾各方面的利益，采取"适中"的方针措施。从而实现社会稳定，促进社会发展。这种思想对后世产生了极其深远的影响。

最后，执中致和。"中也者，天下之大本也，和也者，天下之达道也。致中和，天地位焉，万物育焉。"中为本，和为用，执中才能致和，致和才能够促使事物各适其位，遵循规律、繁衍生息。

三、中是中华民族传统的行为规范

人类社会要保持有序运行，就必须建立一套规范系统来约束、规范人们的行为。中华民族传统的行为规范涵盖了多个方面，是"中"的具体化。其中最主要的就是道德规范和礼仪规范。

首先是道德规范。早在五帝时期，执政者就强调执中修德，"顺天之意，知民之急，仁而威，惠而信，修身而天下服"。开始重视以德为政，以德教民。经夏、商、西周到春秋时期，道德规范趋于成熟。一是尚中、守中，以中为至高之德。二是以仁、义、礼、智、信五常为标准修身养性。三是坚守君子之道。敏而好学，文质彬彬，坦坦荡荡，成人之美，和而不同，己所不欲，勿施于人。四是做到"诚"，从而达到"不勉而中，不思而得，从容中道"。

其次是礼仪规范。中华传统礼仪规范由来已久。西周时期，周公旦主持制定周礼。在夏、商礼制基础上，制定了一套系统的礼仪规范。其核心内容是：以中为本，以礼立序，以德治国，以乐致和，自强不息，忠诚无私，举贤任能，礼让为先，尊老爱幼。周礼涉及社会生活的方方面面，是礼仪规范、治国方案，也是一部法典，对后世产生了极其深远的影响。

四、中是中华民族的审美理想

审美是人认识、理解和评价外部事物的一种活动方式。与主体自身的宇宙观、道德观等密切相关。《国语》中提出了"和实生物"的命题。各种事物的生存、发展,正是构成事物的各要素高度"融和"的结果。而这种"融和"是以各要素的协调、平衡即"中"为前提和基础的。即由"中"致"和"。事物各要素"融和"的程度越高,事物的存续状态就越美好,就越能使主体得到愉悦。

《左传》载,晏子在论述"和"时曾谓"和如羹焉"。厨师做汤之所以要放入多种食材、佐料,目的正是在于"济其不及,以泄其过"。好喝的汤,是不同的食材、佐料由"中"致"和"的结果。同样道理,好听的音乐也是不同的乐声由"中"致"和"的结果。孔子在评论乐曲《韶》时曰:"尽美矣,又尽善也。"孔子认为乐曲《韶》的表现形式与思想内容高度和谐,故称"尽善尽美"。

孔子曰:"质胜文则野,文胜质则史。文质彬彬,然后君子。""质胜"则"文"不及,表现为粗野;"文胜"则"质"不及,表现为虚浮。"质""文"高度协调、和谐,无过无不及,这才是完美的"君子"形象。

一般来说,审美有三种境界:一是"时中"之美,也可称和时之美;二是中和之美,也可称和谐之美;三是和而不同之美,各美其美,美美与共,是最高理想境界。

五、中是中华民族传统治国理政之策

《尚书》载，舜传位禹时说，"人心惟危，道心惟微，惟精惟一，允执厥中"。舜要求禹要秉持"执中"的理念治国理政。舜这种治国理政的基本理念，承继自尧。尧、舜、禹一脉相承的这种治国理政的"执中"理念，为后世人们所继承和发扬，成为中华民族传统治国理政的基本理念。

秉持"执中"的理念治国理政，首先就是要"明于刑之中"。治理国家要"善刑"，"刑新国用轻典，刑平国用中典，刑乱国用重典"。要选择公正的贤人做刑官，犯罪依律惩治，凡有疑不符者，从轻发落。审慎施法，让当事者信服。

其次，"为政以德""宽猛相济"。"敬事而信，节用而爱人，使民以时。"当政者要忠诚守信，取信于民；要用财节俭，爱护百姓，薄赋轻徭，调用民力适时有度。

最后，要施行"仁政"。对民众要先"富之"，然后"教之"。"制民之产"，使民众具有一定的产业。要注重解决民众面临的实际问题。同时，"谨庠序之教，申之以孝悌之义"；还要抓好农业生产，做好资源的利用与保护工作。特别是要注意把控贫富之间的差距，不能使之过于悬殊。"大富则骄，大贫则忧。忧则为盗，骄则为暴。"要对"大富"与"大贫"进行"调均之"。所谓"调均"，就是在"大富"与"大贫"之间"求中"。

总之，秉持"执中"的理念治国理政，就是要求执政者做到公平、公正、无私，注意协调社会各方面的关系，注重教养民众，不要采取偏激措施，以避免激化矛盾，从而实现社会的和谐、稳定和发展。秉持"执中"的理念治国理政，就是"以德治国"，就是"善政"。这种"执中"的执政理念，对于中国社会的发展产生了极其深刻而持久的影响。

中华文明的方方面面，都彰显着中文化的精神。正是中文化精神的滋养，使得中华民族具有自强不息、兼容并包、宽厚仁和、敦亲睦邻、天下为公、协和万邦的博大胸怀。中华民族的生命力、凝聚力、感召力日渐增强。

基于这样的认识，郑州中华之源与嵩山文明研究会设立了"中华传统中文化研究"重大课题。课题组先后邀请了中国社会科学院、中国科学院、北京大学、南开大学、中国传媒大学、首都经济贸易大学、上海科技大学、天津社会科学院、湖北大学、深圳大学、中南财经政法大学、中共河南省委党校、河南省社会科学院、郑州大学、河南大学、河南中医药大学、河南农业大学等单位的三十多位学者参与讨论和研究工作。确定了从资料收集梳理开始，然后设立子课题进行专题研究，最后进行综合研究的思路和步骤。中华传统中文化研究的任务是：探讨中文化形成、发展的历程；研究中文化在中华文化发展中所发挥的重大作用；明确中文化在中华文化体系中的地位；揭示中文化在新时代的意义和价值。

郑州市嵩山文明研究基金会为本课题的研究和成果的出版提供了资金支持；郑州嵩山文明研究院的同志为本课题的研究提供了非常周到的服务和保障工作。在此，特向为本课题研究做出贡献的各个单位、各位专家和工作人员，致以诚挚的敬意和衷心的感谢！

2022 年 6 月

目　录

第一章　导论

　　春秋战国至秦汉，中国古代社会由分裂到统一，中国传统思想也从"名实相怨""百家争鸣"到"独尊儒术"，形成了第一个思想文化高峰。中医理论之圭臬——《黄帝内经》（常简称为《内经》），就孕育、产生于中国历史上这个大变革的时代，奠定了独具特色的生命科学与文化特质，以及兼容并蓄的中医学理论体系的基础。故此，人们说到中国传统文化，就必然提到中医，而提到中医，就必然提到《黄帝内经》。《黄帝内经》不只是一部医书，其理论建构，贯穿于中国传统思想与文化的历史长河，熔铸成呈现着"中和"精神内涵的中医文化。

第一节　中医文化精神：主题的选择

　　中医药文化源远流长。自《黄帝内经》成书至今两千多年来，中医药始终和中华民族的命运相依相伴，走过了不平凡的发展历程。意欲探寻和阐释《黄帝内经》所彰显的中医文化精神的本原和内涵，需要首先回顾中医的曲折发展历程，厘清其面临的现实境遇，以期通过对历史追问与对现实逼迫的理性回应，分析人们争议中医的内在缘由，辨明中医理论及其文化精神的内涵与本质，从而在宏大的时代背景下展开对本书论题的探索。

一、历史的追问

两千多年来,中医药在中华民族繁衍昌盛的历史进路中,发挥着极其重要的卫生保健、防病治病的作用,不仅成为植根于中国历史与现实发展过程的行之有效的诊疗方法,而且其文化理念与精神也哺育着一代一代的医家、学人,深刻影响着中国人的养生保健和生活方式,并在人们对生命与健康的追寻中不断发扬光大。

然而,回眸中医百年发展史,随着现代科学和西方医学的进入,中医长期独当一面的格局被打破,在饱受争议中走向与西医并存的发展之路。随着社会健康理念的不断转变,中医药理念与方法必然与现代科技和西医进行融合,其所蕴含的文化精神也必然得以彰显。

一方面,由于卫生与健康的现实需要,中医药不断发展进步,对维护我国人民群众的生命与健康发挥了重要作用;另一方面,由于认识的偏差,中医又饱受争议,经历了复杂曲折的发展过程。尤其是从 19 世纪末叶开始,由于"西学东渐"的影响,一些人以西方实证科学的标准看待、裁剪甚至抹黑、否定中国传统科学、哲学与文化,由此引发了中西思想文化的论争,这也深深地影响着人们对于中医的态度和认知。例如,一些人往往拿现代科技或西医的标准看待中医理论,提出了诸多片面的意见,或认为中医是靠经验而非科学的理论,或认为中医只是传统的哲学思想,或单纯从传统文化的视角理解中医。之所以产生这样的现象,是有其深刻根源的。随着现代西方科学传入中国,西医以其实证性的特点被人们迅速接受,在与西医理论的比较中,人们更多地看到了中医理论的短板与不足,所谓"废医存药"的观点就是这种认识的典型代表。时至今日,这一论争仍然没有偃旗息鼓,这些认识对于中医药的发展无疑是有害的。

新中国成立后,面对人民群众日益增长的卫生健康需要,我国高度重视保护、利用和发展中医药,逐步确立了"中西医并重"的卫生方针。当然,这一过程也不是一帆风顺的。由于受到旧政府、旧社会长期贬斥、丑化中医的政策和观念的影响,歧视和排斥中医,否定中医科学性的错误言论和思想认识依然存在。毛泽东敏锐地觉察到了这个问题,并按照实事求是的原则尝试妥善解决这一问题。他一方面提出应重视自己的科学和文化,重视中医这一造福人民的宝贵的民族文化遗产,强调"中国医药学是一个伟大的宝库,应当努力发掘,加以提高"①;另一方面,又提出"古为今用""洋为中用",应团结中西医,促进中西医合作和共同发展。他指出:"针灸不是土东西,针灸是科学的,将来世界各国都要用它。中医的经验要有西医参加整理,单靠中医本身是很难整理的。"②这一思想与政策同国民党政府取缔中医的政策形成了鲜明的对比,从理论和实践上廓清了对中医的错误认识,使得中医发挥了应有的作用。邓小平也始终重视中医药的地位与作用,并较早地对中西医的本质及其关系进行了深入思考。早在1957年他就说过:"应该把世界上一切好的东西和中国一切好的东西结合起来,一切好的东西我们都要承认。西医是好的,中医也是我国几千年来证明是好的;但西医也有不好的,中医不好的可能更多些,因为没有经过科学整理。花几十年的功夫,整理出完整的祖国医学,这是我们的奋斗方向和目标。"③这不仅

---

① 中共中央文献研究室编:《毛泽东书信选集》,人民出版社1983年版,第545页。
② 中共中央文献研究室编:《毛泽东年谱(1949—1976)》(第2卷),中央文献出版社2013年版,第365页。
③ 中共中央文献研究室编:《邓小平年谱》(第3卷),中央文献出版社2020年版,第9页。

彰显了对待中医和中国优秀传统文化的正确态度和文化自信，廓清了人们对于中医的错误认识，也成为邓小平从理论上认识中医和发展中医的重要思想开端。改革开放后，邓小平多次强调"中西医并重"，利用中医解决卫生工作中的困难与问题，为恢复和发展中医事业制定并实施了一系列政策措施，为中医药的发展创造了良好的物质条件和思想基础。1980年，邓小平在会见法国医学代表团时说："大概在两千五百年前，中国医学已开始发达起来，春秋时代有扁鹊，三国时代有华佗。中国传统医学是个宝库，但没有充分发掘出来，而且在科学整理方面也还做的不够，欢迎法国医学家同中国同行一道来做好这项工作。"①毛泽东、邓小平关于中医的论述表明，中医是有自身内在标准和规律的，和西医一样，都是科学的一部分；既要把握中医规律，又要掌握西医知识，花时间和功夫对优秀的祖国医学进行整理和发掘，使其更好地为人民健康服务；从事中医的人需要学习新的现代科学知识，不断提高中医的科学技术水平；中医是我国的优秀文化遗产，要反对那种轻视中医等祖国优秀文化遗产的错误倾向，反对那种认为"凡是外国的就是好的"的极端认识。这些思想认识彰显了对于重视和发展中医的基本态度和理性思考，从根本上廓清了一直以来"扬西抑中""尊西贬中""重西轻中"的模糊认识，为中医发展指明了方向和道路，对恢复和发展中医事业提供了根本保障，在全社会凝聚了共识。

进入新时代以来，习近平更是以世界文明文化交流交融的广阔视野认识和对待中医药，多次指出：中医药凝聚着深邃的哲学智慧和中华民族的健康养生理念及实践经验，"是打开中华文明宝库的钥匙"，要把

① 中共中央文献研究室编：《邓小平文集（1949—1974）》（上卷），人民出版社2014年版，第305页。

"祖先留给我们的宝贵财富继承好、发展好、利用好"。[①] 2016 年 12 月，我国向世界发布了《中国的中医药》白皮书，指出："中医药作为中华文明的杰出代表，是中国各族人民在几千年生产生活实践和与疾病作斗争中逐步形成并不断丰富发展的医学科学，不仅为中华民族繁衍昌盛做出了卓越贡献，也对世界文明进步产生了积极影响。"[②]由此，中医药振兴发展迎来了天时、地利、人和的大好时机，并伴随着全球化进程在世界范围内不断扩展和传播。

回顾历史我们不难看到，中医发展走过了一条曲折前行的道路。在这条道路上，既有对中西医科学本质认识的分歧，也有中西医文化的碰撞。深入发掘中医理念的健康赋能、内在价值和根本精神，使其更好地与现代文明和人们的健康需求相适应、相融合，无疑是我们对于历史的积极回应。

二、现实的逼迫

现代工业文明与科学技术的发展带来了人们对文化的反思，也带来了人们对医学、生命与健康的反思。1946 年《世界卫生组织宣言》提出："健康不仅仅是没有疾病，不体弱，而是一种躯体、心理和社会功能均臻良好的状态……向所有人普及医学、心理学及相关知识，使之受

---

① 习近平：《习近平致中国中医科学院成立 60 周年贺信》，《人民日报》，2015 年 12 月 23 日第 1 版。

② 中华人民共和国国务院新闻办公室：《中国的中医药》白皮书，人民出版社 2016 年版，第 1 页。

益,对享有全面健康甚为必要。"①进入 21 世纪,人类医学正在从"疾病医学"向"健康医学"转变和发展,更加重视以病人为中心,更加重视预防、个体心身整体治疗、生态环境改善、社会心理与道德建设等。抑或说,医学已经从关注生命的物质性存在发展到更加关注人的生存方式、文化与心理等精神存在,这既是 21 世纪医学的显明特征,也无疑是 21 世纪医学面临的艰巨任务。

中医理论与实践恰恰契合了这一理念。随着经济全球化的不断推进,中西文化的交流会通已经成为当今世界不可避免的趋势。中国政府积极推动中医药国际合作,全面推动世界医学的融合与发展,越来越多的国家通过交流认识和接受了中医药,也通过中医药认识了中国的科学与文化。当前,中医已经成为中国与世界各国开展人文交流、促进东西方文明交流互鉴的重要内容,成为中国与各国共同维护世界和平、增进人类福祉、建设人类命运共同体的重要载体。与此同时,随着中国文化自觉意识的苏醒,人们将中医与中国优秀传统文化融贯观照,认识不断朝着理性的方向发展。在不断的争鸣与反思中,"中医药文化"作为中国人两千多年来对于生命、健康、医学的不断追问和实践的智慧成果,业已成为当下中西文化交流和中国学人解读经典的"时髦"词汇。人们对中医药文化所蕴含的核心理念和构成要件,如天人合一、和谐共生的价值取向,基于"象"和直觉体悟的思维认知模式以及阴阳平衡、以平为期、道法自然的行为方式的争鸣与思索一浪高过一浪,并从中汲取着文化营养与人生智慧。

尽管如此,学术界对于中医的认识仍然存在着不少分歧。多数学

---

① 参见孙牧虹:《世界卫生组织宣言(注)》,《中国心理卫生杂志》,1988 年第 6 期,第 282 页。

者站在中西方文化和思维特征比较研究的理性层面,看到了中医理论的内在合理性和科学价值,认为中医是科学,不应片面贬斥甚至简单废除的观念已经成为学界的认识主流。如一些人认为中医学与传统人文不分家,具有科学与文化交融的理论特色,不仅建构了完整系统、多有发明的医学理论,而且还广泛涉猎了中国传统文化的义理与思考,是中国文化的有机组成部分。但是,毋庸讳言,由于对"科学"的片面理解,某些西化派人士不是实事求是地从"疗效"而是从"本本"出发,以西医标准衡量中医,指责中医"不科学",甚至仍然有人提出要取缔中医。德国汉学家、中医学家波克特(Manfred Porkert)曾说:"国外是有许多人认为中医不科学。奇怪的是,居然也有许多中国的中医对中医的科学性表示怀疑。"①

存在决定意识。长期以来,人们对中医科学性及其理论本质存在这样或那样的争论,其原因是多方面的。一是一些人往往更多地从中西医理论的比较中,只看到中医理论的短板与不足,对其理论本质的科学性缺乏客观、历史地分析与研究。二是一些人的思维总是囿于西方实证科学的标准,使中医理论陷入一种所谓"科学化""现代化"的悖论之中。三是受近百年来中西文化论争的影响,人们容易将对生命认识的哲学与文化的不同看法转换为科学与不科学的争论,致使在理论和实践上难以发现和把握问题的本质。四是一些人对中国历史与文化特征的认知不足,以至于不能从整体上把握中医的理论本质与特征。

中医作为一种客观、历史的存在,具有其时代特征,其理论体系和文化理念不应随意抛弃、遗忘和轻言取消,而应随着时代的发展丰富和

---

① 转引自郑恩元:《中医是成熟的科学——访德国中医药学家波克特博士》,《科技中国》,2006 年第 2 期。

完善，在弘扬中国优秀传统文化的视域下不断促进其传承与发展。按照唯物主义的观点，任何简单肯定或否定都不是对待自己文化遗产的正确方法。基于文化多样性的理念，作为文化的一种表现方式，科学也因此表现出多样性的特点。忽视文化特征，即可能导致人文素养的欠缺，也必然造成在哲学层面和思维方式上的偏颇，把西方重分析、重实证的思维方式视为唯一的科学，而把中医的整体思维、辨证论治理论视为非科学甚至是伪科学的看法本质上是思维僵化的表现。

当前，中医发展的薄弱环节在于人文素养不足，具体表现在认识方式、思维模式、价值取向等方面。因此，要立足于新时代的背景下考量中医，在突出中医原创性的同时，理性认识中医与现代、中医与西医的关系，将中医研究与中国传统文化相互融贯和观照，给予它历史的、文化的和哲学理论的支撑，全面深入地发掘中医理念与文化精神的内在价值。从文化的视角探察《黄帝内经》的文化精神，有助于人们深入认识文化是中医理论的根基和灵魂，了解中医药学的本质与特色。

第二节　文化诠释的书写形态

在人类文明发展的历史进程中，"文化"始终备受关切。不过究竟"文化是什么"或"什么是文化"，迄今为止，学界也没有完全一致的看法，对此本书后文还有详细论证。在这里需要先引述英国伯明翰学派代表人物雷蒙·威廉斯（Raymond Willians）所理解的"文化"。他认为要完整地理解"文化"的内涵，至少要把握三层含义：首先是"理想的"文化定义，也即"就某些绝对或普遍价值而言，文化是人类完善的一种状态或过程"；其次是"文献式"文化定义，也即"文化是知性和想象作品的整体,这些作品以不同的方式详细地记录了人类的思想和经验";最后是"社会性"定义,也即"文化是一种特殊生活方式的描述"①。就此而言,孕育于中国并形成其"思想和经验"结晶的中医,以及作为"知性和想象作品"的《黄帝内经》也必然成为我们今天进行"文化研究"的选择对象。

在中国传统文化精神中,强调事物并育并行、内外协调、致和守中的"中和"思想,既是其重要理论支点,也是其价值旨归。诚如学界所言,如《周易》的天人、阴阳、象数、变易思想;儒家的仁爱、中庸、礼治思想;道家的道法自然、反者道之动、精气学说等均蕴含着一定的"中和"思维与文化精神。那么,这种文化精神和传统中医,以及中医之典范《黄帝内经》之间存在着什么样的关联?这种关联性又凸显着中医文化的什么特质?这种关联性和特质,对于我们今天发扬传统文化、继承中医学理,发展现代医学事业有什么帮助或借鉴意义?这是本书在后续行文中拟研究的几个问题。

文化研究是一个十分困难和复杂的过程。对于中国古代医学"思想和经验"的文化阐释更是如此。因为任何一种文化,都是既博大又会通的,必须对其内涵和外延做出合理的规定;同时,文化又都具有历史与时代的印记,因此对于文化的研究,应该把握如钱穆所说"推寻与会通"和"入与出"的学问之道,努力达到"相杂交错,头头是道,而后可以有所入、有所得,而后可以有所化、有所出"②的理想境界。由是,对于中国的传统文化,理应从历史与现实、本质与现象、理念与方法、形态与精

①　转引自罗钢、刘象愚主编:《文化研究读本》,中国社会科学出版社 2000 年版,第125 页。

②　钱穆:《学籥》,载《钱穆先生全集》(新校本),九州出版社 2011 年版,第 178 页。

神等不同视域，以不同方法来进行研究。由这些视域、方法出发，通过对研究对象进行持续解读与阐释、反思与追问，以期挖掘和探寻其意义框架下的内涵、实质与理性，为不同民族、国家、地域的人们提供和谐共生、相依相伴的精神家园。在这一过程中，不同文化的会通与互鉴正在成为一种趋势，成为人们理解和把握现实之问、历史之问、时代之问的有效思想工具。

对于《黄帝内经》"中和"文化精神的研究也理应如此。在思考和探讨的过程中，既要采取"历史分析"的方法，也要采取"文化诠释"的方法，以此自觉地寻求一种更为理性的模式，将"中国传统文化融贯观照"与"中西文化相互映射"内在地统一起来，将"以西释中"与"以中释中"结合起来，采取纵横结合的方法，不仅"照着讲"而且"接着讲"，通过全面解读与发掘，从整体的而不是局部的理性认识中医文化精神乃至中国传统文化的合理性及内在价值，不断彰显其致和守中的中国文化精神之根。

本书所论中医文化精神，是中国传统文化精神映照下基于《黄帝内经》医学"中和观"所反映的天人合一、生命关怀、生生不息、和谐统一的价值取向和人文精神。诚然，《黄帝内经》没有明确提出"中和"的概念，其理论阐述用语也常常使用"和"而较少使用"中"。但是，其关于理、法、方、药的很多论述均涉及了"中和"思想。如常使用"和""合""和合""平""平衡""调和""过""不及""常""恒""适度""有节""慎""权衡""损益""逆顺""胜复""揆度""奇恒""相生相胜""乘克制化"等等。其思想内涵始终围绕着"中"这一基点与主线，"中"是原则，"和"是目标、结果与手段，在每一个"和"的背后都有着"中"这一标尺，"和"的过程、状态都是"中"。因此，在理论阐发的过程中，不能局限于字眼与语词，而是更加注重对其精神本质的分析与建构，"通过对它背后的逻辑原则、文化传统、人文精神的了解，可以增强对传统思维方法论意义、文化认同意义的感受"①，从而在越来越广泛的文化交流与沟通中，深化人们对于中医文化的理解与认同。

一、"纵观视角"的融贯阐释

文化的发生总是历史的产物，总是要受到历史的影响，并随着历史发展而演进。因此要从"中国传统文化融贯观照"的"纵观视角"出发，分析和探察《黄帝内经》的文化属性及其文化精神与中国传统文化的融贯观照。

从文化属性看，《黄帝内经》蕴含着深刻的人文思想与文化精神。注重人与自然、社会及人体内外平衡协调的中医"中和观"，既是中医理论与临床发展的重要指导原则，也是铸就《内经》"中和"文化精神的重要理论基础和价值旨归，贯彻于其涵盖天人观、生命观、疾病观、养生观的医道、医理、医德理论的始终。无论是对天地自然规律的体悟，还是对人与自然关系的认知；无论是对"医世、医国、医人"的思考，还是对人与社会和谐共生的探索；无论是对为人处世态度的解读，还是对养生愈疾方法体系的建构，《内经》都始终围绕"中和"这一主线，展现出解读生命、阐释医理、透彻文化精神的"中和"理念与方法，折射出天人合一的核心理念与文化精神魅力。

《黄帝内经》这一注重"中和"的文化特质，深受中国传统易、儒、道"中和"思想的濡染与滋养。如基于"中和"的健康理念、传统制剂方法、诊疗手段、传承变迁、养生文化等，都深深烙下了传统文化与时代变迁

---

① 　张晓芒：《先秦诸子的论辩思想与方法》，人民出版社 2011 年版，第 279 页。

的印记，已然渗透到人们的日常生活中，成为一种具体的文化形态。它所展现的中医文化的核心理念如"天人合一""和谐共生""道法自然""以平为期"与现代生理-心理-社会医学模式具有内在洽适性。因此，人们需要立足于中国传统文化，通过"文化诠释"实现其内在变革，在满足自身防治疾病、延年益寿和提高生命存在质量需要的同时，探求《黄帝内经》文化精神的内在基因，促进其与中国传统文化的会通。

二、"横看视角"的映射分析

文化的发生又是时代的产物，总是要观照时代的社会生活，并随着时代的发展变化而被赋予新的内涵与形态。因此要从"中西文化相互映射"的"横看视角"出发，分析和阐释《黄帝内经》中和文化精神与现代科学、西医乃至西方思想的对话与沟通。

在《黄帝内经》看来，人作为兼具自然属性和社会属性的生命存在，既有生理活动又有精神活动。因此在探寻生命规律、建构医学理论的过程中要认识到：对于人类个体和群体的健康、发病、治疗和预防，既要关注自然因素，处理好人与自然的关系；也要关注社会因素，处理好人与人、人与社会乃至人与自身的关系。在阐释医理时，《内经》不仅运用了古代哲学与科学思维，而且广泛涉猎了类似现代社会学、教育学、心理学、人类学、民俗学等古代人文社会科学的知识与方法，揭示出基于医学阐述的深刻而生动的人文思想与文化精神内涵。如《内经》将社会生存环境失调作为致病因素，记载了大量关于社会经济状况、人情心理、风土习俗、社会地位变化与疾病的关系，使得纠正社会性致病因素成为疾病防治的基本原则和方法，彰显了重视人文精神的医学文化内涵和本质，具有广阔的发散空间和富有弹性的文化张力。

　　《黄帝内经》这一注重人与自然、社会和谐的文化精神，不仅对促进后世医学发展、增强当今人们对于疾病预防和治疗的认识具有深刻意义，而且为促进中西医乃至中西文化的对话与沟通贡献着中国思想与智慧，为人们从文化的视角理解和创构人类医学和生命科学的新形态创造了广阔的发散空间。由此，从文化精神的视角探察《内经》，有助于深化人们对于中医理论根基和灵魂的认识。

　　然而，对于中国文化精神的深刻理解与全面认知不是一朝一夕的事情，对于中医理论本质及其文化理念与精神的认识也是如此。时至今日，在文化全球化的背景下，如何理性地回应现实的逼迫和历史的追问，仍然任重而道远，值得一代一代的学人在秉承"传承精华、守正创新"理念的同时，砥砺奋进，躬行致远。而本书拟以《黄帝内经》为研究对象，围绕以上问题逐一展开研究，希望为发扬中医文化、构建中国理论话语有所贡献。

第二章 《黄帝内经》生命观的中和思想

　　自然界、人类社会和人自身的关系问题既是哲学探寻的根本问题，也是一切科学与文化领域难以回避的根本问题。如学者认为："凡关于自然世界、人类生活或人类认识之根本问题之研究，统谓之哲学。"①生命观是探索生命的起源、本质及意义的理论，它不仅是关于生命存在与变化规律的科学范畴，也是关于自然、社会乃至人类终极关怀的哲学与文化范畴；既是中国传统哲学的重要范畴之一，也是《黄帝内经》阐释医理的理论出发点。《内经》作为探察生命规律的医学理论，从天、地、人是一个动态运动的统一整体出发，认为自然界为人体生命存在和发展提供物质基础，而人的生命存在和发展与自然界存在着既"同源同体"又"相参相应"的辩证统一关系，必然符合自然界的变化规律，这一动态变化发展过程的最佳状态是顺应合一、中和平衡。同时，这一动态过程是在气、阴阳、五行共生共变的思维框架中发生发展的，由此《内经》形成了基于中和的天人观、人体观和疾病观，并对其发生发展的内在机制进行了深入探索，构建出比较系统的中和生命观。

---

① 张岱年：《天人五论》，中华书局 2017 年版，第 5 页。

第一节 天人观及其中和思想

天人关系是《内经》阐述生命存在的核心问题之一。所谓"不知天地人者,不可以为医"[①],即是医者对天人观的整体理解。作为探寻生命规律的医学著作,《内经》自然而然地将"天人关系"作为理论起点,在广泛吸收先秦诸子学说"天人合一"思想智慧的基础上,建构出强调"中和"的天人生命观,它"吸纳了《易》、道、儒的天人理念,予以融会升华,成为中医理论特色,并以中和为核心价值"[②]。天人合一既是《内经》阐释生命科学的世界观,也是探寻天、地、人关系及其共同规律的方法论,《内经》由此出发建构了整体医学体系,认为人与自然、社会是一个不断运动和变化发展的动态统一体,而"中和"则是这一动态统一体存在的最佳状态和维护这一动态统一体的根本手段,呈现出内容丰富的天人中和思想。

一、天的概念及其内涵

《内经》所谓的"天",是天地自然及其存在状态和变化规律的总称,描摹的是不以人的主观意志为转移的客观自然存在,包含着三重内涵。

一是指称宇宙自然和地理环境。在《内经》中,常以天地指称宇宙自然或地理环境。如:

---

① 徐灵胎:《医学源流论》,古求知校注,中国医药科技出版社 2011 年版,第 40 页。
② 方满锦:《黄帝内经中和思想研究》,台湾万卷楼 2016 年版,第 42 页。

故积阳为天，积阴为地……故天有精，地有形，天有八纪，地有五理，故能为万物之父母。(《素问·阴阳应象大论》)[1]

天气以急，地气以明。(《素问·四气调神大论》)

天有八风。(《素问·金匮真言论》)

《内经》始终把天、地作为一对相互依存、相互统一的范畴和整体，还以东、南、西、北、中"五方"来说明自然界不同地理环境的气候、物候特点，表明天始终与地对应，二者不可分割，反映着认识宇宙自然的整体观念。

二是指自然界恒常存在状态及变化规律。《内经》以"天年""天寿""天数"等概念说明自然界存在状态及规律，在此基础上，提出天地万物生成变化的根本在于"气"的阴阳消长衍变。如：

而尽终其天年，度百岁乃去。(《素问·上古天真论》)

气之升降，天地之更用也。(《素问·六微旨大论》)

夫四时阴阳者，万物之根本也。(《素问·四气调神大论》)

阴阳者，天地之道也，万物之纲纪，变化之父母，生杀之本始，神明之府也，治病必求于本。(《素问·阴阳应象大论》)

天地合气，别为九野，分为四时，月有小大，日有短长，万

---

[1] 本书所引《黄帝内经》原文，依据《黄帝内经素问校释》(第2版)，山东中医学院、河北医学院校释，人民卫生出版社2009年版；《灵枢经校释》(第2版)，河北医学院校释，人民卫生出版社2009年版。同时参考了《黄帝内经》(全二册)，姚春鹏译注，中华书局2010年版。

物并至,不可胜量。(《素问·宝命全形论》)

同时,《内经》还将"天癸"看作人体生长发育的物质基础,显示出"人数"符合"天数"的认识基础。

> 二七而天癸至,任脉通,太冲脉盛,月事以时下,故有子。
> (《素问·上古天真论》)

三是将人体与天地进行比应。《内经》以天地比类人体的不同部位,将人体中处于相对上部的称为"天",相对下部的称为"地",表达了其天人合一的思维理路。

> 三候者,有天有地有人也,必指而导之,乃以为质。上部天,两额之动脉……中部天,手太阴也……下部天,足厥阴也。
> (《素问·三部九候论》)
> 腰以上为天,腰以下为地。(《灵枢·经水》)

从《内经》关于"天"的认识可以看出,一方面,《内经》以天地日月观照人,注重从自然界的物质性出发认识其存在状态及规律,具有自然科学的基本特征,这也是《内经》始终贯彻"气一元论"并常常以天文历法、气象物候、地理方位等进行医理阐释、预测的内在根据;另一方面,《内经》以人的生命存在观照自然界,形成了以人为中心的天地人"三才"的整体认知理论体系。

二、人的概念及其内涵

《内经》主要以养生愈疾、防病治病为理论旨归,将人置于天地自然和社会人事的双重背景下建构人的概念,认为人是自然属性、社会属性和思维属性有机结合的统一体。人的生命存在、发展及其生理病理变化不仅与自然界有着千丝万缕的联系,始终受到自然界变化规律的影响和制约,而且与人的行为方式、生活环境、风俗习惯、社会变迁等社会因素密不可分,同时与人的心理情绪、"七情五志"等思维属性也相互勾连,保持这三个方面的有机统一、动态平衡是实现健康长寿目标的基本要求,缺一不可。

首先,人具有自然属性。人是天地自然运动变化产生的生物体,处于天地之间,是自然界的一部分,在其生、长、壮、老、已的生命周期中始终受到自然界变化规律的影响,必须顺应自然而不可须臾背离自然规律,即时刻知之、应之、和之、随之,否则就可能引发疾病。如其所论:

> 天覆地载,万物悉备,莫贵于人,人以天地之气生,四时之法成……夫人生于地,悬命于天,天地合气,命之曰人。人能应四时者,天地为之父母,知万物者,谓之天子……若夫法天则地,随应而动,和之者若响,随之者若影,道无鬼神,独来独往。(《素问·宝命全形论》)
>
> 故治不法天之纪,不用地之理,则灾害至矣。(《素问·阴阳应象大论》)

与此同时,《内经》认为人各禀受于父母,其体质类型也存在着先天差异,这也是人的自然属性的重要标志,由此进行了"阴阳二十五人"的体质划分,提出了因人制宜、辨质论治的医学方法,成就了中医体质医学理论体系。

其次,人具有社会属性。人从一开始就是社会关系网络上的一个纽结,人的生命活动不可能游离于社会环境,同时也时刻受到社会变迁及政治、经济、思想、文化的影响,这是人与动物本质的区别。诚然,人与社会的关系是极其复杂的,社会因素对人的生命与健康的影响也是多方面的,《内经》对此进行了比较深入的分析。

一是认为人的贪欲及不良嗜好是导致疾病的根本原因:

> 今时之人不然也,以酒为浆,以妄为常,醉以入房,以欲竭其精,以耗散其真,不知持满,不时御神,务快其心,逆于生乐,起居无节,故半百而衰也。(《素问·上古天真论》)
>
> 夫热中消中者,皆富贵人也。(《素问·腹中论》)

二是认为人的生活条件、经济状况、社会地位的不同及变化也会导致疾病的生成与变化。如王公大臣养尊处优、生活优渥,容易肥胖、抵抗力差,易发中风、消渴之证:

> 夫王公大人,血食之君,身体柔脆,肌肉软弱,血气慓悍滑利。(《灵枢·根结》)

人的社会政治经济地位的改变和生活境遇的变化容易引发心理失衡、精神内伤,引发疾病:

凡诊病者，必问尝贵后贱，虽不中邪，病从内生，名日脱营。尝富后贫，名日失精。（《素问·疏五过论》）

此外，社会变迁与动荡、战争、瘟疫流行、劳动与职业不同等也会导致社会性疾病。如《内经》对职业病的描述：

久视伤血，久卧伤气，久坐伤肉，久立伤骨，久行伤筋。（《素问·宣明五气》）

有渐于湿，以水为事，若有所留……发为肉痿。（《素问·痿论》）

三是认为诊断和治疗也应观照社会因素的影响。就诊断来说：

诊有三常，必问贵贱，封君败伤，及欲侯王。故贵脱势，虽不中邪，精神内伤，身必败亡。始富后贫，虽不伤邪，皮焦筋屈，痿躄为挛。（《素问·疏五过论》）

若先言悲哀喜怒，燥湿寒暑，阴阳妇女，请问其所以然者，卑贱富贵，人之形体所从。（《素问·解精微论》）

入国问俗，入家问讳，上堂问礼，临病人问所便。（《灵枢·师传》）

就治疗来说：

圣人之为道者，上合于天，下合于地，中合于人事，必有明法。（《灵枢·逆顺肥瘦》）

　　从容人事，以明经道，贵贱贫富，各异品理，问年少长，勇怯之理。(《素问·疏五过论》)

　　且夫王公大人，血食之君，骄恣从欲，轻人而无能禁之，禁之则逆其志，顺之则加其病，便之奈何？治之何先？岐伯曰：人之情，莫不恶死而乐生，告之以其败，语之以其善，导之以其所便，开之以其所苦，虽有无道之人，恶有不听者乎？(《灵枢·师传》)

　　在此基础上，《内经》将治身与治国联系起来，以医之顺逆比类国家治理，彰显了其大医家国情怀：

　　夫治民与自治，治彼与治此，治小与治大，治国与治家，未有逆而能治之也，夫惟顺而已矣。顺者，非独阴阳脉论气之逆顺也，百姓人民，皆欲顺其志也。(《灵枢·师传》)

　　由此，《内经》将社会因素置于天人思想和方法之中，显示出类似于现代社会医学思想的理论闪光。

　　最后，人具有思维属性。人是具有理性认知能力的生命存在，人的感觉、知觉、思维、心理、观念、经验、情感与意志、灵感与智慧、性格与气质等都是人的整体功能的凝聚与释放，只有将人置于自然、社会和思维的整体中，才能真正理解生命的存在和变化规律，为人们的健康找回一个行之有效的合理路径。

　　《内经》认为，人的思维活动是物质与意识的统一，人的"七情五志"与五脏六腑存在密切关联和互动关系，由此确立了其通过情志调摄治疗疾病的医学方法，显示出类似于现代心身医学思想的理论闪光。

故生之来谓之精，两精相搏谓之神，随神往来者谓之魂，并精而出入者谓之魄，所以任物者谓之心，心有所忆谓之意，意之所存谓之志，因志而存变谓之思，因思而远慕谓之虑，因虑而处物谓之智。（《灵枢·本神》）

天有四时五行，以生长收藏，以生寒暑燥湿风，人有五脏化五气，以生喜怒悲忧恐。故喜怒伤气，寒暑伤形。暴怒伤阴，暴喜伤阳。厥气上行，满脉去形。喜怒不节，寒暑过度，生乃不固。（《素问·阴阳应象大论》）

综上，《内经》的天人概念强调人与自然、社会的有机统一，成为其建构天人合一思想的逻辑起点。

三、天人合一的中和意蕴

基于对天人概念的认识，《内经》将人与自然看作密切联系、有机统一的整体，建构了人与自然同源同构、相参相应的天人合一整体观，形成了一个多层次、多结构的天人合一综合系统模式，在这一系统模式中，各要素有机联系，协调统一，以"中"为度，致和求中，共同对人体生命存在及疾病起着发现、调节、管理、控制的作用。

一是人与自然相互通应，都受到阴阳五行法则的影响与制约。《内经》认为，人与天地自然同源于气，人是天地之气交合的生成物，处于天地这个大的系统中，人与自然在本质、数量、结构和关系上存在着同一性，人的形态结构、生理功能也是长期适应自然界环境变化的结果，由此说明人的物质代谢与天地云雨阴阳升降具有共同的规律。

故清阳为天,浊阴为地。地气上为云,天气下为雨,雨出地气,云出天气。故清阳出上窍,浊阴出下窍;清阳发腠理,浊阴走五脏;清阳实四肢,浊阴归六腑。(《素问·阴阳应象大论》)

五行者,金木水火土也,更贵更贱,以知死生,以决成败,而定五脏之气。(《素问·脏气法时论》)

《内经》以自然界的阴阳、五行推类确定人体的五脏之气,说明五行衰旺生克关系与人体五脏生理关系的内在联系,阐明人体脏腑功能系统各要素与天地阴阳、四时、方位等要素的统一。又把人体五脏各要素肝、心、脾、肺、肾与具有生、长、化、收、藏功能的春、夏、长夏、秋、冬五时,东、西、南、北、中五个方位及五行阴阳属性的关系统一起来,体现了类似现代系统论方法的要素与整体功能协调统一的关系模式。如:

春脉者肝也,东方木也,万物之所以始生也……(《素问·玉机真脏论》)

二是人与自然之间存在着能量、信息交换与传递。《内经》认为,人不断地从自然之中获得生存的光、空气、水和食物等养分,保持着人体的新陈代谢和物质循环。同时,自然界的各种变化必然带来人的相应变化,从而使天地这个大系统和人体这个小系统联系起来,达到了平衡和统一。

天食人以五气,地食人以五味。(《素问·六节脏象论》)

> 五谷为养，五果为助，五畜为益，五菜为充。(《素问·脏气法时论》)
>
> 天有五行御五位，以生寒暑燥湿风，人有五脏化五气，以生喜怒思忧恐。(《素问·天元纪大论》)

三是人体生理病理变化受自然界的影响。《内经》将人体生理病理变化和自然界的变化联系起来，说明自然界对人体的影响，从而使其思想深入自然与人的系统层次结构的层面。如《内经》以自然界四时阴阳盛衰之别划分脏腑阴阳属性的描述，将不同季节的气候特点与人的脏腑功能变化比应起来，以说明气候变化与人的生理变化规律的内在关联性。所谓：

> 心者……为阳中之太阳，通于夏气。肺者……为阳中之太阴，通于秋气。肾者……为阴中之少阴，通于冬气。肝者……为阳中之少阳，通于春气。脾、胃、大肠、小肠、三焦、膀胱者……此至阴之类，通于土气。(《素问·六节脏象论》)

昼夜变化与人体气机变化规律也是如此：

> 故阳气者，一日而主外，平旦人气生，日中而阳气隆，日西而阳气已虚，气门乃闭。(《素问·生气通天论》)

不同的地理环境与人的生理功能也存在着共变关系。也就是说，生活在不同环境中的人，其饮食习惯、生活偏好、皮肤颜色、体质特征、易发疾病及治疗方法各有不同，可见环境与人的生理功能和病理特征也是相关联的。《内经》依此提出了顺应四时、饮食有节、起居有常、适度锻炼和精神内守等顺应自然的中和养生观。如：

> 故东方之域，天地之所始生也，鱼盐之地，海滨傍水……故其民皆黑色疏理……西方者，金玉之域，沙石之处，天地之所收引也……其民不衣而褐荐……北方者，天地所闭藏之域也，其地高陵居，风寒冰冽，其民乐野处而乳食……南方者，天地之所长养，阳之所盛处也……其民嗜酸而食胕，故其民皆致理而赤色。(《素问·异法方宜论》)

此外，气象变化对人体发病亦有影响，主要表现在五运六气上，亦即要根据气象的变化，推测发病趋势，进而指导临床防治。例如，"甲午年，甲己化土，为土运太过，地支为午，主少阴君火"，湿热之气会显现在全年大部分月份，故养生当慎防内湿困脾土，治疗上应注意祛湿剂的使用。

这种"天人相应"的整体系统观，强调人与自然处于一个统一系统中，同时又把自然界看作母系统，把人看作一个子系统，把客体对象放在所在系统中加以考察，符合万物相关的科学自然观，昭示出"天人合一"系统观的科学本质及丰富内涵。一方面，"中和"是天人合一的恒常状态。人与自然万物具有相同的阴阳消长和五行生克制化规律，当人懂得"中规""中矩""中衡""中权"的道理，自觉顺应天地之道时，就会"阴平阳秘""内外调和"；当人违背了天地之理，就必然对人的生理、病理等产生影响，严重时就会引发疾病。

> 万物之外，六合之内，天地之变，阴阳之应，彼春之暖，为

夏之暑,彼秋之忿,为冬之怒,四时之变,脉与之上下。以春应
中规,夏应中矩,秋应中衡,冬应中权。(《素问 • 脉要精
微论》)

另一方面,天道和合是人与社会和谐的前提与基础,人道要效法天
道。人要自觉提升对于"天人合一"的价值追求,始终心存自然,将其作
为养生防病乃至医者诊治疾病的根本理念,使其成为人们的价值取向
和行为自觉。如强调:

人能应四时者,天地为之父母,知万物者,谓之天子。
(《素问 • 宝命全形论》)

唯其如此,人们才能真正明白这样的道理:人体内外、脏腑之间、人
与自然、社会之间都是息息相通的,彼此始终处于一个统一体中,一荣
俱荣,一损俱损。从而将人的自然性和社会性贯通起来,将人与自然、
社会协调起来,在不断深化对于"天人合一"的理解与把握的基础上,自
觉维护中和平衡的恒常状态,促进人的全面发展和进步。

第二节　人体观及其中和思想

《内经》从天人合一、天人相应出发建构的独具中医特色的人体观,
成为阐释人的生命规律的理论基础与物质前提。人体观的理论核心是
形神合一,主要涉及人体的结构、功能、关系与变化规律等方面,它们共
同构成了有机统一的生命整体,呈现出平衡协调的中和理论特质。

一、人体观理论与实践基础

《内经》人体观理论既是中国古代天人哲学思想的体现,也是古代医者长期的医学观察和医疗实践总结和反复验证的理论成果。

(一)先秦天人哲学为《内经》人体观提供认识基础

先秦及汉代哲人在探索天人关系的过程中,将形体与精神这对范畴引入哲学领域,逐步认识到人不仅是物质实体性存在,而且是具有意识和思维智慧的精神性存在,人和动物的根本区别在于人的生命是物质之体与精神之用的统一体。由此,其生命观从形神、灵肉分离向形神相须相即、不可分离的认识转变,最终形成了形神合一的人体生命观。各家关于"神依形生""精气说""道器观"等都反映了这一思想。

如管子最早以精气和形的关系来阐释人的意识与思维的产生,认为人的有形血肉之躯与无形的"精气神"合为一体就能够气息通畅,从而产生生命,有了生命就具备了思考和行为能力。

> 气,道乃生,生乃思,思乃知,知乃止矣。(《管子·内业》)

荀子提出"形具而神生"的思想,认为人的形体具备,精神就会随之产生,为唯物主义形神一元论做出了贡献。

> 天职既立,天功既成,形具而神生,好恶、喜怒、哀乐臧焉,夫是之谓天情。耳目鼻口形能,各有接而不相能也,夫是之谓天官。心居中虚以治五官,夫是之谓天君。(《荀子·天论》)

《淮南子》进一步认为，形、气、神三者相互依存，不可分离，并通过气化相互为用，形为神舍，神、气不能脱离形而独立存在。

> 夫形者生之舍也，气者生之充也，神者生之制也，一失位则二者伤矣。（《淮南子·原道训》）

《内经》继承了上述思想，确立了对于形神关系的认识，建构了形与神俱、形神合一理论。认为形与神是生命存在的对立统一整体，"神"由人体精、气化生，"形"由人体精、气充实，"形"为"神"提供物质依托，"神"为"形"提供生命活力；"神"是具有思维意识功能的更加高级和精微的精气，藏于心中，分舍于五脏，统率于心，主宰人体生命活动。"形"在"神"的主宰下方有生命现象的产生，"神"必须依附于"形"才能发挥所有的生命功能；当"形"表达人体生命活动时，形神关系表现为形体脏腑、气血与生命活力各种征象的关系，形气充则活力盛、神采足，形气衰则活力弱、神黯淡。当"神"表达灵明神气的意识活动时，形神关系表现为躯体与精神的关系，在形体活动与意识活动处于协调统一的状态下，人的生命活动正常，各种功能能够得到较好发挥。可见生命的最佳状态是形神合一，中和协调。

（二）医学观察为《内经》人体观提供物质基础

任何认识都是由感性到理性的发展过程，观察是感性认识的基础。《内经》人体观的许多认识是建立在直觉体验和长期观察基础上的，通过对人体各种现象的观察和有序联系，经过理性思考将结论上升为关于人体结构、功能的确定性认识。

一是建立在解剖学基础上对人体脏腑的观察。《内经》对于古代解剖方法多有记载：

若夫八尺之士,皮肉在此,外可度量切循而得之,其死可解剖而视之。(《灵枢·经水》)

通过解剖观察到脏腑的大小、坚脆、容量,血脉的长短、清浊等。如《灵枢·肠胃》记载消化道与食管长度比的数据为 35∶1,与现代解剖学的数据 37∶1 接近。《内经》还有对针刺误中脏腑器官导致医疗事故的症状的观察与记载。通过这些解剖学的观察,《内经》对人体组织、器官进行了命名,对其功能如心主血脉、肺司呼吸等达到了较深的认识,与现代解剖生理的认识大致相同。与西医不同的是,《内经》对于组织器官的属性与微观构造还没能达到科学认识,由此其医学形态呈现出重视功能和表征、精于气化、略于形质的特征,这虽是中医学的特色,但对于认识复杂的人体生命活动又无疑是短板。

二是对人体生命现象和体征的长期观察。古代医者通过对自然气象,居住环境,人的色、味、形、脉以及人体对于针刺和药物的刺激反应等这些生活的和临床医学的现象进行反复观察,发现众多的、杂乱无章的生理、病理现象存在着一定联系和内在次序,由此出发进行假定和推测,经过反复验证,建立了人体有效反应的生理机制,形成了片断的医学理论,把这些片断进行总结、累加,逐步建立起关于人体结构与功能的理论系统。如《内经》记载的关于气候寒暑变化对人体水液代谢的影响的观察:

天寒衣薄则为溺与气,天热衣厚则为汗。(《灵枢·五癃津液别》)

　　三是对一些疾病现象的观察。如对一些外感病的观察，发现病人往往相继出现恶寒发热的皮毛症状、鼻塞流涕的鼻腔症状、咳嗽胸痛的肺部症状，《内经》将这些症状联系起来，建立了五脏与身体各组织、部位的关系和"肺主呼吸、外合皮毛、开窍于鼻"等五脏所主理论。

　　　　心之合脉也，其荣色也，其主肾也。肺之合皮也，其荣毛也，其主心也。肝之合筋也，其荣爪也，其主肺也。脾之合肉也，其荣唇也，其主肝也。肾之合骨也，其荣发也，其主脾也。（《素问·五脏生成》）

　　　　开窍于鼻，藏精于肺。（《素问·金匮真言论》）

　　　　故肺气通于鼻，肺和则鼻能知臭香矣。（《灵枢·脉度》）

　　也就是说，肺是呼吸的通道和肺气出入的门户，鼻的通气和嗅觉功能主要依赖肺气的作用，肺气和，呼吸通利，嗅觉正常，否则就会表现出鼻塞流涕、咳嗽胸痛等症状，反之亦然，其内与外是相互参应的关系。

　　对情志致病的观察也是如此。当人发怒时，往往气满胸中、头晕目眩、胁胀，甚至昏厥、吐血，这就是体内气的运行受到了情绪影响的表现；人生气要瞪眼睛、眼红，肝目相联系，要考虑肝部损伤问题。《内经》由此得出"肝主目、怒伤肝"的结论，建构了脏象功能模型。所谓：

　　　　东方生风，风生木，木生酸，酸生肝，肝生筋，筋生心，肝主目。其在天为玄，在人为道，在地为化。化生五味，道生智，玄生神，神在天为风，在地为木，在体为筋，在脏为肝，在色为苍，在音为角，在声为呼，在变动为握，在窍为目，在味为酸，在志为怒。怒伤肝，悲胜怒；风伤筋，燥胜风；酸伤筋，辛胜酸。

（《素问·阴阳应象大论》）

（三）医疗实践为《内经》人体观提供反复验证

《内经》对医疗实践中产生的经验进行反复的临床验证，从自发到自觉，经过去粗取精、去伪存真的理论建构，保证了其经验、知识和医学理论的客观真实性、临床实效性和可重复性，一定程度上符合和满足了科学认识的基本要素和要求。如对于五实五虚病的认识：

> 浆粥入胃，泄注止，则虚者活；身汗得后利，则实者活。

（《素问·玉机真脏论》）

验证了"实证邪有出路，虚证如能进食则预后良好"的判断，确立了五实五虚病的治疗原则。这种通过反复观察、验证而形成的理论应该说是可靠的，这也是中医学在几千年的发展中取得良好临床疗效的内在理由之所在。

二、形神合一的理论内涵

《内经》人体观的理论核心是形神观。形神观既是抽象的，表达着人体"形"与"神"的矛盾运动过程及规律，是可见与不可见的辩证统一；又是具体的，描述着人体结构与功能实实在在的存在与变化。所涉概念也极其繁多而复杂，如神、神明、神气、神机、神灵、神光、神志、神脏、入神、出神、神存、神亡等；形、形志、形气、形见、形度、形体、形脏、形色、形肉等，共同构成了其形神学说。

(一)形的构成及其基本特征

所谓"形"，是事物的形体、形象、形状与形质的综合体。《内经》的"形"包括脏腑五体、五官九窍、四肢百骸等有形躯体和滋养脏腑百骸的精、气、血、津液及资生助养的经络腧穴等。

一是身形官窍。主要包括人体的躯干、四肢、头面、五体、五官、九窍以及五脏外华等，各有不同的结构、部位和生理作用，是脏腑活动的外应器官，依赖精、气、血、津液的营养，构成人体生命的外在形体特征。

二是脏腑，是藏于人体内器官的总称，是人体最基本的组织结构，主要分为五脏、六腑和奇恒之腑三大类，是人体中以表达生理病理功能为主要内涵的综合结构与功能单位，构成具有阴阳生化、气血运转、意识情志功能的协调统一的整体藏象模型。

三是经络腧穴。经络是人体运行气血、联络脏腑肢节官窍、沟通周身上下内外的通道；腧穴是人体脏腑经络之气输注于体表的感应部位，从而将五脏六腑、四肢百骸、五官九窍有机联络成一个统一整体，共同发挥着保持生命运转的作用。

四是精、气、血、津液。这是构成人体与维持生命活动及周流代谢的基本物质，既为脏腑经络组织进行正常活动提供能量，又依赖脏腑经络功能而源源不断地生成，通过正常运行、输布和气化维护形体构成和生命活动开展。

四个部分相互依存、相互为用，构成了一个协调统一的整体，共同维护人体的中和平衡和正常运行。

(二)神的构成及其基本特征

《内经》的"神"有广义和狭义两种形态。一是广义之神，包括自然化育和生命机能，体现了天、地、人三才统一的"中和"思想。自然化育是指客观存在的神妙变化、不以人的意志为转移的自然现象。

> 故物生谓之化,物极谓之变,阴阳不测谓之神,神用无方
> 谓之圣。夫变化之为用也,在天为玄,在人为道,在地为化。
> 化生五味,道生智,玄生神。神在天为风,在地为木;在天为
> 热,在地为火;在天为湿,在地为土;在天为燥,在地为金;在天
> 为寒,在地为水。故在天为气,在地成形,形气相感而化生万
> 物矣。(《素问·天元纪大论》)

万事万物的相互作用构成了自然界的运动变化,风、寒、暑、湿、燥、火等天之六气与木、火、土、金、水等地之五行交互作用而化生万物,都离不开"神"的作用。

生命机能是由自然化育而来的人类生命活动的一切表现。如气机周流变化的动力;先天精气媾和产生的新生命;人体脏腑气血的功能活动以及内脏精气反映于目之神采、形之风韵、面之五色、脉之动态等外华表现,也就是五脏精气反映于外的可感、可见、可触的神采。

二是狭义之神,是灵明神气等物质要素与思维情志等功能要素的有机统一体。物质性的灵明神气类似于先秦思想家所说的"精气",是主宰生命活动的一种极其精微的物质。《内经》认为"心主神明""心藏神",心居于统领地位,是产生和管理精神意志活动最重要的器官,而五脏各有所藏,各有所属,各有所主,表达着不同的情志功能。

> 心者,君主之官也,神明出焉。(《素问·灵兰秘典论》)
> 心者,五脏六腑之大主也,精神之所舍也。(《灵枢·
> 邪客》)

> 心藏神，肺藏魄，肝藏魂，脾藏意，肾藏精志也。（《灵枢·九针论》）

思维情志是灵明神气所具有的心理、情感和意识活动，《内经》将其概括为意、志、思、虑、智。

> 所以任物者谓之心，心有所忆谓之意，意之所存谓之志，因志而存变谓之思，因思而远慕谓之虑，因虑而处物谓之智。（《灵枢·本神》）

此外，《内经》将人的情志活动与心理情感变化归纳为七情即怒、喜、思、悲、忧、恐、惊，为了和五行对应又归纳为五志即喜、怒、悲、忧、恐，认为七情五志是人的心理、情感变化的反映，与五脏相关，既体现脏腑的气血特性，又体现情志活动对脏腑气血的影响。所谓：

> 人有五脏化五气，以生喜怒悲忧恐。（《素问·阴阳应象大论》）

因此，五脏发病会有不同的情志表现，而过激的情志变化也会损伤脏腑气血，如"喜伤心""思伤脾"等。但同时五脏情志又具有相生相胜的功能特征，如"恐胜喜""怒胜思"等。所以在临床治疗或养生时，既要观照五脏各有所主、各有所属，又要观照其相生相胜，"以情胜情"以调养和治疗，同时应善于抓住根本，始终关注心气的虚实补泻和心神的调节。

可以说，《内经》"五神脏"理论集中表达和展现了五脏调和、安定、血气和顺则生命活力充盈,反之则五脏虚损而功能不济的"中和观"理论旨趣。

(三)形神关系的理论内涵

《内经》认为,形与神是相关相合的,"神气舍心"才有人的生命存在,"形与神俱"才能达到健康目的。反之,没有"形"则"神"无处存生,失却"神"则"形"枯槁亡灭。

> 血气已和,荣卫已通,五脏已成,神气舍心,魂魄毕具,乃成为人……五脏皆虚,神气皆去,形骸独居而终矣。(《灵枢·天年》)
>
> 故能形与神俱,而尽终其天年,度百岁乃去。(《素问·上古天真论》)

其关系具体表现为三个方面:首先,形为神之舍。形生则神生,形存则神存,形亡则神亡。人的生命来自父母的先天精气,精化为气,气聚成形,形聚气充而生神,精与形相互为基,精气充盈则形健顺而神气足,精气亏竭则形羸弱而神气衰,精气竭绝则形败坏而神气灭。而人的气血津液是神气滋生、思维产生的重要物质基础,气血充盈和调则人的精神充沛,感知灵敏,思维敏捷。

> 两神相搏,合而成形,常先身生,是谓精。(《灵枢·决气》)
>
> 天食人以五气,地食人以五味。五气入鼻,藏于心肺,上使五色修明,音声能彰。五味入口,藏于肠胃,味有所藏,以养五气,气和而生,津液相成,神乃自生。(《素问·六节脏

象论》)

　　故气得上下，五脏安定，血脉和利，精神乃居，故神者，水
谷之精气也。(《灵枢·平人绝谷》)

　　同时，《内经》引入了气机的概念，认为人的精神情志活动健康和谐
的前提是气机的升降出入平衡协调，畅通不滞。而脾胃是气机升降的
总枢纽，通过升清降浊影响五脏气机来调节神志。人体脏腑有清阳浊
阴二气，脾主升清，营养五脏，益精养神；胃主降浊，推陈致新，安和五
脏，没有脾胃这一"形"的化育调节，"神"就成了无源之水，无本之木，发
挥不了正常作用。这也是中医倡导重视滋养"后天"之本的内在理由。
　　《内经》认为"五脏藏神""心主神明"，把一般的情感、意志归附于五
脏，把人的感觉、知觉、思维等心理精神活动归附于"心"，因此高度重视
"心神"在人体脏腑整体平衡协调中的统领作用。同时认为，"心"不仅
是藏象之"心"，而且具有"元神之府"的"脑"的功能，所以能"主神明"，
故此临床上极其重视对于心脏的滋养与呵护。

　　五脏者，所以藏精神血气魂魄者也。(《灵枢·本脏》)
　　心者，五脏六腑之大主也，精神之所舍也……心伤则神
去，神去则死矣。(《灵枢·邪客》)

　　由此进一步说，因为水谷精微化生精、气、血、津液，而精、气、血、津
液又是运行互化营养五脏、滋护神气的物质基础，所以，欲治神养神必
先强其"舍"，通过调养精、气、血，才能五脏安和，血脉通利，神气乃居；
而五脏充实、神气旺盛又能提升滋养精、气、血的功能：

　　故养神者,必知形之肥瘦,营卫血气之盛衰。(《素问·八正神明论》)

　　对此,明代医学家张介宾进一步解释说:"故形之肥瘦,营卫血气之盛衰,皆人神之所赖也。故欲养神者,不可不谨养其形。"①信哉斯言。

　　其次,神为形之主。人是有自觉意识和思维能力的生命存在,人体生命活动和五脏六腑的协调运动都离不开"神"的作用和主导。在确立"形"的存在决定"神"的存在的同时,也充分重视"神"对"形"的统率和主宰功能,尤其在脏腑理论和养生治疗方面更加注重"神"的重要作用。

　　《内经》从脏腑理论出发,认为神为形之主,"主明则下安",即是说人体脏腑经络等组织功能的发挥需要心神的主宰与统摄,这是生命活动有序展开的前提。人体由脏腑百骸构成,脏腑各司其职,气血津液循行其中,有了心神的统摄才能形成协调有序的整体。一旦心神错乱,"过与不及",统摄作用得不到正常发挥,则必然伤及脏腑气血,导致形体衰敝,神乱智昏甚至神去而亡,从而使外邪驱入,防不胜防。因此,心神安和是保证正常形体脏腑气血活动和情感思维活动的前提和根本保障,必须倍加呵护,守正心神,以保安和平衡,勿使失守。诸如:

　　恬惔虚无,真气从之,精神内守,病安从来?(《素问·上古天真论》)

　　心者,君主之官也,神明出焉……故主明则下安……主不明则十二官危,使道闭塞而不通,形乃大伤。(《素问·灵兰秘典论》)

――――――――

① 　张介宾撰:《类经》(下),中医古籍出版社2016年版,第597页。

> 大怒则形气绝，而血菀于上，使人薄厥。（《素问·生气通
> 天论》）
> 喜则气和志达，荣卫通利。（《素问·举痛论》）

最后，形与神俱。人体是形与神的整体统一体，形神相即，形神合一，故此生命的正常活动需要二者协调平衡，共生共变，这就是形与神俱，既是人的生命活动的基本特征，也是保身长全、长养生命的重要前提。

> 出入废则神机化灭；升降息则气立孤危……是以升降出
> 入，无器不有。故器者，生化之宇，器散则分之，生化息矣。
> （《素问·六微旨大论》）

从生理看，人体脏腑气血、四肢百骸的运动变化和思维、意识、情感等精神活动是有机统一的，其协调和合通过"气"这一中介和"神机""气立"这一枢纽的周流运动、升降出入来完成；从病理看，不但神病可导致形病，形病亦可引发神病；从治疗看，要将"疗神以治形"和"疗形以治神"有机结合起来，既重形体调理又重精神调摄，既避免形体败坏，又勿使"神不使"导致情志错乱，影响机体和生命活动的整体运转；从养生看，也要注意将"神明形安"与"形健神清"结合起来进行调养，既重视养神以安形，又重视健形以安神，既通过"形"的锻炼与节制保持脏腑坚固、气血畅通、形体康健的机能稳态，又通过"神"的修养与约束保持情志畅达、平和安详、积极向上的精神境界，从而真正达到"形与神俱"、延年益寿的健康目标。

三、形神合一的中和意蕴

《内经》人体观始终贯彻了"中和"这一理论旨归,呈现出丰富而深刻的思想与文化内涵和精神境界。

首先,从"五神脏"理论来看,《内经》认为五脏发病往往有不同的情志表现,而过激的情志变化又会损伤脏腑气血;五脏情志又具有相生相胜的功能特征,因此在临床治疗或养生时,既观照五脏各有所主、各有所属,又观照其相生相胜,"以情胜情"以调养和治疗,同时善于抓住根本,始终关注心气的虚实补泻和心神的合理调节。这集中表达和展现了五脏调和、安定、血气和顺则生命活力充盈,反之则五脏虚损而功能不济的"中和"理论旨趣。

其次,从"形为神舍""神为形主"的认识来看,《内经》不仅为怡神养性的情志病治疗提供了理论指导,而且呈现出鲜明的辩证统一的"中和"思维理路。如:因为水谷精微化生精、气、血、津液,而精、气、血、津液又是运行互化营养五脏、滋护神气的物质基础,所以欲治神养神必先强其"舍",通过调养精、气、血,才能五脏安和,血脉通利,神气乃居;而五脏充实、神气旺盛又能提升滋养精、气、血的功能。又如"神"对脏腑功能乃至整个生命活动具有不可或缺的主宰作用。

那么,该如何"养神"呢?答案只有一个,那就是外求平衡,内守平和,持中守正,邪不能害。一方面,"神"的功能有赖于脏腑气血的强弱逆顺,而脏腑气血的变化又往往受到"六淫"外邪的侵害,所以要想保持五脏安和,就必须与外界环境变化等保持平衡,如此才能保证"神"的功能与作用的有效发挥。另一方面,"神"藏于心,宜内守平和,勿使躁扰妄动,凡事要有节制,不可太过与不及,保持积极健康的心理与精神状态，常使情绪安和，精神舒畅，意识清静，长养正气，所谓"正气存内，邪不可干"，从而促使脏腑安定和平，气血营卫通利，保证形体脏腑和精神情绪的平衡安和，协调统一，双向互动。这不正是"中和观"的内在要求和体现吗？

最后，从"形与神俱"的理论内涵看，不论是生理、病理、治疗还是养生，《内经》都强调"形"与"神"的辩证统一，强调将"形与神俱"贯彻始终，这也正是"中和观"的内在要求。

总之，《内经》人体观基于形神合一理念，既符合"天人相应"的理论宗旨，而且将形体与精神这对既相对独立又有机统一于人体整体中的矛盾范畴上升到实体与精神、思维与存在的辩证关系的层面，以丰富而深刻的理论探索展现了中医关于人体的结构与功能及生命运动规律的内在机制和"中和"特质，不得不说这是一种升华，是蕴含着丰富的哲学与文化理念的一种理论升华。

第三节　疾病观及其中和思想

在天人观和人体观理论基础上，《内经》结合长期的医疗实践，建构了"奇恒常变"的疾病发生、望闻问切、辨证论治的疾病诊断与治疗以及医学方法等理论体系，形成了富于"中和"特色的疾病观。

一、疾病观的中和意蕴

《内经》疾病观的独特之处在于"奇恒常变"。如：

吾得脉之大要,天下至数。《五色》《脉变》《揆度》《奇恒》,道在于一。神转不回,回则不转,乃失其机。(《素问·玉机真脏论》)

所谓"一",就是有序、和谐、统一。当神气处于正常运转的状态时,人体平衡而健康;当饮食行卧、情志思维等身心活动违背生理之常,阴阳失调时,这种有序、和谐就会遭到破坏,造成神回失机,导致疾病。从阴阳角度来说,就是阴阳失调,如宋代医学家成无己所谓"一阴一阳谓之道,偏阴偏阳谓之疾"[1]。

关于疾病发生的原因,《内经》立足于"邪正相争",提出六淫疫邪侵袭、七情饮食失调与劳伤等致病因素,并从致病因素与机体抗病能力相互作用的结果出发,"审证求因",建立起病因学、发病学理论。关于病理变化机制,则着眼于动态分析整体机能失调的方式、状态和过程,提出了以脏腑、经络、气血津液病变为基础的表里出入、寒热进退、邪正虚实、气血运行紊乱和疾病传变等理论。

这种强调整体机能紊乱与失常的疾病观,其核心是避免"过与不及",保持机体的恒常与中和平衡状态,与以组织器官的形质结构异常、物量变化超标作为衡量疾病与健康的单一标准,强调理、化、生物性致病因素的因果决定论还原模式的西医思维有本质区别,这也是《内经》疾病观的理论特色所在。

---

[1] 张国骏主编:《成无己医学全书》,中国中医药出版社2015年版,第34页。

二、疾病防治观的中和意蕴

《内经》的疾病防治观，首先是从"审机论治"到辨证论治，均将"证"作为诊断概念和治疗对象，注重把握疾病变化过程中致病因素与机体相互作用所产生的整体机能失调的病候本质，因时而异，因人而别，强调维系整体机能的动态、综合协调。如强调：

> 谨察阴阳所在而调之，以平为期。（《素问·至真要大论》）

其次，《内经》将治疗个体化，注重治患病之人；提倡各种方法配合应用，"杂合以治"，综合治疗；强调逆从求本、标本缓急、病治异同、虚实补泻、寒热温清、因势利导等中和治疗原则。

最后，对于疾病的预防，《内经》提出了"治未病"和以增强体质、健身防病为核心，外以适应自然变化、内以促进机体抗病和协调能力的养生原则。

《内经》的疾病防治观与西医强调理、化、生物性病因，以特效药治局部病灶，革除有余、填充不足的替代疗法以及重视群体共性病变的治疗观念相比，在重人或重病、重个性或重共性、重整体或重局部、重机能或重形体方面都有着本质不同，形成了独树一帜的预防与保健医学体系。

三、医学方法的中和意蕴

《内经》医学方法与西医不同,更重整体、功能与常变,形成了独特的医学方法体系。

一是整体推演法。即从整体出发建构医学理论,探寻生命运动规律。《内经》将人与自然、社会及人本身都看作一个整体,把"天人一体""形神一体"和"心身一体"联系起来,贯穿、融合于其基本概念和理论模式中。如藏象理论将五脏作为一个互为关联、相互协调的整体,既维持体内生理环境的平衡,又主司人体适应季节昼夜、方域水土的调节功能,成为人体联系内外、协调心身的生命活动中枢;以气—阴阳—五行作为思维框架,推演人体"气之盛衰""脏腑藏泻""五神和合"的生理运转机制。在此基础上建构的天地人"三才"的医学模式,成为中医临床的根本法则。这种模式与近年来医学界提出并推崇的"生物—心理—社会医学模式"比较,其基本观点和理论实质是相通的,这也可以说是中医学千百年来对人类健康和世界医学发展做出的重要贡献。

二是功能认知法。即重功能,轻形质,从功能方面揭示人体生命运动规律。西医理论是建立在解剖学和实证科学基础上的形质科学,而《内经》则注重"体用结合",以气不以质,强调功能第一,形体第二,运用意象思维方法,以类相推,通过五脏表征推论功能活动系统及特征,从功能角度揭示生命运动规律。

> 五脏之象,可以类推。(《素问·五脏生成》)

对此,唐代医学家王冰解释说:"象,谓气象也。言五脏虽隐而不见，然其气象性用犹可以物类推之。何者？肝象木而曲直，心象火而炎上，脾象土而安静，肺象金而刚决，肾象水而润下。夫如是皆大举宗兆，其中随事变化，象法傍通者，可以同类而推之尔。"①此处金木水火土只是象征性符号，所表征的"气象性用"是其功能特性。这种思维方法也就是王夫子所谓的"观象明理""观象体义"。有人认为这种方法容易导致概念与实体不符，违背结构与功能统一的原则，对此，王夫子回答说："天下之用，皆其有者也。吾从其用而知其体之有，岂疑待哉？"(《周易外传》卷二)说明生命活动机制是复杂的、动态的，而不是简单的、静止的，这种功能认知的方法也能够揭示事物的规律，而且更加直观，"它的目的在于描述事物在各种情况下的状态……是'解释'这些事件，即借助一些普遍规律来描述它们"②。借助现象对事物的状态、功能及其规律进行描述，也是一种科学的认识方法。

三是常变探求法。即重视"揆度奇恒"，知常达变，从动静、变化角度把握生命规律。"生命在于运动"，人的机体、组织、器官都处于不断运动变化中，这种变化是有序的，人的生长壮老已和脏腑经络气血的升降出入运动是有规律的，这是生命存在和能够被认识的基础。

从动态角度把握生命规律，就需要赋予概念以时间的含义。"五脏应四时"理论揭示人体精气随季节递迁而流转消长的规律，使得《内经》具备了时间医学的内涵和特征。人们常说，西医治人的病，中医治病的人，这种看法形象地说明了中医的动态观，也是《内经》辨证论治方法的理论基础之所在，体现了中医理论和方法的精髓和"中和"特质。

---

① 王冰：《重广补注黄帝内经素问》，范登脉校注，科学技术文献出版社 2011 年版，第 86 页。

② 卡尔·波普尔：《开放社会及其敌人》，陆衡等译，中国社会科学出版社 1999 年版，第 67—68 页。

由上,《内经》从"人与天地相参"出发,认为人是自然界的产物和有机组成部分,人和自然构成了相互联系和制约的整体,人的一切正常生理活动和病理变化与整个自然界是息息相关的,人不能脱离自然而存在。这一思想与只重局部、割裂人与自然有机联系的医学观念相比更加符合生命活动的客观过程。同时,受中国古代哲学"道器观""精气论"影响,《内经》将人体看作心、肝、脾、肺、肾五大系统的协调统一体,借此建构了藏象、经络、精气神等理论学说,这些学说视人为精气聚合、离散之器,认为人的生命现象是精气升降出入运动的过程和结果。这种从人体整体机能活动的方式、方法及相互联系的"道"的方面看待生命过程及机制的观念,与单纯注重从解剖生理的形质结构之器的角度看待生命过程的观念相比,更体现出基于"中和观"基本理念的辩证综合认识论的鲜明特点。

从自然历史的发展过程看,事物在不断发展变化,人们的认识也在发展变化,我们的思维只能随着事物、认识的变化而变化,重新在变化了的场景中,依然正确地做出判定。这是具体问题具体分析的基本要求,也是《内经》生命观、人体观、疾病观的理论特质。尽管囿于所处时代思想认识水平的局限,《内经》一定程度上带有朴素直观的特点,缺乏向更高层次发展的开放性,但它以"常"与"变"的平衡协调来认识人体生命存在和变化之理,从一定意义上说符合"中和观"的内在要求。

第三章　藏象经络理论的中和思想

　　藏象经络理论是《内经》关于人体结构与功能的基本理论。藏象理论研究人体的脏腑、经脉、形体、官窍的形态、功能、结构、生理活动规律及相互之间关系，由古代解剖学出发认识人体构成和生理活动，在阴阳五行学说的指导下，以五脏为中心，将人体各脏腑的生理活动与变化联系起来，将五脏运动与天地四时阴阳联系起来，体现了局部与整体、"有诸内必形诸外"的辩证法则，是《内经》医学理论的核心与基础。经络学说是研究人体经络循行、生理功能及病理、病证的理论，根据经络的分布、循行及功能特点，与脏腑、气血联系起来，形成了认识疾病和以针刺治疗疾病的规律和方法系统，和藏象学说紧密相连。《内经》认为，人体的脏与脏、脏与腑、腑与腑之间是密切联系的，其生理功能相互制约、相互依存、相互为用，而联系的纽带或者通道就是遍布全身的经络，即以五脏为中心，一脏一腑，一阴一阳为表里，由经络相互络属和联结在一起，通过经络相互传递各种信息，形成全身气血津液环周运动不息的整体，其中各要素的平衡、协调、统一是保持人体正常运转和生命健康的根本。

第一节　脏腑整体观及其中和思想

《内经》认识人体生命及脏腑的结构、功能与各种变化是从整体观出发的。在《内经》中，"藏"通"脏"，本身就有藏居于人体内的脏腑和其表现于人体外的机能现象构成一个整体的含义。人禀"天地之运，阴阳之化"而生，其身体结构与生命变化十分复杂，因此对其本质的认识必须观照时空维度等方方面面，将人与人体本身看作与自然界四时阴阳紧密联系的整体。

一、四时五脏阴阳的认识方法

"四时五脏阴阳"是《内经》阐释医学理论，深刻认识和反映人体生命活动本质与规律的重要方法之一；不仅注重人体本身的整体性，而且将人体置于其生活环境的四时阴阳变化整体中，使得人们对于脏腑经脉规律的认识更加深入。

《内经》以"四时五脏阴阳"的认识方法探察人体脏腑与自然界四时变化与环境的关系：

> 食气入胃，散精于肝，淫气于筋。食气入胃，浊气归心，淫精于脉。脉气流经，经气归于肺，肺朝百脉，输精于皮毛。毛脉合精，行气于府。府精神明，留于四脏，气归于权衡。权衡以平，气口成寸，以决死生。饮入于胃，游溢精气，上输于脾，脾气散精，上归于肺，通调水道，下输膀胱。水精四布，五经并

行,合于四时五脏阴阳,揆度以为常也。(《素问·经脉别论》)

胃纳五谷,化生精微之气输布于心、肝而滋养血脉与筋经,血气流行于经脉到达于肺,而"肺朝百脉",将血气输送至全身百脉乃至皮毛,皮毛和经脉精气一同流归于脉,再经生化周流四脏。在这一生理过程中,气血阴阳的平衡是决定性的。水液精微入胃又上达于脾,经脾布散转输于肺,肺主清肃而司治节,肺气运行,通调水道,下输于膀胱,如此水精外布散于皮毛,内灌输于五脏经脉。这一过程能够合于四时寒暑变化和五脏阴阳变化,且由此揆测其变化规律,这就是经脉的正常生理现象。

此段中"权衡以平""合于四时五脏阴阳""揆度以为常"等论说表明,人体脏腑经脉的变化和自然界四时阴阳有着紧密联系和相应关系,当体内变化与外界四时阴阳变化处于平衡状态时,其运动就处于正常的运转过程。这不仅将人体与人的生活环境中的四时阴阳作为统一整体联系了起来,而且强调其联系的最佳状态在于和合、平衡、统一。

(一)人体脏腑与四时阴阳统一的原因及标准

人体本身及人与自然生活环境之所以能够协调统一,形成相互联系的统一整体,是有内在根据的,其根本在于"嗜欲不同,各有所通"。人体的"五气""五味"是天地所赐,因此无论人体还是自然界万事万物,其各自的空间因素如处所、部位,时间因素如季节、时令所包含的阴阳成分的多少是有差异的,从而决定了它们有不同的嗜欲。"五气""五味"源源不断,当其嗜欲相应时就可以相通。如心脏所含"阳"最多,为阳中之太阳,如此便与人体的神、血脉、面和自然界的夏气相通;肺脏含"阳"略少于心,又少含"阴",故为阳中之少阴,与气、皮、毛、秋气相通,如此类推。所谓:

　　草生五色，五色之变，不可胜视，草生五味，五味之美，不
可胜极，嗜欲不同，各有所通。天食人以五气，地食人以五味。
五气入鼻，藏于心肺，上使五色修明，音声能彰。五味入口，藏
于肠胃，味有所藏，以养五气，气和而生，津液相成，神乃自生。
（《素问·六节脏象论》）

　　那么，脏腑阴阳的标准如何确定呢？《内经》提出了根据事物各自
阴阳的多少、强弱来确定的方法，即：

　　气合而有形，因变以正名。（《素问·六节脏象论》）

　　按照这个方法确定人体脏腑的阴阳多少、强弱。一是凡是部位在
上如胸中的为阳，在下如腹中的为阴，故心、肺为阳，肝、肾、脾以及胃、
大肠、小肠、三焦、膀胱等为阴。二是根据脏腑功能特性进行划分，凡具
有升发属性的为阳，具有潜降属性的为阴，功能强大者为"太"，功能较
弱者为"少"。据此原则，则心主火，其性上炎，其势盛，为太阳；肝主生
发，有上升之性，但其势柔弱温和，为少阳；肾主封藏，为先天之本，作用
强大，为太阴；肺主敛降，相比肾脏为弱，为少阴；脾脏传化五腑，受纳水
谷，运化精微，是五脏气机升降的枢纽，为至阴。如此使得脏腑功能特
征、阴阳多少一目了然。

　　心者，生之本，神之处也，其华在面，其充在血脉，为阳中
之太阳，通于夏气。肺者，气之本，魄之处也，其华在毛，其充
在皮，为阳中之太阴，通于秋气。肾者，主蛰，封藏之本，精之

处也,其华在发,其充在骨,为阴中之少阴,通于冬气。肝者,
罢极之本,魂之居也,其华在爪,其充在筋,以生血气,其味酸,
其色苍,此为阳中之少阳,通于春气。脾、胃、大肠、小肠、三
焦、膀胱者……此至阴之类,通于土气。(《素问·六节脏
象论》)

同时,由于四时脏腑阴阳的相通应关系,《内经》借用自然界夏秋冬
春四季的气候、物候特点进行推类说明,更加强化了人们对于心肺肾肝
的生理功能与特点的认识。如肾应冬藏之气,说明肾之藏精乃是人体
生长、发育和生殖的物质基础,应蛰伏封守,藏泄有度,勿使虚彻。短短
数语,肾的生理功能特点跃然纸上。在临床应用上,常用坚肾固精之法
治疗精气不足和遗泻等肾脏病常见证候。所谓"夏季养心,秋季养肺,
冬季养肾,春季养肝"者,亦同此理。这种论说方法既是《内经》藏象理
论的一个特点,同时进一步证明人体脏腑与自然变化的有机联系。

(二)强调四时脏腑阴阳统一的根本在于平衡和合

既然脏腑阴阳之气与天地自然相通相应,那么其运动变化就必然
受到自然界阴阳之气的影响与制约,当自然之气处于合规律的平衡状
态时,则脏腑气血安定平和,人体就处于健康状态;当自然之气不平衡,
出现"太过""不及"之象时,人体脏腑气血就必然会受到影响,需要进行
调理以适应变化而使之达到"平"即中和平衡状态,避免受到伤害而殃
及生命。

五运之始,如环无端,其太过、不及何如? 岐伯曰:五气更
立,各有所胜,盛虚之变,此其常也。帝曰:平气何如? 岐伯
曰:无过者也……(《素问·六节脏象论》)

　　故积阳为天，积阴为地。阴静阳躁，阳生阴长，阳杀阴藏。
阳化气，阴成形。寒极生热，热极生寒。寒气生浊，热气生清；
清气在下，则生飧泄，浊气在上，则生䐜胀，此阴阳反作，病之
逆从也。（《素问·阴阳应象大论》）

　　所谓"太过""不及""气迫""气淫"，都是自然之气出现的不正常情
况，人体脏腑需要适应这些变化及时进行调整，以中度为要，使五气和
化，保证人体的阴阳气血津液平衡。对此，《内经》以自然界天地之气的
升降来推论人体清阳、浊阴之气的升降运动，从而确定病理变化和治疗
方法，还以日出日落的运动规律来推论人体阳气的消长规律，从而达到
对人体阳气生理的认识。如明代医家江瓘所著《名医类案·痞满》记
载："东垣治一贵妇，八月中，先因劳役饮食失节，加之忧思，病结痞，心
腹胀满，旦食则不能暮食，两胁刺痛。诊其脉，弦而细。至夜，浊阴之气
当降而不降，䐜胀尤甚。大抵阳主运化，饮食劳倦，损伤脾胃，阳气不能
运化精微，聚而不散，故为胀满。先灸中脘，乃胃之募穴，引胃中生发之
气上行阳道，又以木香顺气汤助之，使浊阴之气自此而降矣。"①此病案
即是根据阴阳辩证观，通过对现象的观察，以自然之象推论人体脏腑生
理、病理，从而得出诊治结论的方法。

　　总之，人体与人体内的脏腑阴阳与自然界是一个统一整体，二者需
要保持相通相应的平衡协调状态。《内经》中的一些语词如权衡以平、
合于四时五脏阴阳、揆度以为常、嗜欲不同，各有所通、气和而生、平气、
无过、谨候其时等表达了中和、时中、平衡、适度之义；而太过、不及、气
淫、气迫、失时反候、无常、非常、非其时、反作、逆从等则表达着失中、失

---

① 　江瓘：《名医类案》，苏礼等整理，人民卫生出版社 2005 年版，第 174 页。

常、违逆之义，从正反两方面表达了四时脏腑阴阳平衡持中的重要性。

二、脏腑功能及其内在关系

人体脏腑既各司其职，有着各自不同的结构与功能，地位也各有主次；又相互联系，相互为用，密不可分，每一个脏腑的变化都会引起其他脏腑的相应变化，构成了一个协调配合、共生共变、有机统一的系统整体。

(一)脏腑结构与生理功能的整体特征

古代医者在医学观察和医疗实践中发现，五脏六腑的存在与变化既是相互关联、密不可分的，又有着不同的生理功能，各自的地位也不一样。为了阐明这一主从相使关系，《内经》借用中国古代官制做类比，以"十二官相使"来说明"十二脏相使"理论。

> 心者，君主之官也，神明出焉。肺者，相傅之官，治节出焉。肝者，将军之官，谋虑出焉。胆者，中正之官，决断出焉。膻中者，臣使之官，喜乐出焉。脾胃者，仓廪之官，五味出焉。大肠者，传道之官，变化出焉。小肠者，受盛之官，化物出焉。肾者，作强之官，伎巧出焉。三焦者，决渎之官，水道出焉。膀胱者，州都之官，津液藏焉，气化则能出矣。凡此十二官者，不得相失也。(《素问·灵兰秘典论》)

用中国古代的官制君主、相傅、将军、中正、臣使、仓廪、传道、受盛、作强、决渎、州都等十二官比类人的心、肺、肝、胆、膻中、脾胃、大肠、小肠、肾、三焦、膀胱等十二脏腑的生理功能，以官制在社会管理中的不同地位推论阐明各脏腑在人体生命中的不同地位、作用以及"十二脏相使"的相互关系，说明五脏六腑是一个统一和谐的整体。当脏腑之间处于主从协调、相互为用、相须相使状态时，人体就保持健康平衡；如果关系不协调，就会造成脏腑功能紊乱，殃及人体的正常生命运动。由此不仅阐明了脏腑协调的整体性特征，而且明确了各脏腑的主要功能和主从关系，体现了强调脏腑关系协调统一的认识生命运动规律的思想方法，这不仅是藏象理论得以成立的前提，更是认识生命本质和医学问题的根本思路。

（二）强调"心"的主体地位

《内经》强调心为君主之官，在人体脏腑系统中处于主体地位，是最重要的脏器，不仅对全身生命活动起着统领作用，而且心主之血脉对脏腑百骸起着滋护与奉养作用，同时还是人的思维能力的物质基础，"心"的这些功能是维持人体生命活动的根本所在。如其所言：

> 心者，生之本，神之处也，其华在面，其充在血脉，为阳中之太阳，通于夏气。（《素问·六节脏象论》）
>
> 心主身之血脉。（《素问·痿论》）
>
> 血气已和，荣卫已通，五脏已成，神气舍心，魂魄毕具，乃成为人。（《灵枢·天年》）
>
> 故悲哀愁忧则心动，心动则五脏六腑皆摇。（《灵枢·口问》）

首先，"心主血脉"，对脏腑机能提供奉养之本，保证人体生命的正常运行。心主人身之血脉的生成与流动，而血是奉养形体与精神的重要物质，经脉则是运行气血的通道，同时，心主血脉功能的发挥又是其

"主藏神"的物质基础，由此可见心脏的地位和作用多么重要，是人体脏腑系统协调运转的统领和最关键、最核心的要素。

其次，"心藏神"，是人体生命活动的统领与主宰。"形神合一"是人体生命存在与运动的基础，"形与神俱"是人体保持健康平衡的标志。"神为形之主"，不仅具有支配和保护形体正常活动的功能，而且为维护脏腑功能发挥、使人体主动适应气候变化、缓解外界因素刺激引起的情绪波动、协调和保持人体健康提供着可靠保障。而"神"的这些功能的承载者就是"心"，因此应高度重视"心"的作用，始终注重保护心脏的健康平衡。王冰将"心"的作用与君主的作用联系起来进行了深入解读，提醒人们要像重视君主那样重视"心"的作用和对"心"的保护："主，谓君主，心之官也。夫主贤明，则刑赏一；刑赏一，则吏奉法；吏奉法，则民不获罪于枉滥矣。故主明则天下安也。夫心内明，铨善恶；铨善恶，则察安危；察安危，则身不夭伤于非道矣。故以此养生则寿，没世不至于危殆矣。然施之于养生，没世不殆；施之于君主，天下获安；以其为天下主，则国祚昌盛矣。""使道，谓神气行使之道也。夫心不明，则邪正一；邪正一，则损益不分；损益不分，则动之凶咎，陷身于羸瘠矣。故形乃大伤，以此养生则殃也。夫主不明，则委于左右；委于左右，则权势妄行；权势妄行，则吏不得奉法；吏不得奉法，则人民失所，而皆受枉曲矣。且人惟邦本，本固邦宁。本不获安，国将何有？宗庙之立，安可不至于倾危乎！故曰戒之。戒之者，言深慎也。"①心为身之主，民为国之本，心安和则身强健，民安和则国昌隆，此中和之理，微言大道！

最后，心之官则思。"心"主神明，又是主管人的意识和思维活动的

---

① 王冰：《重广补注黄帝内经素问》，范登脉校注，科学技术文献出版社2011年版，第69页。

物质器官,所谓"心者,君主之官,神明出焉"。把心比作君主之官,不仅强调了"心"对人体生命运动和养生的重要意义,而且重视"心"和人的思维情感、精神境界的紧密联系,照应了中国古代学术思想的共同观念。甚至可以说,这种把心脏视为主宰人的一切活动的中心器官的观念,为自古以来心脏死亡标准的形成及确立奠定了坚实的文化基础。

(三)强调养"心"的重要性

心脏的作用如此重要,故而《内经》高度重视对心的保养与呵护,其根本方法在于保持心脏的气血和平及与他脏的协调统一,使之勿伤、勿失、勿扰。如:

> 心者,五脏六腑之大主也,精神之所舍也,其脏坚固,邪弗能容也,容之则心伤,心伤则神去,神去则死矣。故诸邪之在于心者,皆在于心之包络。(《灵枢·邪客》)
>
> 膻中者,心主之宫城也。(《灵枢·胀论》)
>
> 闭户塞牖,系之病者,数问其情,以从其意,得神者昌,失神者亡。(《素问·移精变气论》)

一是心为君主,不能使其遭受邪气的直接侵害,否则犹如国家无主,造成危殆之势。所以有"心包"加以保护,代为受邪,就像君主的使臣一样。二是滋养心神为要,重视人体"神"的存亡得失,不可扰乱而使心神相失。三是要时刻注意防止病气传入心脏。要求医生诊治疾病时当知其所禁,避免邪气深入营血而伤及心脏。注重对心脏的保护也成为当代医学和芸芸众生高度关注的健康课题。

除了对心脏的高度重视外,《内经》对其他脏腑在人体生命中的重要性及特征也都进行了深入探察和分析,如对"肺朝百脉"的认识;对

"先天"肾脏功能的认识;对重视"后天"脾胃功能与作用的认识;等等。此外,《内经》描述了脏腑的生理活动规律,对脏腑藏泻功能进行了区分,如五脏"藏精气而不泻",六腑"传化物而不藏";对五脏的喘、汗、咳、痿、痹、风、胀等进行了整体辩证论述;对五脏六腑的病理病证规律如"阳道实,阴道虚"、五实五虚等进行了深入的整体辨析;对营卫二气的阴阳关系及精气血津液也进行了系统深入的分析。总的来看,其理论核心都在于保持平衡协调,以中度为本,勿使"太过"与"不及",由此保持人体内外协调,生命正常,健康长寿。

第二节　情志学说及其中和思想

《内经》对于脏腑功能的认识不仅体现在自然生理的物质层面,而且深入情感心理的精神层面,探察了五脏六腑的情志功能及运动规律,建构了类似现代心身、社会医学思想的情志理论,这成为其医学理论的重要组成部分,为全面把握人体生命变化规律提供了另一条路径。

一、情志与脏腑的关系

《内经》对人的心理情绪进行了系统探察,阐明了"七情五志"的产生与变化和脏腑的相应关系,确立了"以情胜情"的内在机制和治疗原则,形成了其心身医学的理论框架。

(一)七情五志的阴阳五行划分

《内经》认为,人的七情五志是人体正常的生理反应,一般情况下不会导致疾病,如果"太过",超越了常度,则会变成致病因素。

首先,《内经》以阴阳五行阐述七情五志的特性及变化规律。认为人的七情是五脏之气所化生,与脏腑阴阳气血功能及活动密切相关,五脏分属于五行,七情分属于五脏,因此将七情归纳为"五志",即喜、怒、思、忧、恐,并提出肝在志为怒,五行属木;心在志为喜,五行属火;脾在志为思,五行属土;肺在志为忧,五行属金;肾在志为恐,五行属水。

其次,七情五志太过会伤及五脏,且七情五志之间具有生克关系。如怒伤肝,悲胜怒;喜伤心,恐胜喜;思伤脾,怒胜思;忧伤肺,喜胜忧;恐伤肾,思胜恐。除此,因为心为君主之官,所以精神情志过度都可能伤及心脏,从而伤及其他脏腑。

最后,七情五志又可引起人体气机和脏腑气血的变化,二者之间具有密切的相关性。如:

因而志有所恶,及有所慕,血气内乱,两气相搏。(《灵枢·贼风》)

故贵脱势,虽不中邪,精神内伤,身必败亡……离绝菀结,忧恐喜怒,五脏空虚,血气离守。(《素问·疏五过论》)

怒则气上,喜则气缓,悲则气消,恐则气下,寒则气收,炅则气泄,惊则气乱,劳则气耗,思则气结。(《素问·举痛论》)

《内经》对七情五志的阴阳五行分属使得情志变化与脏腑功能密切联系了起来,为探察"七情内伤"疾病提供了理论基础。

(二)情志与脏腑相参应的内在机制

生命是形神的有机统一整体,生命活动的根本在于精气神的相互为用、共生共变,由此,五脏的功能发挥及变化是在"神"的主导下进行的。情志由五脏所生,因此与五脏相参相应,五脏安定则情志正常,五脏损伤则情志逆乱；反之，情志稳定则五脏安定，情志太过则损伤五脏。对此，《内经》进行了详细的论述：

> 是故怵惕思虑者则伤神，神伤则恐惧流淫而不止……心怵惕思虑则伤神，神伤则恐惧自失，破䐃脱肉，毛悴色夭，死于冬……恐惧而不解则伤精，精伤则骨酸痿厥，精时自下。是故五脏主藏精者也，不可伤，伤则失守而阴虚，阴虚则无气，无气则死矣……肝藏血，血舍魂，肝气虚则恐，实则怒。脾藏营，营舍意，脾气虚则四肢不用，五脏不安，实则腹胀，经溲不利。心藏脉，脉舍神，心气虚则悲，实则笑不休。肺藏气，气舍魄，肺气虚则鼻塞不利少气，实则喘喝胸盈仰息。肾藏精，精舍志，肾气虚则厥，实则胀，五脏不安。必审五脏之病形，以知其气之虚实，谨而调之也。（《灵枢·本神》）

首先，《内经》从"形神合一"出发，强调"神"统领和协调脏腑情志的重要性。一是强调心、神关系，认为"心藏神"，心是神的主宰。一方面，心有认知功能，是人的思维、情志活动的物质基础，在七情与五脏的配属关系中，心居于中心地位；在情志所属中，心主七情之喜，外在表现为笑，比较而言，这是情志中唯一正能量的情绪表达；心又主睡眠，所谓"随神往来者为之魂"，神安魂藏则寐；"心开窍于舌"，心又主人的语言功能，而语言是思维情志表达的外现和工具。另一方面，心又是五脏之主，心即神，统领魂、魄、意、志，居于主神明和精神意志的重要地位，是人体的主宰，因为"神为形之主"，形与神俱方能成为人，否则就是没有灵魂的"空壳"。所谓：

　　舌者,音声之机也……横骨者,神气所使,主发舌者也。
(《灵枢·忧恚无言》)

　　心者,五脏六腑之大主也,精神之所舍也。(《灵枢·
邪客》)

　　二是认为神由精气所化生,精气藏于五脏,神又分属于五脏,故而
有"五神脏"之称,所谓"心藏神,肺藏魄,肝藏魂,脾藏意,肾藏志"。其
配属关系如"肝藏血,血舍魂""脾藏营,营舍意""心藏脉,脉舍神""肺藏
气,气舍魄""肾藏精,精舍志",须时时把握其虚实,谨而调之。

　　三是探察到了神与脑的关系。认为神寄于脑髓,脑髓为肾精所生,
所以和神有着密切联系。《内经》还认识到胆协助心调节五脏六腑神志
活动的功能,由此使得奇恒之腑也与情志活动建立了联系。

　　其次,《内经》论述了情志太过则伤五脏的基本规律。七情五志产
生于五脏,情志太过,失却平衡,则会反过来损伤五脏,且表现出一定的
规律性。

　　一是五志分属于五脏,按照阴阳五行归属,某一情志过度皆可伤害
其相对应的脏腑,即五志过激伤及本脏。具体表现为:怒伤肝,喜伤心,
悲忧伤肺,思虑伤脾,惊恐伤肾。

　　二是五志互伤他脏。一方面,由于五脏的五行相克关系,一脏受病
又会进一步伤及他脏。如怒伤肝,肝逆则克伐脾土,这是因为:

　　怒则气逆,甚则呕血及飧泄,故气上矣。(《素问·举
痛论》)

　　张介宾认为此为气泄证:"凡遇怒气便作泄泻者,必先以怒时挟食,

致伤脾胃。故但有所犯，即随触而发，此肝脾二脏之病也，盖以肝木克土，脾气受伤而然。"①另一方面，他脏之志又伤及本脏之神。如怵惕思虑则伤心神，愁忧不解则伤脾意，悲哀动中则伤肝魂，喜乐无极则伤肺魄，盛怒不止则伤肾志。从其所伤情况及路径看，既未先集于心而分至他脏，又违背了五行配属规律，似乎毫无章法，难以把握。之所以出现这种现象，一是因为情志伤人的机理错综复杂，有常有变，需要根据实际情况加以辨析，不可胶柱鼓瑟，一概而论；二是回归《内经》标本原则，所谓"邪之所凑，其气必虚"，脏虚之处即为情伤之所，五志互伤他脏多因本脏不虚而他脏先虚所致，正如"正气存内，邪不可干"，映射出情志养生与诊疗大法，值得后世学人时刻铭记。

三是五志首先伤心。因为心主神，所以情志变化先发于心，又为心所统领，所以五志过激均首先伤及于心，表现出心功能失调的证候。所谓"情志之伤，虽五脏各有所属，然求其所由，则无不从心而发"②。如怵惕思虑者则伤神，神伤则恐惧流淫而不止；喜乐者，神惮散而不藏，愁忧者，气闭塞而不行，盛怒者，迷惑而不治，恐惧者，神荡惮而不收。又如：

愁忧恐惧则伤心。(《灵枢·邪气脏腑病形》)

故悲哀愁忧则心动，心动则五脏六腑皆摇。(《灵枢·口问》)

忧思伤心。(《灵枢·百病始生》)

① 张介宾：《景岳全书》(上)，李继明等整理，人民卫生出版社 2017 年版，第 509 页。
② 张介宾撰：《类经》(上)，中医古籍出版社 2016 年版，第 424 页。

不仅喜乐太过易伤心,而且怵惕思虑、盛怒、恐惧、悲哀忧愁等情志太过,超越常度皆可伤及心脏,从而给全身带来损害,所以养心之法不可不察。

最后,确立了以情胜情的治疗机制。《内经》从情志太过伤及五脏的医学现象出发,根据五行生克制化规律推论出情志相胜的基本规律,提出了临床上情志相胜的治疗方法,即根据五行互胜,用一种情志活动去纠正或抑制另一种相应的情志刺激引起的病证,达到治疗的目的,其内在根据是应用了以偏纠偏、使之平衡的基本原理,符合"中和"的理论旨趣。

从以情胜情的治疗机理来看,主要有三种形式。一是按照七情的五行相胜规律进行治疗,如怒伤肝,悲胜怒;喜伤心,恐胜喜;思伤脾,怒胜思;忧伤肺,喜胜忧;恐伤肾,思胜恐。二是应用七情阴阳属性的对立制约关系原理进行治疗,如喜为阳,怒为阴,以阳制阴,喜可胜怒,等等。三是应用情志调整人体气机活动规律进行治疗,如"惊者平之",对于因受到惊吓导致的气机紊乱病证,须进行调理,使个体情绪逐步平和,改变和理顺气机,从而去除相应病证。借此,对于一些非情志引起的病证,如一些因气机紊乱导致的病变,也可以应用情志相胜的方法,采取情志疗法进行治疗。

应用情志相胜疗法,主要是通过情志刺激进行调理,最重要的是把握好"中和"法则,勿使过度。与药物治疗的道理一样,时刻注意寻求适度的刺激强度和准确的刺激时机,不能超越病人的承受限度。同时,又因为情志过度可能伤及心脏从而伤及其他脏腑,所以采用情志相胜方法时要统筹兼顾,全面调理,避免抓住一点,不及其余,引发新的疾病。

《内经》情志相胜理论受到后世医家追崇,如明代医家吴昆所言:"情志过极,非药可愈,须以情胜……《内经》一言,百代宗之,是无形之药也。"①尤其是对一些情志过甚,无法服药或服药无效的病证,采取此法往往能够收到奇功。后世医家对这一方法进行了充分发挥,而并不拘泥于此固定模式,也收到了较好的治疗效果,如以喜胜悲、以喜胜怒、以悲胜喜等,虽方法不同,但内在逻辑理路具有一致性,充分证明了《内经》理论的发散性和思维张力。

(三)思维情志与脏腑功能的双向互动

《内经》从人体阴阳五行整体观出发阐释脏腑医理,呈现出脏腑与情志双向互动的辩证统一规律和"致中和"的思维理路。

一是形神互动。人是形神统一体,形是思维与情志活动的基础和物质载体,形的功能强健,则人的思维敏捷,气机畅顺,足以承载各种情志活动,若形体虚羸,则难以保障和促进脏腑的功能协调,从而影响情志的正常活动。反之,人的情志活动适度,能够促进脏腑功能不断强化,当情志活动过度则会耗形而损伤五脏精气,导致疾病发生。如"脱营""失精"都是因为心志凄怆,情怀抑郁,神气不伸导致营血不生;心内忧煎,奉养日廉导致精气内耗的虚损性疾病:

> 必问尝贵后贱,虽不中邪,病从内生,名曰脱营。尝富后贫,名曰失精。(《素问·疏五过论》)

二是情脏互动。如上述所论,情志活动及其变化会引发五脏的气机变化,而五脏的功能和状态也能够影响情志变化,所谓"心气不足则人萎靡不振,肝气上亢则人容易发怒"。"百病生于气",多数疾病的发生皆是由于气机失调,情志致病的机理表现就是脏腑气机紊乱。也就

---

① 吴崑:《医方考 脉语》,宋白杨校注,中国医药科技出版社2019年版,第150页。

是说，气机升降出入是脏腑的特性和内在联系的基本形式，维护着脏腑之间协调和谐的关系，这是情志活动得以维系的前提条件，情志活动异常则引起气机紊乱，从而引起脏腑功能失调而致病。

三是内外互动。《内经》四诊法是依据人体脏腑表现于外的征象，通过取象比类，"以内揣外""以外揣内"而确立的，说明脏腑变化会反映于四肢官窍，而人体的外在表现也能够反映脏腑的病变，人体内外也是双向互动的统一体。对于情志病的诊断也是如此，主要是望、闻、问三法。人体内在的情志活动往往表露于外在的神、色、形、态之中，如喜形于色、得意忘形、大惊失色、愁眉苦脸、怒容满面等，从这些外在表现可以推测内部的情志变化。所谓：

> 得神者昌，失神者亡。（《素问·移精变气论》）
>
> 神有余则笑不休，神不足则悲。（《素问·调经论》）
>
> 凡欲诊病者，必问饮食居处，暴乐暴苦，始乐后苦。（《素问·疏五过论》）

四是医患互动。所谓"本于神"，不仅指病人脏腑神气和情志变化，而且还包括医生的神气和情志状态，因此医生精气神旺盛可以调动病人神气，激发病人精神情志产生良好状态，从而提高治疗效果。从心理学角度看，其实一定程度上是一种心理暗示。如针刺治疗疾病的效果优劣关键在于"得气"情况，是否"得气"和质量高低均与医生和病人的情志状态有关。医生神志专注，行针细致入微，病人信任医生，心态良好，配合密切，则针刺质量高，效果好；反之，一方出现问题，则治疗效果谬之千里。因此，凡诊治疾病，医生和病人都要调动主观能动性，保持气血畅通和积极向上的良好精神状态，形成医患的良性互动，从而达到理想的治疗效果。

> 小针之要，易陈而难入，粗守形，上守神。（《灵枢·九针十二原》）
>
> 病为本，工为标。（《素问·汤液醪醴论》）

五是医养互动。即处理好临床治疗与养生保健的辩证关系。俗话说"三分治，七分养""人不找病，病不找人"。脏腑功能有"先天""后天"之别，所以养成健康的生活习惯和行为方式极其重要，涉及形体锻炼、饮食起居、行为活动、情志调节等方方面面，其根本在于按照自然界阴阳消长周期长期影响下所形成的人体生命节律规范生活与情志活动，勿使过妄，从而使形神兼备，脏腑气血充盈旺盛，达到抗病防衰、保持健康和延年益寿的医养目标。

二、情志学说的中和意蕴

情志学说的理论核心在于"中和"。人与外界自然关系的最佳状态是自然、协调，人体脏腑情志相参相应的最佳状态是平衡、相和，治疗疾病的根本目标取向也是中和、和合，呈现出追求"中和"的理论特色。

（一）人与自然和合

《内经》将自然界的风寒暑湿燥火等六种气象太过称为"六淫"，是导致人体发病的外因，与七情相对应，所谓"内伤七情""外伤六淫"，自然界气候和天气的变化与情志也有密切联系。因此，人的生理活动与行为须时时与自然界阴阳五行相顺应、相协调，不可违背自然规律，乐于保持恬淡虚无、快乐自如的情态与状态，从而保持生命的正常运转。

> 天地者,万物之上下也;阴阳者,血气之男女也;左右者,阴阳之道路也;水火者,阴阳之征兆也;阴阳者,万物之能始也。故曰:阴在内,阳之守也;阳在外,阴之使也……是以圣人为无为之事,乐恬淡之能,从欲快志于虚无之守,故寿命无穷,与天地终,此圣人之治身也。(《素问·阴阳应象大论》)

> 天地之间,六合之内,不离于五,人亦应之,非徒一阴一阳而已也。(《灵枢·通天》)

(二)人体形神中和

生命现象存在的基本特征和人体健康的重要标志是形神相俱,即形神合一、相互协调而和谐。同时,人体血气、营卫、五脏等皆为形,神气、魂魄等皆为神,构成人体生命的不外乎形神两端,形神兼备才成为人。健康人体具有生命活力,是因为其血气"和"、营卫"通"、五脏"成"、神气魂魄"和谐";一旦形神失去和谐,就可能形神分离,导致病情危笃甚或死亡。因此,应始终注重形神兼养、内外兼修,使得脏腑、血脉、肌肉、皮肤、营卫、呼吸等始终处于坚固、和调、符合常度的状态,从而保持形神和谐、合一。

> 上古之人,其知道者,法于阴阳,和于术数,食饮有节,起居有常,不妄作劳,故能形与神俱,而尽终其天年,度百岁乃去。(《素问·上古天真论》)

> 五脏坚固,血脉和调,肌肉解利,皮肤致密,营卫之行,不失其常,呼吸微徐,气以度行,六腑化谷,津液布扬,各如其常,

故能长久。(《灵枢·天年》)

嗜欲无穷,而忧患不止,精神弛坏,荣泣卫除,故神去之而
病不愈也。(《素问·汤液醪醴论》)

所谓"和""通""调""化""常""度"等,都是"中和"的状态或原则。
形神中和思想探察了物质运动与机体、精神兼具的生命活动规律,有着
深刻的理论意义。从思想方法看,"《内经》从物质和运动,机体和生命
功能,人体和精神这三层关系上展开它的形神理论,这三层关系,由一
般到特殊到个别,一层比一层具体,一层为一层做理论论证。在这里,
《内经》以原始的素朴形态表现出由抽象到具体,由普遍到特殊,由整体
到局部的逻辑思维的某些特点"①。

(三)情志脏腑中和

将人的情志变化与脏腑功能联系起来,强调保持情志脏腑中和是
维持和调节生命健康的重要前提,也是生命和顺健康的重要标志。

一是情志与脏腑相参相应,密不可分。如喜属火,为心志。具活
泼、炎上之象,表达人的喜悦之情。心主血,喜悦时人体气血运行加速,
面色红润;心主神明,愉悦时思维敏捷,想象力、创造力增强;其华在面,
喜悦时神采飞扬,喜形于色;开窍于舌,高兴时口若悬河,语言流畅。心
功能强大,则人的御寒能力、抗病能力提高,罹患心脑血管病的几率下
降。心与小肠相表里,人高兴时易胃口大开,久则心宽体胖。喜伤心。
喜的情志太过可损伤心,出现心慌、心悸、失眠、多梦、健忘、汗出、胸闷、
头晕、头痛、心前区疼痛,甚至神志错乱、喜笑不休、悲伤欲哭、多疑善
虑、惊恐不安等,长期如此可导致精神、心血管方面的疾病,严重者危及

① 刘长林:《内经的哲学和中医学的方法》,科学出版社1982年版,第120页。

生命。中医将大喜过妄造成中风或突然死亡称为"喜中"。怒属木，为肝志。具忽发忽止之象，表达人的心中不快、愤恨不平之情，因气机条达不畅而起，发怒后又可引起气机上逆、升发太达。怒是因为遇到不合情理或违背个人心境、意志，遭遇挫折或达不到某些目的时的情绪表达，以紧张情绪为主，有积极和消极的两面，暂时、轻度的发怒能使压抑的情绪得到开泄，缓解紧张，有助于人体气机的疏泄条达，维持体内环境平衡。怒伤肝。大怒、过怒则肝失疏泄、肝气郁积、肝血瘀阻、肝阳上亢，引起胸胁胀痛、烦躁不安、头昏目眩、面红目赤、闷闷不乐，易出现太息、嗳气。发怒时可引起唾液减少、食欲下降、胃肠痉挛、心跳加快、呼吸急促、血压上升，长此以往易患高血压等心脑血管疾病，诱发中风、心肌梗死，危及性命。忧与悲属金，为肺志。具内向、收敛、凄凉、气机内敛、毫无生机之象。忧表达人的忧愁、焦虑、沉郁之情，忧心忡忡，愁眉苦脸，长吁短叹，垂头丧气；悲表达精神烦闷、悲哀失望的痛苦之情，面色惨淡、神气不足，偶有所触即泪涌欲哭、悲痛欲绝，是忧的进一步发展。忧、悲伤肺。人悲伤忧愁可使肺气抑郁、闭塞不行，耗散气阴，出现感冒、咳嗽等症状。肺主气，为声音之总司，开窍于鼻，故人因忧愁会痛哭流涕、声音嘶哑、呼吸急促。肺主皮毛，故情绪抑郁、忧愁悲伤会使人面部皱纹增多，甚者会出现荨麻疹、斑秃、牛皮癣或某些精神性皮肤病。思属土，为脾志。具中央、灌溉其他各脏之象，表达人精神集中、思考、谋虑的精神活动状态。思是其他多种情志活动表现的基础，其他多种情志均因"思"而后发。思为脾志，脾主统血。过思易伤脾，当人过度思考或焦虑时，会导致气血不足，乏力、头昏、心慌、贫血，失眠多梦，神经衰弱，或嗳气、恶心、呕吐、腹胀、腹泻，饮食无味，食欲下降，妇女工作紧张、思想高度集中可导致月经量少，经期紊乱。恐属水，为肾志，具气机下陷、水之沉降之象；惊属木，为肝志，具气机紊乱、木之调畅异常之象，又多具突然性而类风象。二者均表达人的胆怯、惊恐、骇惧，精神极度紧张、心无所倚、神无所归的情志状态。肾藏精，主两便，恐伤肾。人受到剧烈惊吓，惊恐过度会耗伤肾气，使得肾气下陷，出现突然昏厥、不省人事，或二便失禁、遗精滑泄，严重的骤然惊恐还会导致人的死亡。

二是情志过用或不及均可引发疾病。情志活动是人体对外界环境与客观事物变化所做出的生理和心理、情感反应，是人的精神活动的正常表现，适度的情感调节有益于健康。如正常积极的精神活动对人的阴阳、气血、脏腑有着补益的重要作用，而人的阴阳、气血、脏腑处于健康状态时，也会涵养与激发人的精神情志，从而保证人的整体平衡。因此，在日常生活中应注意二者的双补双养，使之相互为用，以利于健康长寿。情志过用是指人的精神情志由于自身的生活变化或外界影响而受到剧烈刺激，这种刺激超出了自身正常耐受程度从而导致疾病发生。也就是说，情绪过于激动，精神容易反常，又不懂节制，则属"过用"，过则致病。情志过用不仅会造成心理伤害，而且长期情志太过还可导致机体病变，其危害不可小觑。《内经》认为七情太过会导致人的气机紊乱、内脏损伤、精气亏虚、形体败坏，需要引起人们的高度重视。

> 以欲竭其精，以耗散其真，不知持满，不时御神，务快其心，逆于生乐。（《素问·上古天真论》）

当然，情志不及也会导致疾病，使人精神萎顿，无所事事。在现代医学临床中，七情太过致病所占的比例越来越高。

三是应当保持情志脏腑中和的基本原则。即注重自然调和，养生为要。如顺应自然界的各种变化，重视精神调摄与内在修养，客观看待事物变化，使精神面貌保持相对平静、乐观、愉快、平和，顺情从欲，勿使过妄。

是故五脏主藏精者也，不可伤，伤则失守而阴虚，阴虚则无气，无气则死矣。是故用针者，察观病人之态，以知精神魂魄之存亡得失之意，五者以伤，针不可以治之也……肝藏血，血舍魂，肝气虚则恐，实则怒。脾藏营，营舍意，脾气虚则四肢不用，五脏不安，实则腹胀，经溲不利。心藏脉，脉舍神，心气虚则悲，实则笑不休。肺藏气，气舍魄，肺气虚则鼻塞不利少气，实则喘喝胸盈仰息。肾藏精，精舍志，肾气虚则厥，实则胀，五脏不安。必审五脏之病形，以知其气之虚实，谨而调之也。（《灵枢·本神》）

五脏之精不可伤，伤则失守而阴虚，阴虚则神气绝而死。五脏之气，有虚有实，五脏各有所藏，五志各有所舍，如五志受伤，则有五志之病。所以必须了解五脏之气的太过与不及来进行调理，使其安和。用针灸治疗也是如此，要察观病患之态，知其精神魂魄的存亡得失情况，如果五者皆伤，就很难治疗了。故其根本在于顺天之性，调养人的精气神，固护正气。同时，百病生于气，凡是表里虚实、逆顺缓急，都是因气而至。气对于人来说，和则为正气，不和则为邪气，关键是保持和，使之平衡。平衡则气脉和调，情志畅达，荣卫通利。但如果欢喜过度，气过于缓，就会导致气机涣散，所谓"喜乐者，神惮散而不藏"。

余知百病生于气也……喜则气和志达，荣卫通利，故气缓矣。（《素问·举痛论》）

故智者之养生也，必顺四时而适寒暑，和喜怒而安居处，

节阴阳而调刚柔，如是则僻邪不至，长生久视。(《灵枢·本神》)

也就是说，聪明人养生，懂得顺应自然，调适内心情志，使自己的心神顺承天地之性，阴阳刚柔皆有节度。如隋唐医家杨上善所言："智者行廉，顺和节养之道，则五脏神守，六腑气调，经脉周营，腠理密致，如此疢疠元本不生，八正四邪无由得至，自斯已往，岁齐天地，莫见终时，或类彭年，长生久视也。"①如此也就是把握了养生之道。在实践中，《内经》基于以情胜情提出了颐养"天和""地和""人和""气和""神和""脏和""情和""意和"等"中和"原则与方法。

第三节 体质学说及其中和思想

《内经》基于"天人合一""形神合一"整体观，通过对人的生理情志活动规律的深入探察，建构了别具一格的体质学说，奠基了中医学体质医学理论。体质学说不仅探讨了生命个体形体结构与生理功能的根本特征，而且全面描述了人的心理、情志、性格、精神面貌和道德品质方面的基本特性，呈现出融体质与气质为一体的整体医学理论特色，蕴含着深刻的"中和观"思想。

---

① 杨上善：《黄帝内经太素》(修订版)，王洪图、李云重校，科学技术文献出版社2013年版，第130—131页。

一、体质学说的理论内涵

《内经》体质学说的内涵十分丰富,其基本理论特征是将生理与心理、体质与气质融为一体,按照阴阳五行法则和人体结构与功能对人的体质类型进行了多种标准的划分,将体质类型与疾病的发现、诊治以及养生建立起了内在联系,丰富了中医治疗思想,深化了对生命规律的认识。

(一)人格体质的理论特征

一般来说,人格是人的性格、气质、能力、道德品质的特征乃至权利与义务主体资格的总称,体质是人体的健康水平和对外界的适应能力。现代心理学研究认为,人格是一个人认识和适应自我、他人及客观事物过程中所形成的态度、趋向和独特个性,包括个性倾向和个性心理两个方面。人格既是由先天禀赋所决定的,同时又受到后天特别是幼年时期的各种影响,一经形成就具有相对稳定性和持续性;体质属于生理学和病理学范畴,主要指遗传禀赋、生理素质、病理倾向等方面的个体差异,强调个体的形态、结构和生理功能特性。《内经》中没有"体质"一词,但在论述相关理论时,用到了诸如"质""形""身""素"等词汇,已然具备了表达体质特征的含义。

> 是人者,素肾气盛。(《素问·逆调论》)
>
> 此人者质壮。(《素问·厥论》)
>
> 年质壮大……此肥人也。(《灵枢·逆顺肥瘦》)

从相关论述来看,《内经》对于体质及体质类型的厘定具有自身的理论特征。一是认为体质构成不仅包含生命个体的形体结构与生理功能特征，而且蕴含人的心理、情志、性格、精神面貌和道德品质方面的特性，呈现出融体质与气质为一体的人格体质理论特色。从气质类型视角看，与现代心理学有着异曲同工的理论进路。二是认为人的体质形成是一个伴随生命发生发展的长期过程，既受先天禀赋等遗传因素影响，又受后天自然与社会环境的影响与制约，同时还与个体脏腑气血功能存在着密不可分的确定性联系，呈现出多姿多彩、个性与共性既区别又统一的体质形态。三是贯彻了"天人合一""形神合一"整体观，按照阴阳五行法则和人体结构与功能特征，通过对人的生理情志活动规律的深入探察，对人的体质类型进行了多种标准的划分，在体质类型与疾病的发现、诊治及养生理论之间建立起内在联系，形成了别具一格的体质学说，奠基了中医学体质医学理论，深化了对人的生命规律的认识，蕴含着深刻的"中和观"思想。

《内经》对于体质类型的认识，强调的是特定人群在形体、生理、病理、性格、精神面貌等方面的相似性，不具备绝对统一的标准，因为就每一个个体的人来说都是不一样的；但就逻辑的"共同性"和"特殊性"原则来看，这一相似性符合普遍与具体的辩证关系。该认识作为对人体生命规律进行解释和把握的理论学说或思维工具来说，有其内在合理性和思维张力。

(二)体质分类的理论内涵及特点

《内经》对人格体质类型的划分，其基本依据是阴阳五行和人体的脏腑、气血、形志，其分类标准与方法不是单一的，而是丰富多样的，不同的分类具有不同的理论基础、内涵与特点。

首先，根据阴阳的分类。即按照阴阳多少将人的体质分为太阴之人、少阴之人、太阳之人、少阳之人、阴阳和平之人等五种类型，强调个体间在形态、生理、心理、行为、秉性等方面的种种特异性表现主要是因为人体内部阴阳二气盛衰的差别。同时,这种分类方法包括了人的气质的成分,如"贪而不仁""无为惧惧,无为欣欣"等。

> 盖有太阴之人,少阴之人,太阳之人,少阳之人,阴阳和平之人,凡五人者,其态不同,其筋骨气血各不等……太阴之人,贪而不仁,下齐湛湛,好内而恶出,心抑而不发,不务于时,动而后之,此太阴之人也……阴阳和平之人,居处安静,无为惧惧,无为欣欣,婉然从物,或与不争,与时变化,尊则谦谦,谭而不治,是谓至治……阴阳和平之人,其阴阳之气和,血脉调。宜谨诊其阴阳,视其邪正,安其容仪,审有余不足,盛则泻之,虚则补之,不盛不虚,以经取之,此所以调阴阳,别五态之人者也……阴阳和平人,其状委委然,随随然,颙颙然,愉愉然,暶暶然,豆豆然,众人皆曰君子,此阴阳和平之人也。(《灵枢·通天》)

从阴阳分类来看,这五种体质类型的人的阴阳含量分别为阴多阳少、阳多阴少、阴阳气和,由于阴阳含量不同,其生理、心理、行为都表现出不同的特征,其治疗方法也就各有差别。显然,最为理想的是阴阳和平之人,最佳状态是阴阳气和、血脉调和、心理安和、行为顺和,显然蕴含着"取中""趋中""得中"为上的中和意蕴。

其次,根据五行的分类。即按照五行法则先将人的体质划分为木形、火形、土形、金形、水行等五种基本型,从而对每种类型的人体的肤色、形体、举止、性格以及对外在气候的耐受能力的不同特点进行分析。在此基础上,《内经》又根据五音太少、阴阳属性、手足三阳经的左右、上下、气血盛衰、多少的差异,将五种基本型的每一型又推演出五种亚型,在这五种亚型中,每一型又包含一个具有典型特征的主型和四个各与主型不同且各自又互有区别的亚型,由此共得出二十五种体质类型。其分类法则是"先立五行",然后"别其五色",再"异其五行"。这个分型也将人格因素囊括进来,包括了个体的形体、形态、心理与性格特征等多个方面,是最为全面和详尽的体质分型。

> 木形之人……其为人,苍色,小头,长面,大肩背,直身,小手足,有才,好劳心,少力,多忧劳于事。能春夏不能秋冬,感而病生,足厥阴佗佗然……火形之人……其为人赤色,广䏚,锐面小头,好肩背髀腹,小手足,行安地,疾心,行摇,肩背肉满,有气轻财,少信,多虑,见事明,好颜,急心,不寿暴死。能春夏不能秋冬,秋冬感而病生,手少阴核核然……土形之人……其为人黄色,园面,大头,美肩背,大腹,美股胫,小手足,多肉,上下相称,行安地,举足浮,安心,好利人,不喜权势,善附人也。能秋冬不能春夏,春夏感而病生,足太阴敦敦然……金形之人……其为人方面,白色,小头,小肩背,小腹,小手足,如骨发踵外,骨轻,身清廉,急心,静悍,善为吏。能秋冬不能春夏,春夏感而病生,手太阴敦敦然……水形之人……其为人黑色,面不平,大头,广颐,小肩,大腹,动手足,发行摇身,下尻长,背延延然,不敬畏,善欺绐人,戮死。能秋冬不能春夏,春夏感而病生。足少阴汗汗然……是故五形之人二十五变者,众之所以相欺者是也。(《灵枢·阴阳二十五人》)

再次,根据体形的分类。即按照人体外表体形的肥瘦、壮弱的不同对体质进行分类,强调体形的肥瘦壮弱与人体气血的盛衰多少、运行的滑利涩滞情况密切相关。

> 愿闻人之白黑肥瘦少长,各有数乎? 岐伯曰:年质壮大,血气充盈,肤革坚固,因加以邪,刺此者,深而留之。此肥人也……其为人也,贪于取与,刺此者,深而留之,多益其数也……瘦人者,皮薄色少,肉廉廉然,薄唇轻言,其血清气滑,易脱于气,易损于血,刺此者,浅而疾之。黄帝曰:刺常人奈何? 岐伯曰:视其白黑,各为调之,其端正敦厚者,其血气和调,刺此者,无失常数也。黄帝曰:刺壮士真骨者奈何? 岐伯曰:刺壮士真骨,坚肉缓节监监然,此人重则气涩血浊,刺此者,深而留之,多益其数。劲则气滑血清,刺此者,浅而疾之。(《灵枢·逆顺肥瘦》)

> 膏者多气,多气者热,热者耐寒。肉者多血则充形,充形则平。脂者,其血清,气滑少,故不能大。此别于众人者也。黄帝曰:众人奈何? 伯高曰:众人皮肉脂膏不能相加也,血与气不能相多,故其形不小不大,各自称其身,命曰众人。黄帝曰:善。治之奈何? 伯高曰:必先别其三形,血之多少,气之清浊,而后调之,治无失常经。是故膏人,纵腹垂腴;肉人者,上下容大;脂人者,虽脂不能大者。(《灵枢·卫气失常》)

最后,根据气质的分类。即按照人的性格勇怯、形志苦乐对体质进行分类,具有显明的气质型特征。

> 形乐志苦,病生于脉,治之以灸刺。形乐志乐,病生于肉,

治之以针石。形苦志乐，病生于筋，治之以熨引。形苦志苦，病生于咽嗌，治之以百药。形数惊恐，经络不通，病生于不仁，治之以按摩醪药。是谓五形志也。(《素问·血气形志》)

勇士者，目深以固，长衡直扬，三焦理横，其心端直，其肝大以坚，其胆满以傍，怒则气盛而胸张，肝举而胆横，眦裂而目扬，毛起而面苍，此勇士之由然者也……怯士者，目大而不减，阴阳相失……虽方大怒，气不能满其胸，肝肺虽举，气衰复下，故不能久怒，此怯士之所由然者也。(《灵枢·论勇》)

从《内经》对体质类型的分类来看，尽管有按照阴阳、五行、形体或气质的不同区分方法，但其实质都强调人的形体、性格、精神活动与脏腑生理功能和阴阳气血运行状况的内在统一性，为确定发病原因、诊疗、预后、养生等提供了理论前提与基本原则：

诊病之道，观人勇怯骨肉皮肤，能知其情，以为诊法也。
(《素问·经脉别论》)

(三)体质学说的临床意义

体质学说对于临床确定人体发病原因及变化过程，确立诊断、治疗原则与方法，判断预后以及合理养生具有较强的针对性和理论指导意义。

首先，体质对探察疾病的发生有重要意义。人的体质与发病是辩证统一关系，体质甚至有时还对是否发病有着决定性作用，就一般意义来说，体质壮实的人脏腑坚固、气血充盈，抵御外邪、内伤能力皆强，在相同环境中不易发病；但如果恃强而行，不知避让，发病往往也不可避免。

> 正气存内,邪不可干,避其毒气。(《素问·刺法论》)
> 虚邪贼风,避之有时。(《素问·上古天真论》)

一是外感、内伤发病都和体质有关。《内经》病因理论认为"三因"致病,将人体发病的原因概括为外感"六淫"、内伤"七情"及"不内外因",与体质密切相关的主要是前二者。就内伤发病来看,人处于特种环境时,其病与不病很大程度上取决于体质、性格、生理和心理素质的强弱。

> 凡人之惊恐恚劳动静,皆为变也。是以夜行则喘出于肾,淫气病肺。有所堕恐,喘出于肝,淫气害脾。有所惊恐,喘出于肺,淫气伤心。度水跌仆,喘出于肾与骨,当是之时,勇者气行则已,怯者则着而为病也。(《素问·经脉别论》)

人受到惊吓会发病,当人遇到夜行劳倦、堕坠惊恐、渡水跌扑等特殊情况时,体质强的人不发病,体质弱者则易发病,而且发病往往伴随着脏腑的变化。

就外感发病来看也是如此,遇到同一邪气的侵扰,有人容易受邪,有人不容易受邪,有人容易感受这样的邪,有人容易感受那样的邪,受邪后发生疾病的性质和深浅也不一样,这在很大程度上取决于人的不同体质。

> 一时遇风,同时得病,其病各异……人之有常病也,亦因

> 其骨节皮肤腠理之不坚固者,邪之所舍也,故常为病也……肉不坚,腠理疏,则善病风……五脏皆柔弱者,善病消瘅……小骨弱肉者,善病寒热……粗理而肉不坚者,善病痹……皮肤薄而不泽,肉不坚而淖泽。如此,则肠胃恶,恶则邪气留止,积聚乃作,脾胃之间,寒温不次,邪气稍至,稽积留止,大聚乃起。(《灵枢·五变》)

同时,发病与体质还存在内外互感、"同气相求"的联系,体质的特殊性决定了对一些致病因素的易感性。如寒邪遇到体内寒饮相感而发病:

> 形寒寒饮则伤肺,以其两寒相感,中外皆伤,故气逆而上行。(《灵枢·邪气脏腑病形》)

二是体质与疾病的发展变化密切相关。如虚邪伤人,因为人的体质差异,会出现"多热"或"多寒"的不同变化。阳盛之人易热化,出现大肠湿热下注之证,阴盛之人则易寒化,常见脾肾虚寒的飧泄症状。

> 留而不去,传舍于肠胃,在肠胃之时,贲响腹胀,多寒则肠鸣飧泄,食不化,多热则溏出麋。(《灵枢·百病始生》)

三是体质是影响疾病预后的关键因素。体质强、阳气盛的人抗邪能力强,一般发病后病程短、恢复快、效果好;体质弱、阴气盛的人抗邪能力弱,邪气易于乘虚内陷,治愈起来较难。

> 同时而伤，其身多热者易已，多寒者难已。（《灵枢·
> 论痛》）

辩证思维认为，内因是变化的根据，外因是变化的条件，外因通过内因而起作用。从《内经》关于体质与发病规律的论述来看，强调人的体质属于内因范畴，而各种邪气不论是"六淫"还是"七情"均属外因，只有体质强健，才能更加有效地抵御外邪，不发病或少发病，即使发病也更容易治疗和恢复。这与其强调治疗重在"扶正祛邪"和保精养神、增强体质的养生思想是一脉相承的。

> 风雨寒热，不得虚，邪不能独伤人。卒然逢疾风暴雨而不
> 病者，盖无虚，故邪不能独伤人。此必因虚邪之风，与其身形，
> 两虚相得，乃客其形，两实相逢，众人肉坚。其中于虚邪也，因
> 于天时，与其身形，参以虚实，大病乃成。（《灵枢·百病
> 始生》）

其次，体质与诊断治疗存在内在关联性。《内经》治疗思想的核心是辩证论治，辩证首先是辨体质，根据体质差异确定个体对致病因素反应所表现的"证"，由此确立了根据体质进行辩证诊断和治疗的基本原则。从诊断看，先察体质，详细了解形盛形衰、脏腑功能强弱、年龄、饮食、勇怯及社会经历等情况，作为辩证诊断的依据。同时，还应当注意考察体质与疾病生死寿夭的关系。

> 诊病之道，观人勇怯骨肉皮肤，能知其情，以为诊法也。
> （《素问·经脉别论》）

> 圣人之治病也……问年少长,勇怯之理,审于分部,知病本始。(《素问·疏五过论》)
>
> 不适贫富贵贱之居,坐之薄厚,形之寒温,不适饮食之宜,不别人之勇怯,不知比类,足以自乱,不足以自明。(《素问·征四失论》)
>
> 决死生奈何? 岐伯曰:形盛脉细,少气不足以息者危。形瘦脉大,胸中多气者死。形气相得者生。参伍不调者病。(《素问·三部九候论》)

从治疗来看,《内经》确立了"因人制宜"的基本原则,即根据体质的不同确定相应治疗原则与具体方法。

> 必先度其形之肥瘦,以调其气之虚实,实则泻之,虚则补之。(《素问·三部九候论》)

具体用针灸治疗的时候,对不同体质的人,行针速度、针刺深度与次数、留针时间长短等应各有不同。如对肥人、瘦人、婴儿的治法有轻重深浅之别;根据年龄、体质不同应区分治疗不同的部位;人的社会地位不同,其长期饮食习惯有"膏粱菽藿之味"的差别,导致其体质对针刺的耐受程度就有差异,因此针刺的具体方法与过程也应有差别。诸如:

> 年质壮大,血气充盈,肤革坚固,因加以邪,刺此者,深而留之。此肥人也……多益其数也……瘦人者,皮薄色少,肉廉廉然,薄唇轻言,其血清气滑,易脱于气,易损于血,刺此者,浅而疾之……婴儿者,其肉脆,血少气弱,刺此者,以毫针,浅刺

而疾发针，日再可也。(《灵枢·逆顺肥瘦》)

夫年长则求之于腑，年少则求之于经，年壮则求之于脏。(《素问·示从容论》)

气滑则出疾，气涩则出迟，气悍则针小而入浅，气涩则针大而入深，深则欲留，浅则欲疾。以此观之，刺布衣者，深以留之，刺大人者，微以徐之，此皆因气慓悍滑利也。(《灵枢·根结》)

最后，注重养生以强健体质。注重摄生即颐养生命是《内经》医学思想的主要内容之一。《内经》基于形神合一理念，强调保精节欲、形神共养以增强体质。就养神而言，其基本法则是"恬淡虚无""和与四时"，亦即使人体的脏腑气血和四时阴阳消长变化相统一，精神调摄与四时阴阳盛衰同步调，做到清心寡欲、情志和畅、五脏安和、心神内守，促进人的体质保养与自然和社会相和谐；就保精而言，肾中精气为生命的先天之本，是强身健质的物质基础，应时时注意节欲保精，当令进补，勿使妄泄虚彻。否则，必然导致体质虚羸，甚至早衰。除此之外，《内经》还提出了诸多具体的养生方法，如药膳、"吐纳""导引按跷"等，其宗旨时刻不离"谨和五味""和于术数"等合理摄生的基本原则。

恬惔虚无，真气从之，精神内守，病安从来。(《素问·上古天真论》)

夫四时阴阳者，万物之根本也……逆之则灾害生，从之则苛疾不起，是谓得道。(《素问·四气调神大论》)

夫精者，身之本也。故藏于精者，春不病温。(《素问·金匮真言论》)

醉以入房，汗出当风伤脾；用力过度，若入房汗出浴，则伤肾。(《灵枢·百病始生》)

能知七损八益，则二者可调，不知用此，则早衰之节也。(《素问·阴阳应象大论》)

由上，《内经》依据阴阳五行特性，对人体的形体、肤色、举止、性格等生理心理特征及对外界气候、环境变化的耐受程度等先天禀赋差异进行了系统分析，总结概括出内涵丰富的人格体质类型，建构了人的体质学说，不仅反映了人体生理、心理特征的差异变化规律，而且展现了人的体质特征与时令、地域的密切联系，为针对不同体质类型的辨证论治和养生理论提供了兼顾生理心理的病因、病理特征和疾病传变规律的基本依据。这种以阴阳五行对立统一关系及其属性为标准所进行的体质划分，其标准是相称的，根据是同一的，蕴含了由个别到一般、由部分到整体，再由事物的一般属性出发推论个别事物属性的整体、辩证思维方法。恩格斯指出："把自然界分解为各个部分，把各种自然过程和自然对象分成一定的门类，对有机体的内部按其多种多样的解剖形态进行研究，这是最近 400 年来在认识自然界方面获得巨大进展的基本条件。"①《内经》体质学说的建构，不仅丰富了其医学理论，而且所蕴含的思维方法也为人们认识生命规律提供了丰富的实证素材。

---

① 中共中央马克思恩格斯列宁斯大林著作编译局编：《马克思恩格斯文集》(第 9 卷)，人民出版社 2009 年版，第 23—24 页。

二、体质学说的中和意蕴

《内经》人格体质学说的建构始终围绕"中和"这一主线进行,对于体质疾病的发病、诊断、治疗以及预防和养生的论说皆体现着中和平衡原则,呈现出既注重人体自身整体协调又强调人与自然、社会和谐统一的逻辑理路。

马克思主义关于人的本质理论告诉我们,人是自然、社会与思维的统一体。一方面,每个人都是具体的自然存在着的人,其内在禀赋取决于其所产生的自然历史进程,如父母的先天禀赋、特定的民族、文化环境等。这一人类产生于大自然、来源于动物界的客观事实决定了人的个体差异的基本特征和自然属性,决定了人永远不可能完全摆脱因自然的本能而具有的自然属性。另一方面,人又是现实中的人,是历史发展过程中生成的个体、群体和社会的有机统一。"人的本质不是单个人所固有的抽象物,在其现实性上,它是一切社会关系的总和。"[①]现实的人往往不是孤立的、静止的、抽象的存在,而是自然属性、社会属性和精神属性的统一体,是必然参与社会生活实践的存在,"随着对象性的现实在社会中对人来说到处成为人的本质力量的现实,成为人的现实,因而成为人自己的本质力量的现实"[②]。人在参与社会实践这一对象化活动的过程中不断地实现着人的本质的建构与重塑。

《内经》人格体质学说告诉我们,人由天地自然所化生,具有自然的

---

① 中共中央马克思恩格斯列宁斯大林著作编译局编:《马克思恩格斯文集》(第1卷),人民出版社 2009 年版,第 501 页。

② 中共中央马克思恩格斯列宁斯大林著作编译局编:《马克思恩格斯文集》(第1卷),人民出版社 2009 年版,第 190—191 页。

属性，同时，人在生命过程中形成的心理、情志、性格、道德、精神、文化及行为方式等特性与品质又具有丰富的社会属性，这一属性对人的体质也产生着重要影响，抑或说，这些后天因素对人的体质的影响是持续不断的和更为根本的。故此，人在其生存和活动的自然与社会环境中，必须始终与之保持互动与沟通，而这一互动与沟通的基本法则和理想状态只能是顺应并融，和谐共生。

（一）人与自然的和合共生

从人与自然的关系看，应顺应合一，和合共生。因为天人同构，人与自然息息相通、相生相成，"天食人以五气，地食人以五味"，自然界为人类的生存与发展提供着物质能量和生存空间，人一刻也离不开自然界的观照。由此，人必须在自然界各种规律的约束下行事，始终遵循人与自然并育并行、处事有度、顺势而为、致和守中的理念，促进人与自然的和谐共生，不得须臾背离和逾越，否则必将受到自然的惩罚。正如恩格斯所言："我们不要过分陶醉于我们人类对自然界的胜利。对于每一次这样的胜利，自然界都对我们进行报复。"①

《内经》时刻强调人与自然的和谐统一。如要求贯彻"人与天地相参"的理念，善于从宇宙整体的角度看待体质与生命的变化规律；要与四时季节变化相和合，自觉把握天地阴阳之气消长和人体生命活动节律的内在联系；要重视不同地理因素对人的体质的影响，把握不同地域的气候、物候特点；等等。从而使自己的饮食习惯、行为方式符合所在地域的自然特征，合理避让可能存在的伤害，真正做到因时、因地、因人制宜，与自然界协调统一，和合共生。

---

① 中共中央马克思恩格斯列宁斯大林著作编译局编：《马克思恩格斯文集》（第9卷），人民出版社2009年版，第559—560页。

人类进入21世纪以来所经历的SARS、埃博拉、新型冠状病毒肺炎等全球性、大规模的严重流行性疫病,看似"天灾",是人类未知病毒的侵染,其实在这些现象背后,绝不能排除"人祸",即人们的行为方式、卫生与生活习惯一定程度上违背和破坏自然规律使然。对于环境的破坏也是如此。如今,全球气候变暖带来的"温室效应"已经给许多国家和地区带来困扰,地球上的大量物种正在以惊人的速度减少甚至灭绝,人类生存的地球环境正在遭遇前所未有的挑战,这不都是自然界对我们进行的"报复"吗? 可以说,如何保持人与自然的和谐已经成为21世纪的全球性问题,而《内经》提供的"天人合一"的答案,其所蕴含的逻辑理性、实践理性和价值理性应该有利于我们找寻到历久弥新的生存智慧。

(二)人与社会的和谐统一

从人与社会的关系看,《内经》强调人与社会的共生共存,和谐统一。《内经》体质学说强调体质与气质的统一,必然要求人的行为习惯、生活方式和精神情志应保持和社会的沟通与和谐。人是自然与社会的"中介物",是兼具自然属性与社会属性的现实存在。因此,社会因素如社会制度、经济发展水平、生产生活方式、文化形态、道德水平以及人的生活境遇等对人的体质都产生着重要的影响。那么,如何实现人与社会的和谐共生呢?

首先,《内经》为我们描述了古代先民穴居野处、恬淡之世的生活场景,提示人们保持简朴而安定的生活与行为习惯、维持良好的社会环境是健康的前提。

　　往古人居禽兽之间,动作以避寒,阴居以避暑,内无眷慕之累,外无伸宦之形,此恬憺之世,邪不能深入也。(《素问·

移精变气论》）

其次，《内经》强调人的情志所伤疾病往往与社会因素有关，提醒人们保持人与社会的协调统一。如因为人的饮食无度、贫富贵贱、心理失衡、精神内伤等引发的诸多疾病，看似情志疾病，其实都和社会的经济、政治、文化因素有关，是由于人不能正确看待社会政治经济地位的改变和生活境遇的历史性变迁。如现代人们所谓的"富贵病""职业病""过劳死""心身疾病"等皆是如此。

最后，《内经》探察到人格因素及其变量已然成为社会性疾病发生的重要中介因素。人的先天禀赋、生活经历不同，对社会风俗、文化传统的感受和认识也不同，由此形成了不同的价值观念和对社会因素刺激的反应和适应能力。西医理论也是如此，越来越多的研究证明，影响人类疾病与健康的因素不仅可以在生物学方面找到，也可以从心理反应上发现，既可以追溯家庭和人际关系方面的障碍，也可以从社会政治经济文化因素中寻找根源。这些因素互为因果，相互作用、变化和发展，为实现健康目标，社会的有效调控与改变和人的学习、适应同样不可忽视。"每一个国家的国民性格无不带有其各自长期积淀下来的核心价值观、行为准则与风俗习惯等文化烙印。"①从这个意义出发，《内经》人格与体质理论为我们提供了启示，那就是人应该自觉适应社会发展变化，从中获得生理和心理的愉悦，生理上形体不敝、心理上精神不散、思想上恬淡清静、行为上与社会协调，从而保持与他人、与社会的和谐。努力做到：

---

① 李洁：《文化与精神医学》，华夏出版社 2011 年版，第 23 页。

恬惔虚无，真气从之，精神内守，病安从来。是以志闲而少欲，心安而不惧，形劳而不倦，气从以顺，各从其欲，皆得所愿。故美其食，任其服，乐其俗，高下不相慕，其民故曰朴。是以嗜欲不能劳其目，淫邪不能惑其心，愚智贤不肖不惧于物，故合于道。所以能年皆度百岁而动作不衰者，以其德全不危也……适嗜欲于世俗之间，无恚嗔之心，行不欲离于世，被服章，举不欲观于俗，外不劳形于事，内无思想之患，以恬愉为务，以自得为功，形体不敝，精神不散，亦可以百数。（《素问·上古天真论》）

（三）人自身的平衡协调

从人与自身的关系看，《内经》强调应时刻保持自我平衡与协调，即包括机体的内外平衡，也包括精神情志的顺应和合。

首先，从男女性别来看，人分男女，生理与心理具有不同的特征，与此相应，其生活方式和养生具有不同的特点，如男子以保精为本，女子以养血为要。

其次，从生命周期来看，人都有生长壮老已的生命周期变化，在每一个年龄阶段，其机体组织、脏腑功能、气血津液具有不同特点，适应外界环境变化的能力也会发生变化，因此必须顺应这些变化，懂得"七损八益"的道理，在饮食五味、行为方式、社会参与等方面做到适时为度、适可而止、顺势而为、"谨和五味"，使人体生理和精神保持平静安和状态，不可偏嗜过激，更不可逆之而行。

最后，从人的体质类型的阴阳五行划分来看，其理想状态是阴阳和平。阴阳和平之人的体质与精神特征是：恬淡虚无，心安而不惧，志闲而少欲，与物无竞，与世不争，随世变迁，居尊而谦，其德愈光，无为而治。如清代医家张志聪所言:"所谓禹稷颜回同道也……此阴阳和平之象,贤人圣人,心能备而行之,则心正身修,而可以平治天下矣。"①可见,《内经》为人们所追求的形体与精神的最佳状态确立了"中轴"与"标杆",一旦偏离就难免会出现左右上下的不健康偏差,需要时时纠正、调理,使之逐步趋于中和。如何进行纠正和调理呢?

一是从发病来看,人的体质有刚柔、盛衰、寿夭等不同,其发病的普遍规律皆是有余或不足,因此要对"阴阳二十五人"的体质类型有充分了解,并据此按照中和原则进行分析,把握其两端,调理其内外、阴阳、缓急、盛衰、逆顺,使人的形气、脏腑、血脉最终达到平衡、和合,从而少发病、不发病。

二是就诊断和治疗来说,应时刻观照社会因素的影响,因人施治。诊断疾病要关注社会因素对人的影响,充分了解病人的贵贱、贫富、苦乐情状。为此,医生还要具备社会文化、风俗习惯方面的知识,从而才能全面掌握病情。治疗也是如此。五脏之形不同,其情志也有区别,所以治疗应注重形情相随,和于中而著于外,使其心身平正;确定具体的治疗原则和方法也强调把人置于社会大系统中进行考量,也就是说,对一些在特定社会环境中发生的疾病,不能简单对待,用一般的逆顺方法来治疗,而应该了解病人得病的社会背景,根据情况采取开导和心理沟通的办法进行治疗,唯其如此,才能使病人真正达到形平气和、心情愉悦。同时,《内经》还强调"治病必求于本",要重视合理"愈后",做到"治未病",时刻将预防顶在前面,未病先防,既病防变,无过无不及,以不破坏中和平衡为要旨,这才是医学的本质所在,也是"中和"思想最为核心

---

① 张志聪:《黄帝内经灵枢集注》,矫正强、王玉兴、王洪武校注,中医古籍出版社2012年版,第473页。

的价值旨归。如其所谓：

> 诊有三常，必问贵贱。（《素问·疏五过论》）
>
> 若先言悲哀喜怒，燥湿寒暑，阴阳妇女，请问其所以然者，卑贱富贵，人之形体所从。（《素问·解精微论》）
>
> 入国问俗，入家问讳，上堂问礼，临病人问所便。（《灵枢·师传》）
>
> 五脏皆端正者，和利得人心；五脏皆偏倾者，邪心而善盗，不可以为人平，反复言语也。（《灵枢·本脏》）
>
> 人之情，莫不恶死而乐生，告之以其败，语之以其善，导之以其所便，开之以其所苦，虽有无道之人，恶有不听者乎？（《灵枢·师传》）
>
> 是故圣人不治已病治未病，不治已乱治未乱，此之谓也。夫病已成而后药之，乱已成而后治之，譬犹渴而穿井，斗而铸锥，不亦晚乎！（《素问·四气调神大论》）

由上，《内经》体质学说将人摆在自然与社会的大系统中进行考察，强调人体中和平衡的根本在于既要重视个体形与神的和平中正，更要观照人与自然、他人和社会的和谐，透射出对人的存在本质及其规律的理解与把握，不仅开启了中国古代医学心身"二元论"的理论先河，更加彰显了"以人为本""和谐共生"的中国古代文化精神的深刻内涵，从而使得我们能够"更透彻地理解'存在着'的人、苦难中的人（社会科学），而不仅仅是'呼吸着'的人、患病中的人（生物医学）"①。这也许能够帮

---

① 李洁：《文化与精神医学》，华夏出版社 2011 年版，第 57 页。

助人们在健康理念发生根本性改变的历史进程中,更加深刻地体会和领悟《内经》的理论精髓和文化精神,从而建构出富于中国特色的卫生健康发展模式。

第四章　病因病机理论的中和思想

病因病机学说是《内经》研究疾病发生、发展、转归变化内在机理及规律的理论，对疾病发生、致病因素的内在机制、病机传变、转归与调适以及病证分类进行了深入探讨，形成了比较全面的认识疾病的思想与方法，呈现出内外、阴阳、正邪、虚实过与不及辩证统一、特色鲜明的"中和观"理论内蕴。

第一节　病因理论及其中和思想

病因是破坏人体动态平衡从而引发疾病的内在因素。从发病形式与基本特征看，《内经》将其归纳为阴阳正邪两大类型；从具体病因看，概括出外感"六淫"、内伤"七情"及饮食居处等"不内外因"（多指意外疾病）三种，成为后世"三因说"之滥觞。不论是哪种因素致病，其核心理由都是过用与不及，由此形成了探究人体发病原理及规律的系统理论。

一、发病观的基本内涵

发病是疾病发生发展动态过程的起点。《内经》基于"正邪相搏"的疾病观，立足人体正气与病邪力量对比和相互关系阐释了发病原理、类型及内在机制,阐明了周期性时间与季节变化对人体阴阳消长、脏腑经脉气血盛衰变化的影响,形成了对生命活动节律的认识,蕴含着丰富的时间医学思想。

(一)发病的基本规律

《内经》将人体发病机制归纳为内伤与外感两方面,内伤发病主要是机体内部自身功能有余或不足、气机升降出入失调;外感发病则是由于"两虚相得、乃客其形",突出了主导人体机能的正气虚弱不足在发病中的重要意义,充分体现了以内因为主的发病观,一定程度上揭示了疾病发生的客观规律。

> 正气存内,邪不可干。(《素问·刺法论》)
>
> 邪之所凑,其气必虚,阴虚者阳必凑之,故少气时热而汗出也。(《素问·评热病论》)
>
> 风雨寒热,不得虚,邪不能独伤人。(《灵枢·百病始生》)

即是说,尽管由于正气的强弱不同,发病的表现千差万别,如病邪的性质、受邪程度及中邪部位的浅深各有不同,但是在一般情况下,发病的内在原因在于正气不足或失调,外邪不是人体所固有的,只是促成发病的外在条件,故此,正能胜邪则不发病,邪胜正负则会发病。当然,在某些特定情况下邪气也可能成为发病或某一病理阶段的支配力量,这只是特殊的情况。如具有强烈传染性的流行性疫疠致病就有这样的特点。

> 余闻五疫之至,皆相染易,无问大小,病状相似。(《素问·刺法论》)

同时,《内经》认为人体正气强弱与调和不仅取决于脏腑气血的功能,而且还取决于人的体质与精神状态。由此可见,固护和调节人体正气,使之时常保持强盛协调,是抵御疾病发生的根本因素。《内经》关于疾病发生规律的分析,符合唯物辩证法关于事物矛盾运动变化的基本原理,具有一般方法论意义,始终贯穿在其病因病机理论中。

（二）发病的基本类型

《内经》采用阴阳分类方法对疾病发生的形式与特点进行了归类分析,确立了不同的发病类型,从而将病因与发病部位、路径及变化过程联系了起来。

> 夫邪之生也,或生于阴,或生于阳。其生于阳者,得之风雨寒暑。其生于阴者,得之饮食居处,阴阳喜怒。（《素问·调经论》）
>
> 喜怒不节,则伤脏,脏伤则病起于阴也;清湿袭虚,则病起于下;风雨袭虚,则病起于上,是谓三部。（《灵枢·百病始生》）

据此将发病分为四种基本类型,每一类型又有多种不同的表现形式。

一是即发型。指正气不足、邪势亢盛时病邪侵入人体后立刻发病,没有明显伏藏期的发病类型,又根据病邪的不同分为猝感发病、中毒发病、急性外伤发病、情志过激发病、内外同感发病等五种形式。如情志过激发病,剧烈的精神刺激和情感变化会导致脏气逆乱、形气厥绝、突然发病:

阳气者,大怒则形气绝,而血菀于上,使人薄厥。(《素问·
生气通天论》)

二是伏发型。即病邪侵入人体或在体内形成后伏藏起来,待体内
气血失调、正气虚弱到一定程度时发病的情形。《内经》认为伏邪既有
风寒暑湿等外感邪气,又有痰饮、淤血等内生邪气;既可出现于外感热
病中,又可发生于内伤杂病中;既能够伏藏于脏腑,又能够伏藏于分肉
和血脉。说明发病机制的复杂性,对后世温病学派产生了极其重要的
影响。

三是继发型。相对于原发性疾病而言,这是在原来已经存在的疾
病还没有痊愈情况下又发生了新的疾病,从"标本相移"角度来说,与原
发性疾病一般存在着因果关系。

四是复发型。即病愈一段时间后又再次发作。其机理或因原病余
邪未尽、宿根未除,遇正气虚衰乘机发作;或因病后体虚又感原来病邪,
再次发作。根据其诱因又分为食复、劳复、药复、情复、环境变化和重复
感邪复发等情形。如病愈后不重视调养,不节制饮食造成饮食失宜而
复发疾病:

病热少愈,食肉则复,多食则遗,此其禁也。(《素问·
热论》)

(三)人体生命节律与发病的关系

由天人整体观出发,《内经》认为自然界存在着四季气候及昼夜的
周期性变化,这种变化影响人体的相应变化。受此影响,人体的阴阳消

长、气血盛衰及脏腑经脉的功能也存在着周期性变化,从而使得其生命活动呈现出节律性的变化规律,其疾病的发生也表现出旦慧、昼安、夕加、夜甚的活动变化规律。

> 平旦至日中,天之阳,阳中之阳也。日中至黄昏,天之阳,阳中之阴也。合夜至鸡鸣,天之阴,阴中之阴也。鸡鸣至平旦,天之阴,阴中之阳也。故人亦应之。(《素问·金匮真言论》)

> 万物之外,六合之内,天地之变,阴阳之应,彼春之暖,为夏之暑,彼秋之忿,为冬之怒,四变之动,脉与之上下。(《素问·脉要精微论》)

> 人与天地相参也,与日月相应也。故月满则海水西盛,人血气积,肌肉充,皮肤致,毛发坚,腠理郄,烟垢著,当是之时,虽遇贼风,其入浅不深。至其月郭空,则海水东盛,人气血虚,其卫气去,形独居,肌肉减,皮肤纵,腠理开,毛发残,膲理薄,烟垢落,当是之时,遇贼风则其入深,其病人也卒暴。(《灵枢·岁露论》)

> 故阳气者,一日而主外,平旦人气生,日中而阳气隆,日西而阳气已虚,气门乃闭。(《素问·生气通天论》)

由此出发,《内经》确立了按照脏腑经脉的时间周期、气血运行周期、阴阳消长周期的自然节律进行辨证诊断的时间辨证观;因时立法与用药、针刺、择时服药的时间治疗观以及预测疾病发生、四时养生等医学原则与方法,建构了其时间医学理论,呈现出天人一体、顺应自然、平衡人体的中和健康理念。

二、过用思想的理论内涵

"过用"思想是《内经》病因学说的理论核心和突出特征，在其理论体系中占重要地位，随着研究的不断深入，这一理论越来越受到学术界的重视，得到后世医家的不断继承和阐发，在中医发展史中有着深远的影响。

(一)过用思想的提出

《内经》病因理论与其发病学说有着密切联系，所论病因涉及外感时气、疫疬、饮食失宜、劳逸无度、动静失常、起居不节、情志太过及形体外伤等诸多方面。

首先，关于病因的分类。如提出：

> 夫邪之生也，或生于阴，或生于阳。其生于阳者，得之风雨寒暑。其生于阴者，得之饮食居处，阴阳喜怒。(《素问·调经论》)

> 夫百病之始生也，皆生于风雨寒暑，清湿喜怒。喜怒不节则伤脏，风雨则伤上，清湿则伤下。三部之气，所伤异类，愿闻其会。岐伯曰：三部之气各不同，或起于阴，或起于阳，请言其方。喜怒不节，则伤脏，脏伤则病起于阴也；清湿袭虚，则病起于下；风雨袭虚，则病起于上，是谓三部。至于其淫泆，不可胜数。(《灵枢·百病始生》)

可见，关于病因的分类主要有两种方法：一是按照阴阳进行分类，外感邪气，病发于表，属阳病；内伤情志、饮食、劳逸、起居等，病发于里，属阴病。二是三部分类法,即按照天、地、人进行分类,将源于"天"的风雨寒暑等邪气所中统归于"上部"病因;源于"地"的清湿等邪气所伤统归于"下部"病因;源于天地之间属于人为的生活与行为因素如喜怒不节、饮食失调等统归于"中部"病因。

其次,《内经》对各种病因的致病特点进行了系统分析和论述。如:

> "夫气之在脉也,邪气在上"者,言邪气之中人也高,故邪气在上也。"浊气在中"者,言水谷皆入于胃,其精气上注于肺,浊溜于肠胃,言寒温不适,饮食不节,而病生于肠胃,故命曰浊气在中也。"清气在下"者,言清湿地气之中人也,必从足始,故曰清气在下也。(《灵枢·小针解》)

> 风中五脏六腑之俞,亦为脏腑之风,各入其门户所中,则为偏风。风气循风府而上,则为脑风。风入系头,则为目风,眼寒。饮酒中风,则为漏风。入房汗出中风,则为内风。新沐中风,则为首风。久风入中,则为肠风飧泄。外在腠理,则为泄风。故风者百病之长也,至其变化乃为他病也,无常方,然致有风气也。(《素问·风论》)

> 阴之所生,本在五味,阴之五宫,伤在五味。是故味过于酸,肝气以津,脾气乃绝。味过于咸,大骨气劳,短肌,心气抑。味过于甘,心气喘满,色黑,肾气不衡。味过于苦,脾气不濡,胃气乃厚。味过于辛,筋脉沮弛,精神乃央。(《素问·生气通天论》)

《内经》对邪气所伤部位特点、"六淫"致病特征和五味所伤的描述,说明很多疾病都是由风邪之气导致,但其病情、病名和入侵部位又不一样。《内经》通过对风邪致病呈现的复杂状态的归纳分析，找到了肝风伤于春、心风伤于夏、脾风伤于长夏、肺风伤于秋、肾风伤于冬的内在规律，从而得出"风者百病之长"的结论。其他五种邪气亦然，由此形成了其"六淫"病因病机理论。同时强调人体对饮食五味的依赖和五味太过的危害，反映了"过犹不及"的朴素辩证法思想。

最后，《内经》通过对各类病因致病规律的总结，以及人们行为和生活习惯正反两方面的比较分析，得出了"生病起于过用"的结论。

> 人一呼脉再动，一吸脉亦再动，呼吸定息脉五动，闰以太息，命曰平人。平人者，不病也。（《素问·平人气象论》）
>
> 故饮食饱甚，汗出于胃。惊而夺精，汗出于心。持重远行，汗出于肾。疾走恐惧，汗出于肝。摇体劳苦，汗出于脾。故春秋冬夏，四时阴阳，生病起于过用，此为常也。（《素问·经脉别论》）

《内经》认为，在自然状态下，人体全身的阴阳气血处于一个动态平衡状态，达到这种状态的人气血调和、呼吸匀称、健康无病，称作"平人"。当人的饮食起居、心理情志、劳逸动静等行为方式一旦违背了四时阴阳的基本规律，使用太过，超越了正常限度，人体的这种平衡状态就会被打破，导致生命体征不平衡，从而呈现病态或产生病变。"生病起于过用"思想在《内经》病因、病机、病证理论中具有普遍的指导意义，是对人体发病及疾病发生发展规律的高度概括和理论总结。

（二）过用致病的基本因素

第一，四时气候过用致病。即人们不能顺应四季气候的变化从而导致人体生命节律和形体官窍的部分病变。《内经》认为，人生于天地之间,是自然界的一部分,人体与外界自然有着密切的联系,四时轮回、阴阳消长、五运六气的变化与人体的生命活动息息相关。自然界既为人的生命与健康提供物质基础,同时也会对人体健康与疾病产生重要影响。四季气候的正常变化是人体赖以生存发展的重要前提条件,一旦气候反常,"六淫"邪气太过、不及时,即可造成人体对"时气"的过用;同样,当人的生命活动随着四时阴阳的变化而正确转换时,人体就会从自然中汲取正能量,人与自然就会处于一个和谐共生的统一体中,人就不容易生病。而当人的生命活动不能顺应四时阴阳的变化,甚至悖四时而动,那么人体的脏腑气血就会背负沉重的负担,久而久之必然不堪重负,导致疾病的发生。也就是说,如果人们不能正确对待和适应气候的太过、不及而造成的"气淫""气迫",就必然会导致人体对四季"失时反候"之气"过用"而引发疾病。

> 人与天地相参也,与日月相应也。(《灵枢·岁露论》)
>
> 未至而至,此谓太过,则薄所不胜,而乘所胜也,命曰气淫;至而不至,此谓不及,则所胜妄行,而所生受病,所不胜薄之也,命曰气迫。所谓求其至者,气至之时也,谨候其时,气可与期,失时反候,五治不分,邪僻内生,工不能禁也。(《素问·六节脏象论》)

第二,情志精神过用致病。即人的精神情志由于自身的生活变化或外界影响而受到剧烈刺激,这种刺激超出了自身的正常耐受程度从而导致疾病的发生。其调适原则与方法是保持正气处于"和"的状态,使气和志达,气脉和调,荣卫通利,表里虚实、逆顺缓急有度,神藏而不惮散,精气内敛而不外越耗散。

第三,饮食五味过用致病。主要是指人们对饮食五味偏嗜无常,或滥用滋补之物而引发疾病的情况。饮食五味是人们日常生活和维持生命活动能量的基础,所谓"民以食为天",随着经济社会的快速发展,人们物质需要的满足度越来越高,适当提高饮食质量无可厚非。但是,如果饥饱无常,暴饮暴食,没有节制,反成病因。由于五味过偏必然伤及脏腑,产生多种疾病,甚至影响寿命,因此《内经》提醒人们应"谨和五味",从而保持人体的平衡与健康。

> 是故谨和五味,骨正筋柔,气血以流,腠理以密,如是则骨
> 气以精,谨道如法,长有天命。(《素问·生气通天论》)

第四,劳逸动静过用致病。是指人们的劳逸动静没有节制,超越常度,从而引发病变。生命在于运动,正常的劳动和适度的体育锻炼能够使人体格健壮,气血通畅。但是,过度的劳或逸,不论是劳力、劳心或者房劳,一旦过度,不能节制,皆为"过用",导致百病俱生。

> 劳则喘息汗出,外内皆越,故气耗矣。(《素问·举痛论》)
> 久视伤血,久卧伤气,久坐伤肉,久立伤骨,久行伤筋,是
> 谓五劳所伤。(《素问·宣明五气》)
> 忧思伤心;重寒伤肺;忿怒伤肝;醉以入房,汗出当风伤
> 脾;用力过度,若入房汗出浴,则伤肾。(《灵枢·百病始生》)

过劳如此,过逸也是如此。过度安逸会导致气血不畅,筋骨不利,肌肉无力,精神萎靡,神情麻木,反应迟缓。久而久之,人懒体倦,萎顿痴呆,形同枯木。如所谓"久卧伤气,久坐伤肉"便是《内经》对于过逸致

病的形象描述。

第五，药物过用致病。也就是滥用药物滋补或过度治疗引发的疾病。人生病就要治疗，就要用药，然而，药物有寒热温凉，四气五味，各有偏性，用之不当，反成病因，因此用药和治疗也不可过妄。

> 石药发癫，芳草发狂。(《素问·腹中论》)
>
> 大毒治病，十去其六，常毒治病，十去其七，小毒治病，十去其八，无毒治病，十去其九，谷肉果菜，食养尽之，无使过之，伤其正也。(《素问·五常政大论》)

由《内经》的分析不难发现，就人的体质和生命活动而言，饮食起居、精神情志、行为方式、治病养生等都要符合自然和自身的规律。凡是超过人体机能的正常范围，都属过用，必然造成人体脏腑气血损伤，心理、生理功能遭受破坏；就发病学原理而言，外感和内伤致病的最根本的原因都是"过用"。如欲避免"伤其正"，必须"使其平"，也就是和平中度。不仅对患病之人是如此，对医生治疗来说也是这样，要"中病而止"，无论用药、用针，外科、内科，调理、保健，均须适度，因人因病制宜，不可过妄。"生病起于过用"思想不仅对后世医家影响很大，而且也值得现代人深思。在现代社会，违背自然规律的现象时有发生，七情太过致病所占的比例越来越高，由于不节饮食而引发疾病者比比皆是。现代医学研究认为，肥胖症、心脑血管疾病、肿瘤等均与饮食不节、情志失调等不良生活习惯有关。甚至有人为满足一己嗜欲，无度食用野生动物，使得生态平衡遭到破坏，还容易引发病毒性的疫病流行。随着现代社会人们工作压力的增大和生活节奏的加快，由于过劳而生病的现象也越来越多。"慢性疲劳综合征""过劳死"等新的疾病与霍乱、疟疾、丙型肝炎等传染病被列为同一个预防类型，发病率不断攀升，理应引起医学和心理、社会学界的高度关注。

(三)防止和纠正过用的原则与方法

既然"生病起于过用"，就必须避免过用；一旦发生过用就必须及时纠正，使人体达到平衡。为此《内经》从治病求本原则出发论述了预防和纠正"过用"的根本原则与方法。

首先，治病求本的基本原则。何谓本？阴阳为本。《内经》发病观认为，一切疾病的发生根本在于人体阴阳二气的移易交争。因为"过用"能导致人体阴阳不平衡，故此，预防和纠正"过用"的根本原则就是调理阴阳，使之从不平衡状态转化为平衡状态。然而，人体是一个十分复杂的生命体，它同时又与自然界处于一个复杂的传变系统中，每个人的体质、气血类型、所处环境不同，对四时气候变化的抵御能力、耐受程度不同，对自身和外界因素变化的刺激反应能力也不同，亦即"过用"程度因人而异，其阴阳的表现也十分复杂，难以确立一个统一的标准，这就需要人们掌握正确的方法，既能够从个别的过用表现来寻找适当的解决办法，即从个别到一般；又善于把握过用致病的普遍规律，由事物的一般属性出发推论个别事物的属性，采取具体的预防和治疗方法，即从一般到个别。同时，要深入辨别病情的标本所在，最终达到治之得宜，使其和顺条达。

夫阴阳逆从标本之为道也，小而大，言一而知百病之害，少而多，浅而博，可以言一而知百也。以浅而知深，察近而知远，言标与本，易而勿及。治反为逆，治得为从。(《素问·标本病传论》)

其次,"治未病"思想。《内经》认为,用任何治疗方法来调理机体的阴阳病变,都有先病后治的局限性,尤其药物治疗还有副作用,为此提出了"治未病"思想,强调人体结合自身实际进行主动自我调节,从而达到"与天地相应"而避免"过用",保持人体的阴阳平衡。

> 是故圣人不治已病治未病,不治已乱治未乱,此之谓也。
> 夫病已成而后药之,乱已成而后治之,譬犹渴而穿井,斗而铸锥,不亦晚乎?(《素问·四气调神大论》)

"治未病"理念以超前思维告诉了人们一个道理,那就是要避免"过用",首要的和最根本的是"不过用",要顺应四时阴阳的变化,自觉使人体保持健康状态,不可逆而为之。随着西医预防医学不断发展,中医"治未病"理论受到越来越多人的重视,成为21世纪医学研究领域中的热门课题。

最后,因时、因地、因人制宜的方法。如:

> 为冬病在阴,夏病在阳,春病在阴,秋病在阳,皆视其所在,为施针石也。(《素问·金匮真言论》)
> 寒者热之,热者寒之,微者逆之,甚者从之,坚者削之,客者除之,劳者温之,结者散之,留者攻之,燥者濡之,急者缓之,散者收之,损者温之,逸者行之,惊者平之,上之下之,摩之浴之,薄之劫之,开之发之,适事为故。(《内经·至真要大论》)
> 故圣人杂合以治,各得其所宜,故治所以异而病皆愈者,得病之情,知治之大体也。(《素问·异法方宜论》)。

　　《内经》强调根据不同情况采取相应的、适合的方法，从地理、气候、物候、环境、物产、饮食结构、体质差异等方面分析外在因素与人体发病的关系，认识到人所处的地域不同，体质就有差异，因此治病的机理和方法也应有所区别，使各得所宜。这种"杂合以治，各得其所宜"的方法，要求人们一切从具体情况出发，在真正理解和把握基本原则的前提下，灵活应用，辩证论治，既不可浅尝辄止，率尔操觚，也不可胶柱鼓瑟，刻舟求剑。

三、过用思想的中和意蕴

　　"过用"思想将认识对象作为一个整体和动态发展过程来考察，其理论本质与特征是重视整体的平衡、协调，无过、无不及，中和蕴含是显明而丰富的。

（一）人与自然的辩证统一

　　《内经》借助中国古代哲学"天人合一"思想，将人与自然及人体自身看作有机结合、相互影响、共变共生的动态统一体。从其对每一个"过用"因素的阐述来看，蕴含着从局部与整体、个别与一般关系出发的辩证思维特质，呈现出人与自然和谐共生、辩证统一的逻辑理路。

　　首先，从人与自然关系出发论证了"过用"的本质。《内经》认为，人与自然是一个统一整体，相互间存在相参相应、信息传变的互动关系，自然界天地之气、春夏秋冬升降轮回对生命活动时刻产生着重要影响。天地之气既能为生命活动提供物质基础，也会对人的心理和肌体产生不良影响甚至损伤。人生于天地之间，要想保持生命体征的健康与平衡，须臾离不开四时阴阳之气的滋养与供给，当人的生命有机体能够顺应自然界的发展变化，按照四时阴阳法则来安排生活和工作时，人与自然就会结合成一个密切联系的整体，人体内环境与自然外环境之间就会处于一种阴阳平衡、相生相应的正常状态，人会精神愉悦，体格康健；一旦不能适应春夏秋冬气候变化，违背了春生、夏长、秋收、冬藏的规律，就很可能会产生病变；同时，人的五脏气血、水液代谢也是如此，与外界气候有着密切关联，不可脱离或违逆。所谓：

> 逆春气，则少阳不生，肝气内变。逆夏气，则太阳不长，心气内洞。逆秋气，则太阴不收，肺气焦满。逆冬气，则少阴不藏，肾气独沉。(《素问·四气调神大论》)
>
> 天暑衣厚则腠理开，故汗出……天寒则腠理闭，气湿不行，水下留于膀胱，则为溺与气。(《灵枢·五癃津液别》)

其次，从人体阴阳对立统一角度论述了"过用"的实质与规律。阴阳是《内经》探索生命规律、展开理论分析的重要概念和逻辑范畴，《内经》认为生命规律在于阴阳互根互用、相生相克。一方面，人是阴阳对立统一体，人在生命之初，就是阴阳二气相媾的产物，人体这种阴阳二气相生相克、对立统一是与生俱来的，二者相互依存、相互转化，共同维持着人体生命的动态平衡。同时，阴阳二气又具有不同的作用，在特定的状态下，阴或阳过盛都会影响生命体的正常运转，所谓"阴盛阳衰、阴平阳秘"，说的就是这个道理。另一方面，《内经》把人体的各个组织结构甚至每一脏腑也都看成是不同层次的阴阳统一体，用阴阳的盛衰变化、对立统一来解析人体的组织结构、脏腑功能和生理调节。同时，调理阴阳也是养生思想最根本的法则，上古得道之人之所以在养生方面取得成就，是因为他们都善于理解和把握阴阳之理，因此养生的关键在于把握阴阳，使阴阳相和合，这是养生实践需要时刻把握的根本法则。

阴阳对立统一是《内经》阐发其"过用"思想的重要立论之一。据此，使得人们对于人与自然、人体内外、人体脏腑组织之间的阴阳关系和阴阳属性有了清晰的认识，进一步加强了对由此产生的五脏六腑的生理病理变化及治疗和预防适用范围的理解。《内经》阴阳概念"是对自然界各种具体矛盾的总结和抽象，具有最大的抽象性"[①]。以阴阳概念为逻辑起点，《内经》通过对病因病机、诊断治疗、养生、药物性味归经等的深刻分析，建构起了富有特色的中医阴阳学说。

最后，从整体观视角论述了"过用"的实质与规律。《内经》十分重视整体思维，在阐说其理论的过程中，总是将人看作一个整体，通过对每一个部分的归纳分析来观照整体，认为由于人体气血存在着传变规律，所以看似局部或部分的"过用"必然会对整体产生影响。然而，要想认识整体，必须对整体中的部分进行分析，这是由个别到一般，由部分到整体的认识基础。如《内经》根据五行学说，以五行特性为依据，对人的形体、肤色、举止、性格等生理心理特征以及对外界气候的耐受程度等先天禀赋的不同进行总结概括，据此将人的各种体质归纳为五种类型，每一类型又各分出五类，合为二十五种人格体质类型，既概括了人体生理、心理的特征差异规律，又阐明了人的外在体貌特征与时令、地域的关系，借此说明不同体质类型的人的生理心理特点，为了解不同类型人的病因、病理特征和疾病传变规律提供了依据。

由此，《内经》通过对自然界春夏秋冬四季与人体阴阳气血共生共变的对应关系的分析，得出人的生命存在时时处处受到四季气候变化影响的合理推论；又通过分析人体脏腑气血随四季变化而发生病变的

---

① 徐锦中：《黄帝内经与辩证思维》，《西北工业大学学报（社会科学版）》，2006年第1期。

各种具体形态,归纳出人体无论是生理还是心理出现问题或者产生病变多数是由于人不能自觉适应四季变化,逆四时而动,悖四时而行,从而得出"生病起于过用"的结论,这一结论也成为人们无论是养生、预防疾病或者诊断、治疗疾病的首要法则。

(二)过用与不及的辩证统一

《内经》认为,打破人体脏腑阴阳气血平衡的因素主要有两个,一是"太过",二是"不及"。前者常常指悖谬自然规律和人体生命节律的人为现象,后者则往往隐含着先天不足的自然因素。因而在致病因素中,似乎"太过"较"不及"更为常见,"不及"易补,"过用"难调,"太过"致病较"不及"致病为甚。正由于此,《内经》在理论分析和临床实践中论及病因时多使用"过度""无节""不止"等用语,对于"不及"多囿于个体先天不足而记述较少。但是,如果进一步深入思考,会发现每个"过用"记载背后,都有一个"不及"在时时刻刻提醒着我们。例如,对五味之"辛"的认识:

> 味过于辛,筋脉沮弛,精神乃央。(《素问·生气通天论》)
> 五味所禁:辛走气,气病无多食辛。(《素问·宣明五气》)
> 气味辛甘发散为阳。(《素问·阴阳应象大论》)

"辛"味过用容易对人的筋脉、精气产生不良影响,但"辛"味同时又主发散,具有行气血的作用,适合治疗外邪束表、气血阻滞等病证,所以没有"辛"味又易导致阳气不足。现代临床研究也认为"辛味能刺激胃肠蠕动,增加消化液分泌,促进血液循环和机体代谢"[1],对心血管、肠

---

① 王洪图主编:《内经讲义》,人民卫生出版社 2002 年版,第 135 页。

胃、呼吸道疾病都有一定的治疗作用。由此《内经》得出"调和五味"的结论。同时，凡论过用之处，就有改进的办法，其改进办法有时是一种反向运动过程。这种反向运动的改进过程有时也可能产生"失度"，导致"矫枉过正"，为此，《内经》又强调说，一切皆有所"本"，即人体机能组织运行良好的前提是阴阳平和，纲纪务本，如果违背纲纪，就会导致机能损伤，所谓"朝政崩坏，纲纪废弛，危亡之祸，不隧如发"（《汉书·王莽传》）。如：

> 寒者热之，热者寒之。（《素问·至真要大论》）
> 治病必求于本。（《素问·阴阳应象大论》）

由以上分析我们不难得出结论，即《内经》明写"过用"，却时时处处暗含着"不及"，抑或说，"过用"也是"不及"，"过用"能够导致"不及"，"不及"实际上往往也是"过用"的反映，"过用"与"不及"共在共生，相辅相成。"生病起于过用"的思想是贯穿《内经》一书的理论主旨与根本线索，是以"本"为旨归，以"过用"与"不及"共在同生的动态辩证过程。这种强调一切皆有所"本"、阴阳平和、纲纪务本的思想，其实就是"用中""执中"，围绕"度"进行调节，使阴阳两平，未有偏盛，形成了独具特色的关于疾病发生、发展及防治的"中和观"理论体系。

（三）过用思想的中和文化精神内涵

《内经》强调"中和""调和""以平为期"的"过用"思想，既蕴含着"中和观"的理论内涵，也蕴含着中国传统文化精神的理论旨趣。

首先，《内经》"过用"思想的理论论证一定程度上透射出中国古代哲学的思维本质。一是承袭中国古代哲学"气一元论"思想，将自然之气看作人体生命存在的物质基础，并将人的生理、病理变化看作气的升降胜复运动的表现。二是借助天人合一思想建构了自己的阴阳五行学说，将人与自然看作对立统一的有机整体，通过人与自然相参相应来阐述人体的各种变化。三是汲取中国古代哲学变易思想的合理内核，借以阐发人体生命是一个运动中的存在，只有不断探求其变化规律，保持人体动态平衡，才能维系生命的正常运转。"过用"思想体现的这种哲学意蕴，无疑可以成为指导人们避免各种过用因素侵害的养生智慧。

其次，《内经》"过用"思想观照了中国古代的"中和"理念，在中国政治思想与文化发展史中有着比较深刻的理论意义。

中国古代哲学讲"中庸""中和""过犹不及"，所谓"日中则昃，月盈则食；天地盈虚，与时消息"（《周易·丰》）；"持而盈之，不如其已；揣而锐之，不可常保"（《老子·九章》），也就是说，水满则溢，月盈则亏，否极泰来，物极必反，自然界是如此，人也是如此。《内经》"过用"思想恰恰映照了这一核心理念，体现着求和谐的中国文化内涵。即人要得到心身健康，不仅自身要处于一个平衡和谐的状态，而且和自然、社会也应处于一个平衡和谐的状态。这种求和谐的文化内涵，在当前中西文化交流不断加强的大背景下，也成为中西医文化沟通的重要思想载体，成为外国人理解和接受中医的主要内容之一。中医药学术的发展和创新须臾离不开中医药文化之"根"的理性观照，也须臾离不开中国传统文化之"根"的理性观照。按传统"道""术"观来看，对于中医理论的认知和理解，如果缺乏了文化这个"根"，那就始终难以达到"道"的层面，只是一个"术"，从而导致对中医本质整体认知的缺失。

《内经》"过用"思想所体现的求和谐的中国文化内涵，正是中国传统文化之根，在中国政治思想与文化发展史中也展现着深刻的理论价值。从思想史看，它既符合儒家所倡导的天人合一、和谐共生的"中庸"价值理性，又符合道家所追求的道法自然、勿妄作为的行为规范；从政治史看,中国历史上出现的"天朝盛世",大都采取了与民生息的怀柔政策;从文化史看,合作、包容与沟通铸就了中华文明五千年从来没有中断过的历史辉煌。这也是当今全球化浪潮中西方学者不断地将中国哲学"拿来"进行研究、追问和思索的内在根据之一。

最后,《内经》"过用"思想为人们保健养生、防病治病实践提供了理性观照,对人们保持心身健康乃至人与自然、社会的和合而居、和合共生、和衷共济意义重大。随着经济社会持续快速发展,我国的卫生医疗保健事业发展到一个新的阶段。一方面,人民群众的健康水平不断提高;但另一方面,人们在保健养生、防病治病方面也存在着诸多误区,各种"过用"现象普遍存在。譬如养生,中国人的养生观念可谓由来已久,根深蒂固。《内经》养生观强调顺应四时、调理气血、平衡阴阳,而现代人往往忽视自己的体质特征,一味强调进补,食则大鱼大肉、海参鲍鱼、冬虫夏草,结果不仅造成了极大浪费,而且妄补则盛,盛则过用。在当前临床中存在着很多由于大量食用甚至滥用补养品造成阴阳失调、内分泌紊乱、免疫力低下的病例,这些"过用"现象值得反思。解决问题的关键是按照"过用"思想所要求的那样,合四时阴阳,把人体作为一个整体来进行调理,从而符合《内经》所表达的辩证本质,达到促进心身健康的目的。

总之,"过用"思想不仅对中医临床治疗学来说应该得到高度重视,而且其中所包括的中和理念与方法对于研究中医思维和中医药文化、促进中西医乃至中西文化交流来说无疑也是一方沃土,值得学人深入研究和探讨。

第二节　病机理论及其中和思想

《内经》认为疾病发生以后往往会经历一个发展变化过程,由此建构了关于疾病传变与转归规律的病机学说。所谓"传变"是指疾病发展过程中病邪在人体脏腑间转移演变,是病理变化的阶段性、连续性过程与规律;所谓"转归"是指疾病病理变化与发展趋向及最终结果。《内经》从外感和内伤两类疾病出发深刻探察了疾病传变与转归的内在规律,认为传变与转归有着具体的形式和过程,其根本在于以正邪相搏的病位为主要标志的不同病程阶段的转移与递进。

《内经》始终将人与自然置于一个整体中认识病机规律。从人体自身看,影响疾病传变与转归的决定因素在于正邪盛衰的斗争,此外,人的体质与素质、四时时间、地理气候、情志、饮食、劳逸等生活状况以及医药作用等都是重要的影响因素。如认为疾病发生往往是体虚与外邪共同作用的结果,单单有邪气并不一定致病。

> 风雨寒热不得虚,邪不能独伤人。(《灵枢·百病始生》)
>
> 邪之所凑,其气必虚。(《素问·评热病论》)

同时,《内经》还认识到疾病的发生发展与人的体质有关,不同体质类型的人易患疾病及发病时间是有所不同的,对生活环境、社会因素与人的体质及疾病间的联系也有较深入的认识,如提出五方地理环境、人们饮食生活习性和体质有差别,易患疾病也有差别,并对其关系进行了具体分析和论述。

对于人体在病邪作用下发病后的具体机制的讨论是《内经》病机理论的主体。不仅详明论述了人体脏腑、经络、气血各种病变的形成和外在证候表现，如五脏六腑的虚实寒热、气机失调、经络气血凝滞、厥逆、十二经"是动病"和"所生病"，气血不足、气血逆乱、气滞血菀等；而且深入分析和描述了各种疾病或病证的具体病机，如痹、厥、疟、风、伤寒、温病、两感、肾风、风水、酒风、消瘅、鼓胀、肠覃、石瘕、血枯、伏梁、息积、痈疽、瘰疬、阴阳交等数十种内外科疾病和病证的病理机制，对疾病的认识达到了系统化、理论化水平。在论证过程中，《内经》始终强调调和、平衡的中和原则，为阐明中和理念及文化精神提供了充分的医学理论与实践素材，展现出医学中和观的丰富内涵。

一、阴阳失调与中和

阴阳关系的本质是辩证统一，表现在病机传变方面，阴阳失调、"阴阳不和"是辩证的总纲和最基本表现，其理论核心在于中和平衡，对于临床诊断与治疗具有重要意义。

（一）阴阳关系的辩证统一

如前所述，《内经》将阴阳看作人体阴阳二气相互作用、互为根源、互相转化、辩证统一的矛盾体，其阴阳概念既是抽象的，又有具体的规定；既是广泛的，又是相对的；既是动态的，又表现出一定的自我调适的特点。

首先，《内经》将阴阳之气看作人体生命的根本，强调人体生命存在的根本在于阴阳二气的相互推动和相互作用。由此，对人体阴阳进行了具体划分，不仅为脏腑阴阳理论的建立奠定了基础，而且为说明人体构造，解释生理、病理变化和进行诊断、治疗提供了理论基础。同时，

《内经》指出,病机传变、治疗疾病和养生的终极目标是阴阳平衡,强调阴阳和合对于生命的重要性,凸显阴阳理论作为其立论的最高理论基础和思维原则的核心地位。

其次,《内经》深入认识阴阳对立统一关系,揭示了阴阳反映在人体病理方面的相互制约与对立,探察到阴阳信息传变、相互反映、以阴知阳、以阳见阴的阴阳反照规律,以阴阳的相互依存、消长变化比应疾病的变化发展态势。

> 阴阳相薄也,阳尽而阴盛。(《素问·脉解》)
>
> 四时之变,寒暑之胜,重阴必阳,重阳必阴,故阴主寒,阳主热,故寒甚则热,热甚则寒,故曰寒生热,热生寒,此阴阳之变也。(《灵枢·论疾诊尺》)
>
> 故远者司外揣内,近者司内揣外,是谓阴阳之极,天地之盖。(《灵枢·外揣》)

最后,《内经》高度重视保持人体阴阳的稳定、从顺和平衡,说明阴阳和合乃是生命存续及保持健康的必要条件,从之和之,乃是"圣度";违之逆之,必伤必死。这是《内经》阴阳学说的理论主旨所在,也是其把阳气比作太阳、强调人体必须以固养正气为重的内在根据之一。所谓:

> 凡阴阳之要,阳密乃固,两者不和,若春无秋,若冬无夏,因而和之,是谓圣度。(《素问·生气通天论》)
>
> 从阴阳则生,逆之则死。(《素问·四气调神大论》)

(二)阴阳失调的病机传变规律

从整体和动态的角度把握人体病理变化和状态的基本规律,将阴阳失调作为病机理论的最高纲领,是后世医家所奉"八纲辨证"的总纲。阴阳失调或称阴阳不和、阴阳不调,是指人体阴阳相对平衡、协调有序的正常状态被破坏,反映着阴阳之气运动失常和阴阳双方量的失衡两类主要的病理变化。按照阴阳失调在程度上的差异,其病机划分为阴阳偏盛偏衰、阴阳逆乱、阴阳极变、阴阳离决四个类型。

首先,阴阳偏盛偏衰的病机表现。主要指人体阴阳在量上的失度情况,一方面,阴阳之间的相对平衡状态被打破,一方明显胜过另一方;另一方面,阴阳之中任何一方或双方的量高于或低于正常的波动范围。

一是阴阳偏盛。即人体阳或阴的一方的量超出正常范围导致阴阳失衡的病理状态。阳偏盛的病理表现主要是阳气太过、机能亢奋、热量过剩或代谢加速,其病理特征多为实热,常见于阳性体质患病和外感风、暑、热邪的初中期,情志不遂而气郁化热证,或痰、淤等邪化火的病证等;阴偏盛的病理表现主要是阴寒过盛而机能障碍、产热不足或代谢迟缓,其病理特征多为寒实,常见于阴盛、瘀滞体质患病和感受寒湿等阴邪的外感病初期,或由内外病因所致津血运行受阻而致浊阴潴留的病证。

> 阳胜则身热,腠理闭,喘粗为之俯仰,汗不出而热,齿干以烦冤,腹满死,能冬不能夏。阴胜则身寒,汗出,身常清,数栗而寒,寒则厥,厥则腹满死,能夏不能冬。此阴阳更胜之变,病之形能也。(《素问·阴阳应象大论》)

二是阴阳偏衰。即人体阳或阴的一方的量不及正常范围导致阴阳失衡的病理状态。阳偏衰的病理表现主要是阳气衰弱、机能低下、热量缺乏或代谢减慢,其病理特征是阳弱不能配阴的虚寒,常见于素体阳虚者,饮食、劳逸失宜而渐耗阳气,或感受阴邪,由阴偏盛而伤阳的病证,此外还有一种特殊的表现,即劳倦伤脾,脾胃气虚失运而致浊阴积留,郁而化热的气虚、阳虚的内伤性发热;阴偏衰的病理表现主要是精、血、津液缺乏而阳热相对有余及虚性机能亢奋,其病理特征多为阴亏不能制阳的虚热,常见于外感热病的后期,或内伤邪郁化火伤阴,或血失精泄过度,或慢性消耗性疾病等,而由阳热亢盛所致者居多,阴偏衰以肺、胃、肝、肾阴虚为主。

> 阴胜则阳病,阳胜则阴病,阳胜则热,阴胜则寒。重寒则热,重热则寒。(《素问·阴阳应象大论》)
>
> 寒湿之中人也,皮肤收,肌肉坚紧,荣血泣,卫气去,故曰虚。虚者聂辟气不足,血泣,按之则气足以温之,故快然而不痛。(《素问·调经论》)
>
> 厥之寒热者何也? 岐伯对曰:阳气衰于下,则为寒厥;阴气衰于下,则为热厥。(《素问·厥论》)

三是阴阳俱衰。即人体阴阳二气俱不足,双方的量均低于正常范围的病理状态。患此者有的是因为素体阴阳俱虚,多数是因为阴阳互损,也就是在疾病发展过程中一方偏衰损及对立的另一方,导致双方俱衰的病理变化,与前者基于阴阳对立、消长不同,其理论根据在于阴阳互根互化。如血虚导致气虚,肾阴虚导致肾阳虚,阴损及阳,其原因是阴精亏损,即缺乏供给阳气活动的营养物质,又使阳气无所依附而耗散,反之亦然,气虚也会导致血虚。只不过在病理机制的因果主次上有差别,其实质与结局都属于阴阳俱虚。

由于人体是一个有机的整体系统,存在上下表里、气血营卫、脏腑经络的复杂结构与变化,因此阴阳的盛衰可能分别发生于人体不同部位或系统,往往呈现出阴阳偏盛偏衰的复杂多样的组合形式,须从整体上予以把握,不可执一。

> 气血以并,阴阳相倾,气乱于卫,血逆于经,血气离居,一实一虚。血并于阴,气并于阳,故为惊狂。血并于阳,气并于阴,乃为炅中。血并于上,气并于下,心烦惋善怒。血并于下,气并于上,乱而喜忘。(《素问·调经论》)
>
> 胃中寒、肠中热则胀而且泄;胃中热、肠中寒则疾饥,小腹痛胀。(《灵枢·师传》)

其次,阴阳逆乱的病机表现。主要指阴阳之气妄动或运行紊乱、气机停滞从而导致人体阴阳之气在方位、时间、速度方面的运动规律被打破,出现阴阳运动失常的病机表现,应保持阴阳之气清静、循序、顺则治、逆则乱的基本规律。

> 五行有序,四时有分,相顺则治,相逆则乱……清气在阴,浊气在阳,营气顺脉,卫气逆行,清浊相干,乱于胸中,是谓大悗。故气乱于心,则烦心密嘿,俯首静伏;乱于肺,则俯仰喘喝,接手以呼;乱于肠胃,则为霍乱;乱于臂胫,则为四厥;乱于头,则为厥逆,头重眩仆。(《灵枢·五乱》)
>
> 夫阴阳之气,清静则生化治,动则苛疾起。(《素问·至真要大论》)

具体地说,阴阳逆乱主要表现为三种类型。一是阴阳逆行。即人体脏腑、营卫阴阳之气的运行方向与正常机能状态相反,《内经》称之为"阴阳反作""阴阳相逆",表现为脏腑阴阳之气失常或胃、肺等经络之气上逆等证。

> 清气在下,则生飧泄,浊气在上,则生䐜胀,此阴阳反作,病之逆从也。(《素问·阴阳应象大论》)
>
> 不得卧而息有音者,是阳明之逆也,足三阳者下行,今逆而上行,故息有音也。阳明者胃脉也,胃者六腑之海,其气亦下行,阳明逆不得从其道,故不得卧也。《下经》曰:胃不和则卧不安。此之谓也。夫起居如故而息有音者,此肺之络脉逆也。(《素问·逆调论》)

二是阴阳错位。即人体阴阳之气的分布违背常态,又称"阴阳易居""阴阳相倾",表现为邪气侵入经脉使阴阳之气出现异常分布导致的虚实病理变化。

> 邪僻妄合,阴阳易居。(《灵枢·终始》)
>
> 气血以并,阴阳相倾,气乱于卫,血逆于经,血气离居,一实一虚。(《素问·调经论》)

三是阴阳留滞。即人体阴阳之气因运行乏力或受阻而停滞,又称"阴阳不通""阴阳并绝",如寒邪侵入导致营卫阻滞不通形成的胀证,严重的精神打击导致阳气郁遏不行而产生的怒狂病等,如果阴阳留滞及于全身则危殆生命。

> 厥气在下，营卫留止，寒气逆上，真邪相攻，两气相搏，乃
> 合为胀也。(《灵枢·胀论》)
>
> 阳气者，因暴折而难决，故善怒也，病名曰阳厥。(《素问·
> 病能论》)
>
> 出入废则神机化灭；升降息则气立孤危。(《素问·六微
> 旨大论》)

再次，阴阳极变的病机表现。主要指阴阳偏盛偏衰达到一定程度后在特定条件下出现的特殊病理变化，所谓"超越常度，物极必反"。具体表现为三种形态，如阴阳格拒、阴阳互变和阴阳胜复，尽管都是阴阳之气的变化，但其性质却有区别。

一是阴阳格拒。即阴阳的一方亢盛至极而将另一方排斥在外致使阴阳不相流通的严重病理状态，表现为两种对立的形态。一种是"关"或"关阴"，即阴寒壅盛于内，逼迫阳气浮越于外的阴盛格阳，既有阴寒内盛之证，又有阳被格拒在外的热象，呈现面赤、烦热、口渴喜热饮、脉浮大，后世称作"阴极似阳""真寒假热"，此谓关阴于内，阳气不得和。另一种是"格"或"格阳"，即阳热壅盛于内不能外达，而见格阴于外的阳盛格阴的病理状态，既有阳热内壅之证，又有阴被格拒于外的寒象，如四肢厥冷、脉象沉浮等，后世称为"阳极似阴""真热假寒"，此谓格阳于外，阴气不得和。

> 阴气太盛，则阳气不能荣也，故曰关。阳气太盛，则阴气
> 弗能荣也，故曰格。(《灵枢·脉度》)

故人迎一盛,病在少阳;二盛病在太阳;三盛病在阳明;四盛已上为格阳。寸口一盛,病在厥阴;二盛病在少阴;三盛病在太阴;四盛已上为关阴。(《素问·六节脏象论》)

二是阴阳互变。即阴阳一方偏盛发展到极致,则疾病性质向对立一方转化的生理、病理状态。其互变条件是"极""重""甚",实质是阴阳的性质发生了根本性改变。一般情况下,由于阳涵表、热、实,阴涵里、寒、虚,故由阴转阳则病情减轻,由阳转阴则病情加重。

四时之变,寒暑之胜,重阴必阳,重阳必阴,故阴主寒,阳主热,故寒甚则热,热甚则寒,故曰寒生热,热生寒,此阴阳之变也。故曰:冬伤于寒,春生瘅热;春伤于风,夏生后泄肠澼;夏伤于暑,秋生痎疟;秋伤于湿,冬生咳嗽,是谓四时之序也。(《灵枢·论疾诊尺》)

三是阴阳胜复。既指人体调节自身阴阳的生理本能,即人体自身所具有的使偏盛偏衰的阴阳之气趋于平衡协调的调节机制;又指阴阳失调的特定病理形式,即由于对阴阳偏盛偏衰的过度纠正,矫枉过正,从而使阴阳双方处于被动而不稳定的病理状态,说明人体阴阳内在地蕴含着平衡—盛衰—平衡的调节机制,不论是自我调节还是外力调节,都有着从量变到质变再到新的量变的变化发展过程,因此应根据不同的过渡阶段精准把握。后世张仲景进一步发挥出"阴阳自和"的理论命题。

有胜则复,无胜则否……复已而盛,不复则害,此伤生也。

(《素问·至真要大论》)

最后,阴阳离决的病机表现。如:

阴阳离决,精气乃绝。(《素问·生气通天论》)

阴阳俱盛,不得相荣,故曰关格。关格者,不得尽期而死也。(《灵枢·脉度》)

血之与气,并走于上,则为大厥。厥则暴死,气复反则生,不反则死。(《素问·调经论》)

阴虚则无气,无气则死矣。(《灵枢·本神》)

六阳气绝,则阴与阳离,离则腠理发泄,绝汗乃出,故旦占夕死,夕占旦死。(《灵枢·经脉》)

五脏皆虚,神气皆去,形骸独居而终矣。(《灵枢·天年》)

阴阳双方不能相互资生、制约而分离、决裂甚至走向解体的危重病理状态,此时阴阳失调达到极致,一种表现为阴阳闭阻,全身阴阳气机格拒不通,导致重要脏器功能障碍,阴阳分离,精神离散,如气血上逆、脑窍闭阻;另一种表现为阴阳亡失,阴竭不能敛阳,阳微不能附阴,从而导致阴阳离决。若施救及时、方法得当仍有使阴阳逆转而和调的转机,若不能及时控制其发展趋势,稍有贻误则性命不再。此种病机表明,无论亡阴还是亡阳,最终皆是阳气散越脱形导致命绝,这也是后世学人发散《内经》阴阳有余不足和阳主阴从重阳思想的内在理由。

(三)调理阴阳的中和法则

《内经》根据阴阳病机传变与转归的一般规律,强调调理阴阳的基本法则是内外调和、从顺如一、平正中和,确立了具体原则与方法。

首先,生气通天法则。由"天人相应"学术思想出发,强调人应顺应天地阴阳变化,使人与自然和合统一。为达此目标,必须时刻以"生气通天"为纲领,一旦违背了天地四时规律,逆苍天之气,违清净之理,则于内造成脏腑阴阳气血失调,九窍功能障碍,于外导致肌肉壅阻、卫气不固、腠理疏松、邪气为害、正气削弱、疾病丛生,折损寿命。

> 黄帝曰:夫自古通天者,生之本,本于阴阳,天地之间,六合之内,其气九州、九窍、五脏、十二节,皆通乎天气。其生五,其气三,数犯此者,则邪气伤人,此寿命之本也。苍天之气清净,则志意治,顺之则阳气固,虽有贼邪弗能害也,此因时之序。故圣人抟精神,服天气,而通神明。失之则内闭九窍,外壅肌肉,卫气散解,此谓自伤,气之削也。(《素问·生气通天论》)

> 五行有序,四时有分,相顺则治,相逆则乱。黄帝曰:何谓相顺而治?岐伯曰:经脉十二者,以应十二月。十二月者,分为四时。四时者,春秋冬夏,其气各异,营卫相随,阴阳已和,清浊不相干,如是则顺之而治。(《灵枢·五乱》)

其次,阴阳互根法则。阴阳互根,相互为用,应根据阴阳的虚实盛衰进行调理,使其顺时和气,中和从顺。

一是重视阳气的重要作用。将人体阳气比作自然界的太阳,阐明人体阳气护卫生命、促进机体运动不息的功能特征。在人体的阴阳平衡中,阳气温煦和推动着人体的温暖、五脏的运转、津液的气化,抵御着虚邪贼风的侵扰,一旦阳气"失其所",人即失去生命的动力和保障。因此应时时以固护阳气为要,保证其主导作用的正常发挥。所谓"天之大宝，只此一丸红日；人之大宝，只此一息真阳"①"人之生固宜籍其阳气也"②。

> 阳气者，若天与日，失其所，则折寿而不彰。故天运当以日光明，是故阳因而上，卫外者也。（《素问·生气通天论》）

二是把握阴精与阳气的关系。阴精与阳气相互依存，相互为用。内藏精气为阴，不断供给阳气之用；阳气捍卫体表，抵御外邪，固密机体，保护阴精的正常化生。这种互根互用关系一旦遭到破坏，则双方皆难以生长，导致阴阳互损的病理变化。同时，阴精与阳气又相互制约，阴不胜阳则阳偏盛，阳不胜阴则阴偏盛，如此皆能导致阴阳失和的病理变化。由此，保持阴阳之间的和谐协调和相对稳定性，即所谓"内外协调、邪不能害、阴平阳秘、精神乃治"的"适中"状态，方能使筋脉骨髓各得其宜，气血皆能顺时和气，才是健康的最佳状态，也就符合了循法守度、使从而顺的阴阳之法、养生之道。

> 阴者，藏精而起亟也；阳者，卫外而为固也。阴不胜其阳，则脉流薄疾，并乃狂。阳不胜其阴，则五脏气争，九窍不通。是以圣人陈阴阳，筋脉和同，骨髓坚固，气血皆从。如是则内外调和，邪不能害，耳目聪明，气立如故……凡阴阳之要，阳密乃固，两者不和，若春无秋，若冬无夏，因而和之，是谓圣度。

---

① 张介宾：《类经图翼（附：类经附翼）》，人民卫生出版社1965年版，第443页。
② 王冰：《重广补注黄帝内经素问》，范登脉校注，科学技术文献出版社2011年版，第19页。

故阳强不能密,阴气乃绝,阴平阳秘,精神乃治,阴阳离决,精气乃绝。(《素问·生气通天论》)

三是基于阴阳互根提出了中和标准及诸多调和之法。其法如"随之""平之""调之"等,其宗旨在于使精气互化、气血互生,阳中求阴、阴中求阳,调其虚实、顺逆、刚柔、盛衰,补泻其中,使其和平柔顺,不和则疾病生。

> 夫气之胜也,微者随之,甚者制之,气之复也,和者平之,暴者夺之。皆随胜气,安其屈伏,无问其数,以平为期,此其道也。(《素问·至真要大论》)
>
> 阴阳和平之人,其阴阳之气和,血脉调。宜谨诊其阴阳,视其邪正,安其容仪,审有余不足,盛则泻之,虚则补之,不盛不虚,以经取之,此所以调阴阳,别五态之人者也。(《灵枢·通天》)
>
> 阴争于内,阳扰于外,魄汗未藏,四逆而起,起则熏肺,使人喘鸣。阴之所生,和本曰和。是故刚与刚,阳气破散,阴气乃消亡;淖则刚柔不和,经气乃绝。(《素问·阴阳别论》)
>
> 阳气者,精则养神,柔则养筋。开阖不得,寒气从之,乃生大偻……故阳畜积病死,而阳气当隔,隔者当泻,不亟正治,粗乃败之。(《素问·生气通天论》)
>
> 夫阴与阳皆有俞会,阳注于阴,阴满之外。阴阳匀平,以充其形,九候若一,命曰平人。(《素问·调经论》)

最后,谨和五味法则。饮食五味是人体五脏精气的本源,为人的生命提供着赖以生存的基本物质条件。五味入五脏，载舟亦覆舟。饮食太过不仅损伤五脏精气，而且由于五味与五脏存在相合关系，因此还会引起相关脏腑的病理变化，从而影响脏腑整体功能。为此提出了五味所禁思想：

> 五味所禁：辛走气，气病无多食辛；咸走血，血病无多食咸；苦走骨，骨病无多食苦；甘走肉，肉病无多食甘；酸走筋，筋病无多食酸。是谓五禁，无令多食。（《素问·宣明五气》）

《内经》所谓"五禁"，并非限制不用，而是强调把握"和"的原则，"无令多食"，控制有度，不过量、不偏嗜。五味偏嗜不仅能够造成营养失调，而且会导致或引发多种疾病。如肥胖症、高血压、心血管疾病等所谓的"现代文明病"发病率逐年上升均与饮食不节有关。故此，必须"谨和五味"，修养天真至道，勿使过用。

> 阴之所生，本在五味，阴之五宫，伤在五味。是故味过于酸，肝气以津，脾气乃绝。味过于咸，大骨气劳，短肌，心气抑。味过于甘，心气喘满，色黑，肾气不衡。味过于苦，脾气不濡，胃气乃厚。味过于辛，筋脉沮弛，精神乃央。是故谨和五味，骨正筋柔，气血以流，腠理以密，如是则骨气以精，谨道如法，长有天命。（《素问·生气通天论》）

由上，《内经》以阴阳失调的病机变化立论，探讨了阴阳的本质及其变化规律，描绘出一幅阴阳互根互用、互制互动、交感转化、争扰胜复的生动画面，使得对于阴阳病机的属性特征和内在关系的解说合理而深刻,调和阴阳的中和意旨和文化意蕴跃然纸上。

二、正邪盛衰与中和

人体内外正气与邪气的斗争是贯穿疾病始终的矛盾统一体,决定着人体与疾病的虚实及病情发生发展变化的基本状况与趋势。

(一)实证与虚证的基本特征

虚与实是《内经》揭示疾病性质和归纳证候的一对矛盾范畴,也是病机传变的基本要素之一。虚实与正邪二气的移易交争密切相关,具体表现为正气的强弱,邪气的微甚,病性、证候、脉象的虚实,治疗的补泻及其效果以及运气、天时的常变关系,等等。从矛盾的主要方面来看,"实"是以邪气亢盛为主的病理反映,"虚"是以正气虚损为主的病理反映。从人体病理反应的亢抑状态来看,体质壮实的人抗病能力强,对邪气的反应往往呈现亢奋性,此属实;正气不足的人,脏腑功能衰退,抗病能力弱,对邪气的反应呈现衰减性,此类人不论邪气盛衰皆属虚。从正邪力量的综合对比来看,邪正俱盛者属实,正不抑邪,病证反应为不足者属虚。据此,虚实之证性可以区分为实证和虚证。实证者一般表现为精神亢奋、壮热狂躁、声高息粗、面红目赤,或二便不通、胀痛拒按、舌暗脉实等,多见于外感病初中期或痰、食、水、血滞留引发的疾病;虚证者一般表现为精神萎靡、体倦乏力、心悸气短、声低息微、面色憔悴,或自汗盗汗、二便失禁、畏寒肢冷、五心烦热、隐痛喜按、舌淡脉虚等,多见于素体虚弱、大病后期或长期的慢性病患者。由于正邪双方总是处于消长进退的动态过程中,因此其临床表现往往呈现出虚实夹杂、互化和虚实真假等复杂的病理变化,其判断的基本标准在于是否"失中",如何使之趋于平衡。

《内经》认为，当人的正气充足，形、神、气、血、志处于正常状态时，其虚实相当，此时"血气未并，五脏安定"，不会引发疾病。反之，当出现有余不足的情况时，气血相并、风雨寒湿、喜怒不节、阴阳偏盛偏衰等因素就会袭扰人体，导致脏腑经络发生虚实变化而致病。

> 阴阳匀平，以充其形，九候若一，命曰平人。夫邪之生也，或生于阴，或生于阳。其生于阳者，得之风雨寒暑。其生于阴者，得之饮食居处，阴阳喜怒。（《素问·调经论》）
>
> 邪气盛则实，精气夺则虚。（《素问·通评虚实论》）
>
> 气血以并，阴阳相倾。（《素问·调经论》）

据此《内经》将人体的虚实表现归纳为五实证和五虚证，并对其证候表现和病机变化进行了比较分析：

> 余闻虚实以决死生，愿闻其情。岐伯曰：五实死，五虚死。帝曰：愿闻五实五虚。岐伯曰：脉盛，皮热，腹胀，前后不通，闷瞀，此谓五实；脉细，皮寒，气少，泄利前后，饮食不入，此谓五虚。帝曰：其时有生者何也？岐伯曰：浆粥入胃，泄注止，则虚者活；身汗得后利，则实者活。此其候也。（《素问·玉机真脏论》）

对此，王冰进行了解释和阐发，认为"实，谓邪气盛实。然脉盛，心也；皮热，肺也；腹胀，脾也；前后不通，肾也；闷瞀，肝也。虚，谓真气不足也。然脉细，心也；皮寒，肺也；气少，肝也；泄利前后，肾也；饮食不入，脾也。饮粥得入于胃，胃气和调，其利渐止，胃气得实，虚者得活。

言实者得汗外通,后得便利,自然调平"①。

　　五实是五脏邪气壅盛的实证,心主脉,心气实则脉盛,肺主皮毛,肺气实则皮热,脾主运化,脾气实则腹胀,肾主二阴,肾气实则二便不通,肝开窍于目,肝气实则闷瞀。五虚是五脏精气虚损导致的虚证,心气虚则脉细,肺气虚则皮寒,肝气虚则气少乏力,肾气虚则二便不禁,脾气虚则不欲饮食。这些症状一般预后多不良,但在一定条件下还有治愈的机会。如五实证在于解除表里之邪,使邪有出路,内外通畅和利,即祛邪为先;五虚证在于调理脾肾二脏的功能,使气血生化有源,肾精得以内藏。诚然,临床上一般少有单纯的实证或虚证,疾病症状往往错综复杂,病机虚实互见交错,扶正祛邪应关注标本先后、轻重缓急,勿犯虚虚、实实的过错,以免实者更实,虚者更虚,难以挽回。所以,针对虚实之证要具体问题具体分析,随证而治。

(二)疾病传变的基本规律

　　人与自然是一个整体,因此五脏疾病的发生受自然气候变化的影响;人体自身也是一个整体,由于自然界的五行生克关系,人体五脏之间在生理病理方面也有着紧密联系,存在生克制化的内在规律。

　　从病邪传变的一般规律来看,邪气往往是由外而内、由浅入里,根据人体各部位阴阳虚实的状态,各有所受,存在着一定的内在指向性。

　　　　阳者,天气也,主外;阴者,地气也,主内。故阳道实,阴道虚。故犯贼风虚邪者,阳受之;食饮不节起居不时者,阴受之。阳受之则入六腑,阴受之则入五脏。入六腑则身热不时卧,上

---

① 　王冰:《重广补注黄帝内经素问》,范登脉校注,科学技术文献出版社2011年版,第149页。

为喘呼；入五脏则䐜满闭塞，下为飧泄，久为肠澼。(《素问·太阴阳明论》)

风雨之伤人也，先客于皮肤，传入于孙脉，孙脉满则传入于络脉，络脉满则输于大经脉，血气与邪并客于分腠之间，其脉坚大，故曰实。实者外坚充满，不可按之，按之则痛。(《素问·调经论》)

从病邪危害人体的基本性质来看，主要表现在有余和不足即过用、不及两个方面，应时时把握顺者生、逆者败的规律，调理其虚实、逆顺、过与不及，无犯其害，使之得顺而和，生利无穷。

故邪之所在，皆为不足。故上气不足，脑为之不满，耳为之苦鸣，头为之苦倾，目为之眩；中气不足，溲便为之变，肠为之苦鸣；下气不足，则乃为痿厥心悗。(《灵枢·口问》)

气海有余，则气满胸中悗，急息面赤；气海不足，则气少不足以言。血海有余，则常想其身大，怫然不知其所病；血海不足，则常想其身小，狭然不知其所病。水谷之海有余，则腹满；水谷之海不足，则饥不受谷食。髓海有余，则轻劲多力，自过其度；髓海不足，则脑转耳鸣，胫酸眩冒，目无所见，懈怠安卧。(《灵枢·海论》)

从脏腑病机的传变来看，由于人体五脏之间是相互滋生、相互制约的，所以必然表现出病理上的相互影响。本脏之病可以传至他脏，他脏之病也可以传至本脏，这种病理上的相互影响称为传变。《内经》以五行学说为依据，将五脏病变的传变分为相生关系传变即"逆传"如子病传母和相克关系传变即"顺传"。逆行传变如肝传肾、肾传肺、肺传脾、脾传心，如果进一步传变至克己之脏，脏气被克，则正气更虚，预后效果差。如肝病传到肺、心病传到肾等。顺传乃是相胜而传，如肝传脾、脾传肾、肾传心、心传肺、肺传肝。五脏传遍，脏气即竭，就可能死亡。因此要把握脏腑病变规律，对疾病传变过程进行预判，在病情较轻时即及早诊断和治疗，有效控制疾病传变，避免病情恶化与转归。

> 五脏受气于其所生，传之于其所胜，气舍于其所生，死于其所不胜……故曰：别于阳者，知病从来；别于阴者，知死生之期。(《素问·玉机真脏论》)

(三)随证而治的基本法则

根据疾病传变规律，《内经》确立了随证而治的治疗思想。即根据外邪侵犯人体由表及里，病情由轻至重的规律，强调早诊断早治疗；当病邪在浅表时，采用针刺、火灸、按摩、汤浴、熨敷、药物等方法以祛邪外出，恢复正气；当病邪入里入脏，病势较重时，要既病防变，针对不同情况进行综合治疗；对于不符合上述两种传变方式的疾病，要根据具体情况灵活运用，随证而治。

> 是故风者百病之长也，今风寒客于人，使人毫毛毕直，皮肤闭而为热，当是之时，可汗而发也……因而喜大虚则肾气乘矣，怒则肝气乘矣，悲则肺气乘矣，恐则脾气乘矣，忧则心气乘矣，此其道也。故病有五，五五二十五变，及其传化。传，乘之名也。(《素问·玉机真脏论》)

从具体治疗来说，首先，要控制疾病传变。除对所病本脏进行处理外，还应考虑到其他有关脏腑的传变关系，根据五行生克乘侮规律调整其太过与不及，控制其传变，恢复正常的功能活动。如肝气太过，木旺必克土，此时应先健脾胃以防其传变。脾胃不伤，则病不传，易于痊愈。在临床中，既要掌握疾病在发展传变过程中的生克乘侮关系，借以根据这种规律及早控制传变和指导治疗，防患于未然，又要根据具体病情辨证论治，切不可当作刻板的公式机械套用。

其次，确定治则治法要处理好虚实补泻的辩证关系，使其达到和合平衡状态。为此确立了一系列原则与方法：滋水涵木法、益火补土法、培土生金法、金水相生法、抑木扶土法、培土制水法、佐金平木法、泻南补北法，等等。

最后，依据五行归类和生克乘侮规律指导脏腑用药选择、针灸取穴和情志疾病的治疗。如认为人有七情五志，情志生于五脏，五脏生克关系决定着情志之间的生克关系，因此在临床中往往用情志相互制约关系来治疗精神疾病，所谓"以情胜情"。

总之，不论是对虚实之证正邪盛衰的把握，还是对病机传变逆顺规律的认识，乃至随证而治原则的确立，其核心都是补泻有度，扬顺抑逆，无过无不及，调和平衡与中和。

三、六气病机与中和

《内经》由天人关系及人体气机变化规律出发，将自然界四季气候的变化特征归纳为六个类型，即风、寒、暑、湿、燥、火，称为"六气"。当自然界六气变化正常而人体正气强盛、各种机能良好时，人与自然相得益彰，和谐平衡；当六气过激或气候变化违背时序，或气候正常而人体正气虚弱、忤逆而不能适应变化时,六气就会侵犯人体造成机能错乱、气机失调,引发疾病。在这种情况下,自然界六气反成人体外感邪气致病的病因,称为"六淫"。外感六淫与内伤七情相对,属于外部因素致病的范畴。六气各有自身的变化特征,致病后也呈现出不同的病机传变规律。

(一)六气的含义与致病特点

六气是《内经》五运六气学说的重要组成部分。运气学说是《内经》从天人整体观和宇宙节律方面探讨天时气候变化与人体健康和疾病关系的理论,运用古代运气学说的模式推理方法探寻每一年的气候变化规律,预测疾病的发生和流行情况,指导疾病预防和治疗。五运即五行之气在天地间的运行变化状态;六气即风、寒、暑、湿、燥、火等六种气候变化。

首先,六气与"六淫"的基本内涵。中国古代天文历法将一年分为六节,每节约为六十天,由此将一年四季六个时令的正常气候特点概括为风、热、暑、湿、燥、寒,春分前约六十天为风气,小满前为热气,大暑前为暑气,秋分前为湿气,小雪前为燥气,大寒前为寒气。《内经》将六气引入医学理论,按照人体致病特征将热气、暑气归为君火、相火,从而归纳出风、寒、暑、湿、燥、火六种外感致病因素,并将气候的这种规律性变化用天干地支等符号相结合进行标记,将其作为演绎工具,用以推论气候变化规律对人体健康和疾病的影响。

> 天以六为节,地以五为制。(《素问·天元纪大论》)

就六气而言,人与自然同源同构,是一个动态变化整体。自然界"时立气布"的六气既是万物生长化收藏的基本条件,也是人的生命生长壮老已的重要因素,四季气候春温、夏热、秋凉、冬寒的周期变化对人体的脏腑、经络、气血均有相应的影响。人的生命机体在漫长的发展历程中不断生发出对于自然界气候变化的适应和调节能力,但这种能力是有一定限度的。自然界的变化恒定而无常,人的机体功能随着环境与生活方式的变化也会出现脏腑阴阳气血的不同变化,因此人们必须自觉顺从自然的变化,及时做出适应性的自我调节,唯其如此,才能保持心身健康,否则,六气即变为"六邪",侵入人体引发疾病,反成病因。当自然界六气当至而至时,则岁为和平之应,称为"平岁",人与之顺应,病少发;当六气当至而不至或不当至而至,则气有余或不及,此时人又不能顺应而生化正气,反而忤逆导致胜复之变生,则万物皆病。

> 夫百病之生也,皆生于风寒暑湿燥火,以之化之变也。(《素问·至真要大论》)
>
> 帝曰:其有至而至,有至而不至,有至而太过,何也?岐伯曰:至而至者和;至而不至,来气不及也;未至而至,来气有余也。帝曰:至而不至,未至而至如何?岐伯曰:应则顺,否则逆,逆则变生,变生则病。(《素问·六微旨大论》)

同时,判断疾病是否由六淫所致,既要分析发病前的气候变化及地理环境等因素,也要考察病人发病的临床表现,还可通过治疗效果进行反证。由此可见,六气不仅是病因学的范畴,而且与病机、证候及治疗联系也十分紧密。

《内经》根据气候和季节变化总结出一些发病规律,认为人们要随四时而动,不可逆天而妄为。如每年气候变化的一般规律是:春风、夏热、长夏湿、秋燥、冬寒,而这种变化与发病的关系是春多肝病、夏多心病、长夏多脾病、秋多肺病、冬多肾病等,所以人们要注意春养肝、夏养心、长夏养脾、秋养肺、冬养肾,以应四时、五运、六气之理。

其次,六气的医学本质。《内经》将自然界六气与人体生理病理特征联系起来,通过取象比类的思维方法建构了六气与发病以及人体病理反应、证候表现的六种结构与功能性模型,建立了人体内部的机能表现与外在自然界六气变化的确定性联系,不仅从病因方面认识六气变化对人体影响的规律,而且深入六气病理特征和病机变化规律,深化了其医学理论内涵。

> 夫百病之所始生也,必起于燥湿寒暑风雨,阴阳喜怒,饮食居处,气合而有形,得脏而有名,余知其然也。夫百病者,多以旦慧、昼安、夕加、夜甚、何也?岐伯曰:四时之气使然。(《灵枢·顺气一日分为四时》)

所谓"气合"即六淫病邪侵入人体产生邪正相搏;所谓"有形"即由于机体病理反应而表现于外的证候。与饮食居处、阴阳喜怒不同,六淫既是病因反映,也是病理病机的反映。此外,《内经》还将六淫之气与人体阴阳之气联系起来,建立起对应关系,如厥阴风木、少阴君火、太阴湿土、少阳相火、阳明燥金、太阳寒水等,以此将六气作为三阴三阳的本元,用天地之阴阳来推类人体之阴阳和人体脏腑之阴阳,论证人体生理病理的变化规律。

> 阴阳之气各有多少,故曰三阴三阳也……寒暑燥湿风火,天之阴阳也,三阴三阳上奉之……厥阴之上,风气主之;少阴之上,热气主之;太阴之上,湿气主之;少阳之上,相火主之;阳

明之上，燥气主之；太阳之上，寒气主之。所谓本也，是谓六
元。（《素问·天元纪大论》）

最后，六气致病的基本特征。作为外感病邪，六气致病有其基本
特征。

一是传变迅速，由表及里。初起时多见恶风、恶寒、鼻塞、发热、头
痛、脉浮等表证，然后迅速在脏腑间传变，表现出由表及里的一定次序，
所以治疗应及早，一但传入脏腑则难治。

因于露风，乃生寒热。（《素问·生气通天论》）
故邪风之至，疾如风雨，故善治者治皮毛，其次治肌肤，其
次治筋脉，其次治六腑，其次治五脏。（《素问·阴阳应象
大论》）

二是相兼与从化。六气既可单独致病，但多数情况下是多种病邪
相兼致病。如风邪为外感先导，往往与其他邪气结合致病。同时，六气
侵入人体后，会因不同体质、不同治疗与调养方法等作用而发生变化。
如阳盛体质的人外感风寒，如果治疗不得法则极易由寒化热，转化为
肺、胃热邪里证。

风寒湿三气杂至，合而为痹也……其热者，阳气多，阴气
少，病气胜，阳遭阴，故为痹热。（《素问·痹论》）

三是季节与地域。这也是《内经》地理与气象医学的组成部分。六
气为"时邪"，其致病往往具有季节性多发或时令性流行的特征，不同的

邪气往往流行于不同的时令,不同时令的邪气导致的多发病也不相同。六气中以暑、燥二邪的季节性为强。同时,六气致病还有一定的地域特征,病人所在的地理环境不同,其易感六气往往也有差别。

> 东风生于春,病在肝,俞在颈项。南风生于夏,病在心,俞在胸胁。西风生于秋,病在肺,俞在肩背。北风生于冬,病在肾,俞在腰股。(《素问・金匮真言论》)
>
> 冬伤于寒,春生瘅热;春伤于风,夏生后泄肠澼;夏伤于暑,秋生痎疟;秋伤于湿,冬生咳嗽,是谓四时之序也。(《灵枢・论疾诊尺》)
>
> 北方者,天地所闭藏之域也,其地高陵居,风寒冰冽,其民乐野处而乳食,脏寒生满病……南方者,天地之所长养,阳之所盛处也,其地下,水土弱,雾露之所聚也,其民嗜酸而食胕,故其民皆致理而赤色,其病挛痹。(《素问・异法方宜论》)

(二)六气病机及其传变规律

六气致病不仅有共同特征,又各有其病变性质和证候特点,《内经》详细论述了六气病机传变规律。

其一,风气病机。风气为阳邪,具轻扬、开泄、善行数变的性质。从证候特征看,风邪为外感病邪之首,主要表现在病发初期,常与其他邪气相兼致病;多犯阳位,易伤卫表,多见头面、鼻咽和体表证候,导致汗出、恶风等表虚和营卫不和;其病位游走不定,病状变化无常,常使头目、肢体摇动不定,出现眩晕、震颤、抽搐、挛急等证。

> 风者善行而数变,腠理开则洒然寒,闭则热而闷,其寒也

则衰食饮，其热也则消肌肉，故使人怢栗而不能食，名曰寒热。
（《素问·风论》）

故风胜则动，热胜则肿，燥胜则干，寒胜则浮，湿胜则濡
泄，甚则水闭胕肿。随气所在，以言其变耳。（《素问·六元正
纪大论》）

其二，寒气病机。寒气为阴邪，具有清冷、凝滞、收敛的性质，所谓
"阴胜则寒""寒则血凝泣""寒则气收"。从证候特征看，寒伤阳气，往往
导致身体阴寒清冷、水液不化，如肢冷、蜷卧、畏寒、战栗、呕吐泄泻、小
便清长、痰涎清稀、肢体浮肿、精神萎靡等；易致腠理关闭，遏阻阳气，导
致发热性的病变；易致气血凝滞，收缩筋脉，引发疼痛、胀满等。

北方生寒，寒生水，其德凄沧，其化清谧，其政凝肃，其令
寒，其变凓冽。（《素问·气交变大论》）

诸病水液，澄澈清冷，皆属于寒。（《素问·至真要大论》）

人之伤于寒也，则为病热。（《素问·热论》）

寒气入经而稽迟，泣而不行，客于脉外则血少，客于脉中
则气不通，故卒然而痛。（《素问·举痛论》）

其三，暑气病机。暑气为阳邪，具有炎热、升散、开泄、易夹带湿气
的性质，所谓"暑则气淖泽"，夏天暑热之气伤身容易使湿气入侵。从证
候特征看，暑气入侵，起病即见炎热燔灼之象，出现壮热、面赤、喘息气
粗、汗多烦渴、舌燥苔黄、脉洪数的症状；暑气容易耗气伤津，导致津、气
亏虚，出现头昏、自汗、乏力、精神疲惫、口干、食欲不振、尿少而黄等；暑
气容易伤心神、动肝风，出现神志、筋膜方面的病证，出现中暑或暑厥；

容易挟携湿气,导致暑湿相兼的病证,尤其是夏天,人受暑湿入侵后常见四肢困倦、精神不好、懒动、胸闷气短促、四肢关节沉重、疼痛或体热烦闷、心下胀满、尿频而黄、大便稀溏等。

外内皆热,则喘而渴,故欲冷饮也。此皆得之夏伤于暑。(《素问·疟论》)

湿热不攘,大筋短,小筋弛长,短为拘,弛长为痿。(《素问·生气通天论》)

其四,湿气病机。湿气为阴邪,具有粘滞、重坠、污秽、向下的性质,所谓"阴受湿气""伤于湿者,下先受之"。从证候特征看,湿气入侵易阻塞气机,损伤脾胃的正常运化,导致脏腑气机停滞、津液内停证候,出现心痛、耳聋、咽喉肿痛、小腹肿胀、水肿等;容易导致肢体沉重、僵硬疼痛;导致分泌、排泄物淫溢、秽浊的证候,出现呕吐秽物、大便稀溏不爽、小便浑浊、带下腥臭、皮肤湿疹而脓水浸淫、舌苔垢腻等;导致病位难移、病程缠绵拉长;其病位趋于向下,多见下肢肿痛、沉重、麻木,阴部湿疹,小腿溃疡,大小便排泄异常,腰骶重胀不舒等。

大雨时行,湿气乃用……其动濡积并稸,其德柔润重淖。(《素问·五常政大论》)

湿胜则濡泄,甚则水闭胕肿。(《素问·六元正纪大论》)

岁水不及,湿乃大行。(《素问·气交变大论》)

清湿则伤下。(《灵枢·百病始生》)

其五,燥气病机。燥气为阴邪,具有干燥、清肃、劲急的性质,所谓

"燥胜则干"。从证候特征看,燥气侵扰易伤津液,导致全身干燥皲揭的证候,出现皮毛干枯,皮肤皲裂,唇、口、目、鼻、咽喉干燥,大便干结,小便涩少等;易损肺卫,出现凉燥、温燥、肺燥津亏之证,导致干咳、少痰、咳血、胸痛、气喘、寒热等证候。

> 岁阳明在泉,燥淫所胜,则霿雾清暝。民病喜呕,呕有苦,善太息,心胁痛不能反侧,甚则嗌干面尘,身无膏泽,足外反热。(《素问·至真要大论》)
>
> 其在天为燥,在地为金,在体为皮毛,在脏为肺,在色为白,在音为商,在声为哭,在变动为咳,在窍为鼻。(《素问·阴阳应象大论》)
>
> 岁金太过,燥气流行,肝木受邪。(《素问·气交变大论》)

其六,火气病机。火气为阳邪,具有炎热、上冲、急迫、妄动的性质。从证候特征看,常见炎热、燔灼的证候,出现高热恶热、喜冷多饮、面红目赤、尿短赤而灼热、脉洪数等;易损耗津气,致津气亏乏;易扰乱气血,导致脏腑气逆、血液妄行的急证,出现急性呕吐、泄泻、腹痛、喘促、多种出血等;易腐败血肉,出现局部红肿热痛的化脓性病证;易烧灼筋脉,引起肢体异常运动;易伤心肝之脏,导致神志失常。

> 其在天为热,在地为火,在体为脉,在气为息,在脏为心。(《素问·五运行大论》)
>
> 升明之纪……其气高,其性速,其用燔灼。(《素问·五常政大论》)
>
> 少阴司天,热淫所胜,怫热至,火行其政。民病胸中烦热,

嗌干,右胠满,皮肤痛,寒热咳喘……诸热瞀瘈,皆属于火……谨守病机,各司其属,有者求之,无者求之,盛者责之,虚者责之,必先五胜,疏其血气,令其调达,而致和平。(《素问·至真要大论》)

从六气病机来看,尽管各有特点,但作为外感病邪,又有共同的特征,如季节性、地域性,同时与不同的生活、工作环境等有关。同时,六气致病一般都遵循由表及里的次序,传变比较迅速,且多为兼行,容易转化。从致病本质看,遵从阴阳、虚实、过与不及的一般规律。

(三)六气病机理论的中和意蕴

《内经》对六气性质、致病特征及病机传变的相关论述,既强调六气自身过与不及、亢害承制的变化规律,又强调人体对自然界六气主动适应与调节的重要意义,在预防和治疗方面,应注重调和,遵循勿使违逆的根本原则,呈现出中和思想的理论进路。

首先,强调人自觉适应六气变化,避免邪气入侵的重要性。既然六气变化非人力可以改变,那么人就要自觉适应其变化,使人体与之保持顺应、和合,充分利用六气长养万物的功能,使不利因素转变为有利因素,增强肌体抵御邪气入侵的自然功能,同时保持情志平和,笃守清净专一,因时而动,顺气而化,勿过妄过劳,逆而生变,导致病生。

先立其年,以明其气,金木水火土运行之数,寒暑燥湿风火临御之化,则天道可见,民气可调,阴阳卷舒,近而无惑。(《素问·六元正纪大论》)

应则顺,否则逆,逆则变生,变生则病。(《素问·六微旨大论》)

　　谨候虚风而避之，故圣人日避虚邪之道，如避矢石然，邪弗能害，此之谓也。（《灵枢·九宫八风》）

　　其次，强调六气自身的协调平衡、相互制约功能。六气各有太过与不及，彼此之间存在着既相互依存又相互制约的关系。每一气过亢则必有所害，而每一气盛极之时，必有一气抑制其发展势头，形成了六气循环相承、生化不息的自然运动图景。

　　愿闻天道六六之节盛衰何也？岐伯曰：上下有位，左右有纪。故少阳之右，阳明治之；阳明之右，太阳治之；太阳之右，厥阴治之；厥阴之右，少阴治之；少阴之右，太阴治之；太阴之右，少阳治之。此所谓气之标，盖南面而待也。故曰：因天之序，盛衰之时，移光定位，正立而待之，此之谓也……亢则害，承乃制，制则生化，外列盛衰，害则败乱，生化大病……故无不出入，无不升降。化有大小，期有近远，四者之有，而贵常守，反常则灾害至矣。故曰：无形无患，此之谓也。帝曰：善。有不生不化乎？岐伯曰：悉乎哉问也。与道合同，惟真人也。（《素问·六微旨大论》）

　　六气各有其运行规律，有正常情况也有异常情况，相互依存又相互抑制。三阴三阳各有表里，其气相通，又各有互根之气。由此使得病有本有标，须与六气相应，则能和平，六气亢极则害，必有承制。如张介宾所言："亢者，盛之极也。制者，因其极而抑之也。盖阴阳五行之道，亢极则乖，而强弱相残矣。故凡有偏盛，则必有偏衰，使强无所制，则强者愈强，弱者愈弱，而乖乱日甚。所以亢而过甚，则害乎所胜，而承其下者,必从而制之。此天地自然之妙,真有莫之使然而不得不然者。天下无常胜之理,亦无常屈之理。《易》之乾《象》曰:亢之为言也,知进而不知退,知存而不知亡,知得而不知丧。复之《象》曰:复其见天地之心乎!即此亢承之义。"①自然界的六气有升降、出入、胜复,存在着"有德有化,有用有变"的客观规律,这是不依人的意志为转移的,但是,人可以认识和把握这一客观规律,顺应这一规律,并时时重视"守常",采取相应的措施规避其极,谨防其害,即其所谓"谨候其时""与道合同"。唯其如此,才能将自然界的规律变成指导人的思想与行为的智慧,使人与自然和谐统一。

最后,强调治疗与养生权衡有制、补泻有度的中和法则。六气之变有阴阳盛衰,人体脏腑气血受六气影响,也各有其阴阳、盛衰、虚实、太过与不及,因此应围绕其中度进行调理,使其相合、相得,勿使太过与不及,"以平为期"。《内经》此类论述比比皆是,须时时处处细心体会。

> 阴阳之气各有多少,故曰三阴三阳也。形有盛衰,谓五行之治,各有太过不及也。故其始也,有余而往,不足随之,不足而往,有余从之,知迎知随,气可与期。(《素问·天元纪大论》)
>
> 上下相遘,寒暑相临,气相得则和,不相得则病。(《素问·五运行大论》)
>
> 善言天者,必应于人,善言古者,必验于今,善言气者,必彰于物,善言应者,同天地之化,善言化言变者,通神明之理。(《素问·气交变大论》)

---

① 张介宾撰:《类经》(下),中医古籍出版社 2016 年版,第 745 页。

气寒气凉,治以寒凉,行水渍之。气温气热,治以温热,强其内守。必同其气,可使平也,假者反之……无积者求其脏,虚则补之,药以祛之,食以随之,行水渍之,和其中外,可使毕已。(《素问·五常政大论》)

故圣人遇之,和而不争……天气反时,则可依时,及胜其主则可犯,以平为期,而不可过,是谓邪气反胜者。故曰:无失天信,无逆气宜,无翼其胜,无赞其复,是谓至治。(《素问·六元正纪大论》)

综合本节所论,《内经》六气病机理论呈现出深刻的中和观理论特色与丰富内涵。需要说明的是,不仅上述阴阳、虚实、六气病机蕴含着丰富的中和思想,而且关于精气神失常和脏腑、经络失常等病机理论中也蕴含着中和思想,例如,关于情志疾病、病机十九条、"是动病""所生病"等,由于一些内容在前面的论述中已有体现,同时限于篇幅,不再一一论析。

第三节 病证理论及其中和思想

病证理论是关于疾病或"证候"的命名规律、分类、临床表现、演变规律、鉴别诊断及预后、治疗和护理等方面的认识。《内经》对疾病本质的深入认识及其分类思想与方法,既体现了中医学疾病理论的特色和优势,成为中医辨证体系的雏型,也蕴含着中和思维的理论特色。

一、病证分类的原则与方法

病，亦称疾病，泛指人体形与神即生理与心理方面的失常状况，具体地说，是人体在一定致病因素如六淫、七情、饮食、营养、遗传等作用下，机体的脏腑阴阳气血发生紊乱、生理功能遭致破坏，从而出现形态或机能方面的失常、异常变化，且具有一定症状或体征反映的病理过程。《内经》所涉病名有一百余种，记载的病证多达 350 余种，涵盖临床各科，并进行了系统深入的阐述。

（一）病证的分类

《内经》将疾病主要划分为外感和内伤两大类，具体划分为六淫、形体、脏腑病证类、官窍病证类、疮痈病证类、妇人病证类及外科病证类等，又采用脏腑分证、经络分证、病因分证等方法对证候进行分类，如外感热病类、外感风邪所致风病类、咳病类、疼痛类、痹病类、痿病类及水肿、肤胀、癥瘕类等。

具体的分类和命名方法，一是依据病因进行分类和命名。病因不同，则有不同的病名，如伤寒病、暑病等。二是依据病机进行分类和命名。根据病机传变、发展与转归区分病名，如厥病、痹病等。三是依据疾病症状进行分类和命名。疾病表现出的主要症状不同，其病名也不同，如热病、咳病等。四是依据病位进行分类和命名。疾病反应的主要位置不同，则有不同的病名，如头痛、胁痛、腰背痛等疼痛疾病。五是综合命名。即依据病因、病机、病位、症状表现等多种因素综合确立病名，如热厥、寒厥、脾瘅、胆瘅、首风、行痹、厥心痛等。

疾病与证候的分类和命名不仅反映出疾病的命名规律，而且反映出疾病分类与疾病的临床表现、演变、鉴别与诊断规律，对于把握不同疾病的治疗、预后与护理也具有丰富的直观感受和理论意义。

（二）病与证

《内经》往往将疾病称为"疾""病""候""证"，"证"与"候"意思一致，后人合称为证候。后人常用的"症"，在《内经》中常常表达为"状"。

"证"是中医学特有的概念，是对疾病发展过程中某一个阶段的病因、病性、病位、病机、病势的综合概括，揭示某一阶段疾病本质与变化的主要矛盾和病理变化。"候"也是如此，只是更加强调疾病反映的时间性和动态性。构成证候的基本要素是病因、病位、病机、病性、病势等，一般情况下，证候的组成包括至少两个或多个要素。从其内涵来看，中医的证候概念是由点到面再及体的综合概念，与西医由点到点、更多的依据理化生物性指标确定病名的判断标准有所差异，反映了中医学全面认识和整体把握疾病的理论特色与优势。"症"指症状，一般是疾病表现出来的孤立、个别的表象，既包括病人的主观感受，也包括医生临床检查发现的异常变化，如发热、头痛、咳嗽、心烦、胸闷、肢体瘙痒、麻木等，尽管只是一些表象或感觉，不能反映本质，但也是对疾病进行观察、判断和辨证的基本依据。

病、证、症既有联系，又有本质的区别，三者统一于人体病理变化过程中。病强调对疾病性质和表现全过程的认识和厘定，证则更重视对疾病某一阶段性质与表现的认识和判断。每一种疾病都会首先表现出一些基本症状，对这些症状进行分析排查，将确定性的症状组合起来构成能够反映当时病理本质的证候，而不同病理阶段的证候表现连贯起来即能呈现疾病全过程的演变规律。

（三）辨病与辨证

辨病与辨证是从不同角度认识疾病和进行诊断的过程，二者既有区别又有联系。辨病是通过对疾病全过程的认识概括出病名；辨证是运用四诊法获得疾病临床表现的确切资料和特征，以此辨析疾病现阶段的病因、病机、病位、病性、病势，从而做出证名诊断。病为纲，是对疾病性质的判断，重视对全过程的把握；证为目，是对疾病各阶段状态表现的动态认识，更加重视对现阶段的把握。辨证是辨病的深入，是在辨病基础上对该病各个不同阶段证候的认识深化，二者密不可分，相辅相成。

从认识的基本规律看，辨病是针对某一种病名探察其与其他病名在病因、病机、病位、症状方面的差异，从而确立其内在的病因、病机、发展、转归和预后规律，通过对这些规律的认识区别其他疾病，从整体上把握疾病的全貌，抓住疾病的基本矛盾；辨证则是针对某一疾病发生发展的不同阶段或现阶段的临床表现，探察各种表现的内在联系和变化规律，从而动态地把握疾病现阶段的主要矛盾。因此，辨病是对疾病总体和基本矛盾的把握，体现认识的共性；辨证是对疾病局部和阶段性主要矛盾的把握，体现认识的个性。病较证而言具有相对稳定性，一旦确定，其基本规律一般不会改变；而证却会随着疾病发展的不同阶段出现不同的病理变化和新的改变，从而贯穿于疾病的始终。这也是《内经》从人的整体性出发，将疾病的发生发展看作动态运动过程，确立辨证论治纲领和随证而治法则的内在依据，呈现出其医学理论本质与特色。

二、病证理论的内涵与特征

《内经》对病证的论述十分丰富，内容指涉命名、分类、临床表现、演变规律、诊断与鉴别、预后、治疗和护理等诸多方面，本文选取六淫热病、形体痛病、脏腑咳病加以简要分析，以期窥斑知豹，加深对病证理论的认识,体会其中和思维特征。

(一)热病的内涵与特征

热病又称温热病,属于外感六淫疾病。《内经》将一切外感热病皆归入广义伤寒的范畴,根据发病季节的不同,又有伤寒、温病、暑病等不同表现。将外感性热病命名为伤寒,主要是从其病因角度而言。所谓"寒",是对四时邪气的泛称,所谓"热",是对其症状特征的概括,因为多种外淫之邪侵犯人体,都可从阳化热,发展为热病,所以外感病的共同特征和主要症状是发热,故称外感病为热病或外感热病。

> 今夫热病者,皆伤寒之类也。(《素问·热论》)
>
> 人伤于寒而传为热何也? 岐伯曰:夫寒盛则生热也。
> (《素问·水热穴论》)

《内经》按照六经辨证规律将热病分为太阳病、阳明病、少阳病、太阴病、少阴病和厥阴病,分别阐述了其主证特征及发病、传变、预后、治疗规律。如在《素问·热论》中,从各经脉循行部位和经脉循行与脏腑功能结合的角度归纳和分析六经主证的各自特点。如太阳病"头项痛腰脊强"、阳明病"身热目痛而鼻干,不得卧"、少阳病"胸胁痛而耳聋"、太阴病"腹满而嗌干"、少阴病"口燥舌干而渴"、厥阴病"烦满而囊缩"等。这类"不两感于寒"的病证,属于典型的热病,一般病情比较简单而容易治疗。就其传变来看,在经之邪有向里传和不向里传两种情况,向里传的规律是由表及里、由阳入阴,按照由太阳到阳明、少阳、太阴、少阴、厥阴的顺序依次传变。如果邪不内传,大概在第七天病情开始得到缓解。从其预后来看,外感病的预后与转归和正邪之气力量的消长变化有关,应综合考虑受邪部位、感邪轻重程度、体质强弱、病邪性质等方面的因素,若热为寒邪束表,汗孔闭塞,卫气内郁不得宣泄,邪正交争所致,运用汗法令邪随汗解,则诸证消除。若两感于寒,则表里两经同时受邪,迅速内传,伤及脏腑营卫气血,此时邪充内外,正衰邪盛,须及时救治,方法得当,力挽其趋重至死之势。就其治疗来说,此处六经热病皆为实证、热证,未及虚、寒之证,因此以祛邪为主,《内经》根据疾病的不同阶段提出汗法和泄法,体现了外感热病的治疗原则,为后世热病辨证论治奠定了坚实的理论基础。同时,也体现出治疗的核心精神在于"通",如"各通其脏脉",所谓"通则不痛",通即是和调、畅顺,符合中和的思维理路。

此外,提出了热病的饮食护理原则。《内经》十分重视饮食护理在疾病治疗中的意义,认为合理的饮食可以固护胃气,长养正气,有利于疾病的康复,否则,饮食不节或五味不和,就会加重病情或使病情反复。对热病而言,发病期间主张少食和清淡饮食,适度调养,避其肥甘厚味,"热甚而强食"。因为热病往往热邪炽盛,伤及胃气,消化机能降低,若勉强进食,则食入之水谷之气与热邪相薄,迁延不愈。若热势稍减就急于补益,大量进食或食用肉类等热性且不易消化之物,不仅不利于恢复,反而会使热病复发如故甚至进一步加重。诚然,临床饮食护理应视具体情况加以权变,贵在适度,勿使太过不及而失中违和。所谓"凡病后脾胃气虚,未能消化饮食,故于肉食之类皆当从缓,若犯食复,为害非浅。其有挟虚内馁者,又不可过于禁制,所以贵得宜也"①。"得宜"即是"得中",一切以适度为要。

对于"两感于寒者"一类的病证,《内经》提出了保胃气的根本治疗法则。外感热病最严重的病证表现是"两感于寒者"一类,其表里两经

---

① 张介宾撰:《类经》(上),中医古籍出版社 2016 年版,第 454 页。

同病，第三天六经俱病，至第六天即危重至死，说明此类病证属于邪盛正衰，脏腑皆伤，起病急，发展快，病情危重，预后很差，最终会导致胃气衰败而致死，这是阳明气衰、气血无以化源的典型表现。因此在治疗过程中应时刻观照阳明胃气的盛衰存亡，以固护胃气为要，使其保胃气、存津液，提升正气，扶正达邪。

> 五脏者，皆禀气于胃，胃者五脏之本也。（《素问·玉机真脏论》）
>
> 阳明者，五脏六腑之海。（《素问·太阴阳明论》）

此外，还对温病、暑病及阴阳交的病理病机特征进行了论述。这一论述集中于《素问·热论》和《素问·评热病论》中。所谓"温病、暑病"都是广义伤寒的一种，均为感受寒邪，只不过其感邪的季节不同，春日即夏至前感邪为温病，夏日即夏至后感邪为暑病。同时其区别由伏邪所致，由于人的体质不同，邪气伏藏于体内至春夏而发，由此产生了发病时间与发病特点的差异，温病较轻，暑病较重，即邪气伏藏时间越长则病情越重。暑病发于夏季，天气炎热，机体为适应外界环境变化，汗孔开张、散热，以维持恒常的体温。此时又感受暑邪，暑热逼迫津液外泄汗出，此为人体的正常反应和自我调节，因此治疗暑病应清热涤暑，益气生阴，使热清汗出，脉静身凉，切勿耗气伤阴。如果误用止汗收敛之法，则易使邪陷心包，导致危重证候发生，无疑于闭门留寇，舍本逐末，使邪横行。

所谓"阴阳交"，即温病邪留立倾，人体感受温热病邪，邪正交争于骨肉之间，邪胜正虚，阴精正气无力祛邪，汗出而邪热不退的危重病理变化情形。其症状表现为：正不胜邪导致汗出辄复热，里热燔灼、劫伤胃阴而不能饮食,肾精受损、热扰神明而狂言失志,阴不制阳、邪热充斥脉道而致脉躁疾;其预后表现为:热留伤精,"其寿可立而倾也",病情凶险、危重,预后不良;其病机表现为:阳热邪盛,阴精不足,阴精正气不能制约阳热邪气,病势逐渐加重,强调了阳邪与阴精双方胜负存亡对于温热病传变与转归的决定性作用。由此,治疗温热病应谨守"阳盛精衰"的基本病机,发扬扶正与祛邪兼俱,清热滋阴、泄热救阴以保津液的治疗精神,力图实现"存得一分津液,便有一分生机"的价值旨归。

《内经》关于温病、暑病、阴阳交的理论阐发及其意旨对后世温病学派影响深远,成为中医温病学形成与发展之滥觞。

(二)痛病的内涵与特征

痛病是以疼痛为主要特征表现的多种病证的总称,属于临床常见病证,如头痛、心胸痛、胁痛、胃脘痛、腹痛、腰痛等,因其部位不同各有不同表现与特点,即特殊性,如头痛即有风邪痛、寒邪痛、热邪痛、湿邪痛、瘀血痛、胃肠病头痛、六经头痛、偏头痛、真头痛等;同时因为均属疼痛,其病因病机、诊断治疗又有一般规律,即共同性或普遍性。以胸腹腔内脏腑疼痛的十四种表现为例(原文见《素问·举痛论》)加以分析:疼痛的病因很多,如风、火、热、湿、燥等外邪侵袭可以引发疼痛,瘀血、虫积、气血亏虚等内部因素也可以引发疼痛,如"热气留于小肠"即为热邪所主。但从普遍性来说,疼痛的主要病因是寒邪。既包括内寒,如机体阳气虚衰,温煦气化功能减弱,出现颤抖、畏寒、肢冷、肤色苍白、排泄物澄澈清冷等;也包括外寒,如感受寒邪、冻伤、生冷饮食等。寒邪引起疼痛的病机主要表现是寒气入经,寒性凝滞收引,使经脉拘急,血脉缩踡绌急,气血滞涩不畅。也就是说,寒邪侵犯经脉内外,既可导致气血不通,也可导致气血衰少,皆可引发疼痛。从其一般规律而言,无外乎虚实两端。一是不通而痛。如气机不通、气血不通、腑气不通等均可作痛，或因寒邪凝滞所致，或因燥屎内结、食积、结石等实物堵塞。二是脉络拘急收引而痛。如寒客厥阴之脉，血泣脉急，胁肋与少腹相引而痛。三是失养而痛。气虚、血虚、阴精亏少、血脉不畅使得脏腑组织不能得到充足的气血濡养导致不荣引发疼痛。如寒邪客于背俞之脉，"脉泣血虚"致心与背相引而痛。四是气逆而痛，如冲脉气逆、肝气上逆、横逆均可导致疼痛。此外，还有肌肉分裂而痛，等等。

对于疼痛证的诊断，《内经》提出了具体的标准，如根据疼痛的时间特点、轻重程度、对按压的反应、牵引性疼痛的部位、疼痛的寒热属性及其兼证进行辨证等，从而明确轻重缓急，确立治则治法。可见，疼痛病证病机的核心在于虚实两端，属虚或属实皆可造成不通，使壅结滞涩而痛，"客于脉外则血少，客于脉中则气不通"，从而为疼痛的分证原则与治疗方法提供了理论遵循，具有纲领性意义。如痛证有虚实，治法有补泻，不可将疼痛简单归于实证之类，执一误人，而应当执其两端，实则泻之，虚则补之，使其血脉充盈，气机畅通，内外调和，方为大法。唯其如此，才能真正做到言天知人，言古合今，言人厌己，得其要理，于道不惑，所谓"道不惑而要数极，所谓明也"。

（三）咳病的内涵与特征

咳即咳嗽，《内经》以五脏六腑为纲对咳病进行辨证，故有五脏咳和六腑咳之分。五脏咳包括肺咳、心咳、肝咳、脾咳、肾咳；六腑咳是五脏咳久不愈，久则生变，影响六腑而导致病情由轻入重、由简单到复杂的变化情形，符合其疾病传变的动态发展观。《内经》对咳病进行了详细论述与分析：

> 五脏六腑皆令人咳，非独肺也……治脏者治其俞，治腑者治其合，浮肿者治其经。（《素问·咳论》）

从病因看，首先是寒邪客肺，一是风寒之邪伤于外，从皮毛而入，由表及里内舍于其合以伤肺；二是生冷饮食伤于内，胃伤生冷，其寒邪"从肺脉上至于肺，则肺寒"，肺脏娇嫩，不耐寒热，发为咳嗽。《内经》明确提出"内外合邪"的致病观和肺胃乃成咳之源的病因病机规律。同时，湿、热、燥、火诸邪袭表也可导致咳嗽，六淫邪气皆可致咳，非独见于风寒之邪。由此，《内经》将咳嗽的病因归为外感、内伤两类，外感由六淫邪气所致，其中以风寒之邪最为常见，内伤由脏腑功能失调而发，其中以饮食所伤、中焦失运、痰湿蕴肺居多。

> 形寒寒饮则伤肺，以其两寒相感，中外皆伤，故气逆而上行。（《灵枢·邪气脏腑病形》）
>
> 阳气未盛于上而脉满，满则咳。（《素问·脉解》）
>
> 一阳发病，少气善咳。（《素问·阴阳别论》）

从病机来看，咳病与感邪轻重及脏腑存在着密切关系。咳病除与感邪性质相关外，还与感邪轻重相关，感邪轻则咳微，仅在肺脏，为咳嗽；感邪重则咳甚，邪犯部位深，肺脏伤而及他脏或他脏受邪波及肺脏，症状复杂，病情较重。同时，五脏咳均伴有疼痛症状，六腑咳则伴有外泄症状，以此作为五脏六腑咳的辨证要点，这是《内经》发病学的又一重要观点。咳与脏腑的关系主要表现为三个方面。一是咳为肺之本病，病位主要在肺。这是因为肺的功能主要是主气司呼吸，又主宣发肃降，故而在内伤外感作用下，宣降失常，肺气上逆致咳。二是五脏六腑皆令咳。人是有机整体，一旦受病，他脏病可影响本脏，本脏病亦可传至他脏，所谓"五脏各以其时受病，非其时，各传以与之"，诸如脾虚生湿，湿痰蕴肺；肝火上冲，气逆犯肺；肾虚水犯，水寒射肺；肾阴亏虚，子盗母气；胃寒停饮，饮邪迫肺；等等。另外，肺脏久咳不愈又可并发他脏疾病，如所谓"五脏之久咳，乃移于六腑""脾咳不已，则胃受之""肝咳不已，则胆受之"，由此形成"五脏六腑皆令人咳，非独肺也"的经典论断，成为医家论咳之准绳。三是咳与肺、胃两脏关系最为密切。肺之经脉"起于中焦，下络大肠，还循胃口"，肺、胃同有主降的特性，外邪或其他脏腑邪气内传积聚于胃，都能使胃失和降并通过肺脉使邪气上传于肺，导致肺气不降发为咳嗽；胃为五脏六腑之海，与脾同居中焦，是气血化生之源，若脾胃运化失司，气血化生乏源，则导致土不生金，肺之气阴不足、宣降失常而咳。或因营卫之气不充，削弱卫外御邪能力，则外邪易犯皮毛，内舍于肺，发为咳嗽；又，胃主纳、脾主运，若脾胃受伤，水津失运、停聚而生痰饮，痰饮上逆于肺而生咳，所谓"聚于胃，关于肺"之论。可见，咳与肺、胃之气虚实、升降、盛衰失和关系密切。

从辨证论治看，《内经》一是突出了既重主证又重兼证，以协调脏腑关系的平衡为目标的思想；二是从"人与天地相参"的整体观出发，强调咳之发病与四时生长收藏、阴阳升降的密切关联，以此确立不同季节的治疗法则；三是从肺胃关系出发为咳病的预防提供了理论依据，因咳病由"内外合邪"所致，故而应当外避虚邪贼风，内重调和饮食，忌食生冷寒凉，使避之有时，内外调和，从而达到避免或减少咳病发生的目标。

三、病证理论的中和意蕴

从《内经》病证理论的总体特征来看，人体发病多数是因为内外邪气侵袭、扰乱气机脏腑血脉的平衡所致，因此，不论是预防还是治疗，其根本在于通过自身或外力调节使气机和顺、血脉和调、脏腑和平，从而达到各项功能的正常发挥,保持人体内外、虚实、寒热、升降的平衡状态。

(一)以通求和

不论是外感六淫、内伤七情还是"内外合邪"致病,其基本特征都存在滞涩不行不通的状态,如疼痛证发病的核心即是虚实两端气血不通。因此人体气机、血脉、脏腑功能正常发挥的前提在于通,如六经热病治疗总的精神是"各通其脏脉",通则和调无病。九气为病、风邪伤人使内外不得通泄致病的机理皆是如此。如:

> 风气藏在皮肤之间,内不得通,外不得泄。(《素问·风论》)
>
> 怒则气上,喜则气缓,悲则气消,恐则气下,寒则气收,炅则气泄,惊则气乱,劳则气耗,思则气结。(《素问·举痛论》)

百病之生在于气,人体的表里虚实、逆顺缓急都与气有关,人身之气,和则为正气,气和则通;不和则为邪气,导致不通,不通则乱、结、闭等。因此,"寒则腠理闭,气不行",身寒则卫气沉,皮肤纹理、渗泄之处皆闭密使气不流行,卫气收敛于中不能发散。"喜则气和志达,荣卫通利",气脉和调则情志畅达。可见,不论是自然之气还是情志之气,其关键在于通达和畅。

《内经》还借用自然界气候变化对江河之水的影响来比类经脉气血所受六淫邪气影响而产生的病理变化:

> 故天有宿度,地有经水,人有经脉。天地温和,则经水安静;天寒地冻,则经水凝泣;天暑地热,则经水沸溢;卒风暴起,

则经水波涌而陇起。夫邪之入于脉也，寒则血凝泣，暑则气淖泽，虚邪因而入客，亦如经水之得风也，经之动脉，其至也亦时陇起。（《素问·离合真邪论》）

地有十二经水，人有十二经脉，经水的安稳、凝涩、沸腾就像天地之气的温和、寒冷、暑热对江河之水的影响一样，在不断地发生变化，经水安静平稳则气正畅通，一旦病邪入侵经脉，寒邪会造成血行滞涩，热邪则会引起血气滑润流利。正如清代医家韦协梦所说："气不虚不阻……譬如江河之水，浩浩荡荡，岂能阻塞？惟沟浍溪谷水浅泥淤，遂至雍遏，不思导源江河，资灌输以冀流通，惟日事疏凿，水日涸而淤如故。古方金匮肾气汤，乃胀满之圣药，方中桂附补火，地薯补水，水火交媾，得生气之源，而肉桂又化气，舟楫加苓、泻、车、膝，为利水消胀之佐使，故发皆中节，应手取效。"①这段论述借用江河之水的运动状态来说明气的运动状态，对气虚的病机、治法及金匮肾气汤的组方原理做出了精妙形象的解析，发散了《内经》以通求和的理论要旨。

（二）避邪求和

疾病的产生皆是邪气所致，因此人们在日常生活中应尽量避免邪气入侵，保持人与自然及人体自身的内外和谐。如风厥病即是感受风邪导致的疾病：

> 有病身热汗出烦满，烦满不为汗解，此为何病？岐伯曰：汗出而身热者风也，汗出而烦满不解者厥也，病名曰风厥。帝

---

① 韦协梦撰：《医论三十篇》，韩祖成、宋志超、张琳叶校注，中国中医药出版社2015年版，第19页。

曰：愿卒闻之。岐伯曰：巨阳主气，故先受邪，少阴与其为表里也，得热则上从之，从之则厥也。（《素问·评热病论》）

不仅外邪可以致病，而且七情不和、饮食失调、起居不节、用力过度等皆可致病。如对积证和内伤五脏病因的论述：

> 积之始生，得寒乃生，厥乃成积也。黄帝曰：其成积奈何？岐伯曰：厥气生足悗，悗生胫寒，胫寒则血脉凝涩，血脉凝涩则寒气上入于肠胃，入于肠胃则䐜胀，䐜胀则肠外之汁沫迫聚不得散，日以成积。卒然多食饮，则脉满，起居不节，用力过度，则络脉伤，阳络伤则血外溢，血外溢则衄血，阴络伤则血内溢，血内溢则后血，肠胃之络伤，则血溢于肠外，肠外有寒，汁沫与血相抟，则并合凝聚不得散而积成矣。卒然外中于寒，若内伤于忧怒，则气上逆，气上逆则六输不通，温气不行，凝血蕴裹而不散，津液涩渗，著而不去，而积皆成矣。黄帝曰：其生于阴者奈何？岐伯曰：忧思伤心；重寒伤肺；忿怒伤肝；醉以入房，汗出当风伤脾；用力过度，若入房汗出浴，则伤肾。此内外三部之所生病者也。黄帝曰：善。治之奈何？岐伯答曰：察其所痛，以知其应，有余不足，当补则补，当泻则泻，毋逆天时，是谓至治。（《灵枢·百病始生》）

积证的病因主要在于寒邪，同时，七情不和也可导致内脏气机逆乱，营血、津液运行障碍，结聚日久而成积，暴饮暴食、寒温不适损伤胃肠功能也可导致积证；内伤五脏的病证也是如此，不仅重寒伤肺，而且七情太过、房劳、劳倦、忧思、忿怒等皆可伤害五脏。这是典型的内外合邪导致疾病的情况，而这诸多病邪其实是可以避免的，亦即"毋逆天时"，顺应和调，主动避让。

> 风从其所居之乡来为实风，主生长养万物；从其冲后来为虚风，伤人者也，主杀，主害者。谨候虚风而避之，故圣人日避虚邪之道，如避矢石然，邪弗能害，此之谓也。（《灵枢·九宫八风》）

> 夫上古圣人之教下也，皆谓之虚邪贼风，避之有时，恬惔虚无，真气从之，精神内守，病安从来。是以志闲而少欲，心安而不惧，形劳而不倦，气从以顺，各从其欲，皆得所愿。故美其食，任其服，乐其俗，高下不相慕，其民故曰朴。是以嗜欲不能劳其目，淫邪不能惑其心，愚智贤不肖不惧于物，故合于道。所以能年皆度百岁而动作不衰者，以其德全不危也。（《素问·上古天真论》）

对此，王冰进行了细致的解读："邪乘虚入，是为虚邪。窃害中和，谓之贼风……恬淡虚无，静也。法道清静，精气内持，故其气邪不能为害。内机息，故少欲。外纷静，故心安。然情欲两亡，是非一贯，起居皆适，故不倦也。志不贪，故所欲皆顺。心易足，故所愿必从。以不异求，故无难得也。《老子》曰：'知足不辱，知止不殆，可以长久'……不涉于危，故德全也。《庄子》曰：'执道者德全，德全者形全，形全者，圣人之道也。'又曰：'无为而性命不全者，未之有也。'"①可以说是深得《内经》避

① 王冰：《重广补注黄帝内经素问》，范登脉校注，科学技术文献出版社2011年版，第4页。

邪求和之要义。

(三)固正求和

扶正祛邪是《内经》求和的根本大法,前述保胃气、存津液、重濡养等皆是固护正气、祛病达邪的重要方法。人体正气虚弱,正不胜邪,则易感病,提高了正气就增强了抵御外邪的能力,因此正气是人身之根本,所谓"正气存内,邪不可干"。一旦有邪气入侵,应当及时祛除,祛邪的最终目的还是扶持正气。如其所谓:

> 邪之所凑,其气必虚。(《素问·评热病论》)
>
> 风雨寒热,不得虚,邪不能独伤人。卒然逢疾风暴雨而不病者,盖无虚,故邪不能独伤人。此必因虚邪之风,与其身形,两虚相得,乃客其形,两实相逢,众人肉坚。(《灵枢·百病始生》)
>
> 夫四时阴阳者,万物之根本也,所以圣人春夏养阳,秋冬养阴,以从其根,故与万物沉浮于生长之门。逆其根,则伐其本,坏其真矣。(《素问·四气调神大论》)
>
> 阴平阳秘,精神乃治,阴阳离决,精气乃绝。(《素问·生气通天论》)
>
> 夫气之胜也,微者随之,甚者制之,气之复也,和者平之,暴者夺之。皆随胜气,安其屈伏,无问其数,以平为期,此其道也。(《素问·至真要大论》)

也即是说,邪气之所以能够聚集发病,是因为素体虚弱,正气先虚。"阴阳交"是精不胜邪,阴阳交争不解;"风厥"是少阴之气虚于内,风热之邪胜于外;"劳风"是劳伤肺肾,复受风邪;"肾风"是不当刺而刺,损伤正气，阴虚阳凑，这些皆因正不胜邪所致。由此阐明了疾病发生的共同规律，即正气不足是发病的内在根据，正气是否旺盛在邪正斗争胜负中起着主导性和决定性作用。

既然正气的强弱可以决定发不发病，那么就应时时保护和固护正气，提高机体的御邪抗病能力，最为有效的手段在于养生、调和，使正气得以滋养，从而保持人体的平衡与强健。对此《内经》有大量篇幅论及，且多有珠玑之言，不一而足，须时时体察，努力践行。

第五章　诊法论治理论的中和思想

诊法论治理论是《内经》关于疾病诊断、治疗原则与方法的理论，确立了基于整体平衡的辨证论治的系统思想体系，不仅为中医诊断治疗学奠定了坚实的理论基础，而且包含着丰富而深刻的中和观理论内蕴和思想文化内涵。

第一节　诊法理论及其中和思想

诊法学说是关于疾病诊断原则与方法的理论。《内经》通过长期的医疗实践，创造出望、闻、问、切四诊合参的诊断方法，通过这些方法收集病情、病史、个体特点等第一手资料，进行分析和判断，从而达到全面了解致病原因、判断疾病性质、掌握病情变化的目的，为辨证论治提供依据。诊法学说具有丰富的理论内涵，突出展现了视而可见、闻而知苦、言而可知、扪而可得的原则与方法，始终强调多种诊法的综合应用，充分体现了中医学诊断方法的独特性与科学文化价值。

一、望诊理论与中和

望诊为"四诊之首"，包括望神、望色、望舌、望形态等方面，奠定了中医舌诊、耳诊和形态学的理论基础。从《内经》的相关论述看，人的形、神、色、舌的状态其实都蕴藏着人体脏腑气血"病"与"不病"、"和"与"不和"的传变信息，健康情况下，这些外在信息处于正常的平和状态，一旦发病，则会失和，出现病变状态和表现。

（一）望神

所谓"望神"，即通过观察人的眼神、神情、神色、神态等表现于外的征象，测知人体正气盛衰、生命力强弱的内在情况，从而为分析邪正交争趋势、确定病程的发展阶段及疾病预后提供依据。

> 五脏六腑之精气，皆上注于目而为之精。（《灵枢·大惑论》）
>
> 精明者，所以视万物，别白黑，审短长，以长为短，以白为黑，如是则精衰矣。（《素问·脉要精微论》）

人的两目神采与五脏精气盛衰有着一定的联系，目精有神则脏腑精气旺盛，目精无神、混沌晦暗则脏腑之气衰败。不仅如此，人的神色、神态也是人体神气的外在反映，神气充盈者，神志清晰，表情自然，神态安和；神气不足者，目光呆滞，精神萎靡，反应迟钝，病情严重者甚至出现神昏谵语、语无伦次的失神表现。同时，从人的神情、神态的不同变化可以揣测和判断人体气血营卫的盛衰变化，从而辨别脏腑功能的基本情况，为确立病程发展、疾病转归提供参照。望神对于情志疾病的诊断也是必不可少的方法之一。诸如：

> 大骨枯槁，大肉陷下，胸中气满，腹内痛，心中不便，肩项身热，破䐃脱肉，目眶陷，真脏见，目不见人，立死，其见人者，

至其所不胜之时则死……凡治病，察其形气色泽，脉之盛衰，病之新故，乃治之，无后其时。形气相得，谓之可治；色泽以浮，谓之易已……形气相失，谓之难治；色夭不泽，谓之难已。（《素问·玉机真脏论》）

狂言者，是失志，失志者死。（《素问·评热病论》）

生于心，如以缟裹朱；生于肺，如以缟裹红；生于肝，如以缟裹绀；生于脾，如以缟裹栝楼实；生于肾，如以缟裹紫。此五脏所生之外荣也。（《素问·五脏生成》）

(二)望色

《内经》尤其重视望面部五色以诊病。人的面部青、赤、黄、白、黑五色与五脏存在着必然联系，人有五脏现五色，以面部颜色与光泽及其出现部位的表现最为明显，面部五色的上下、清浊、浮沉、微甚、泽夭、散抟变化直接反映着人体五脏病邪、病位、病性及其轻重程度，通过面部色泽的变化可以诊断全身疾病。

五官之辨奈何？黄帝曰：明堂骨高以起，平以直，五脏次于中央，六腑挟其两侧，首面上于阙庭，王宫在于下极，五脏安于胸中，真色以致，病色不见，明堂润泽以清，五官恶得无辨乎……五色各见其部，察其浮沉，以知浅深，察其泽夭，以观成败，察其散抟，以知近远，视色上下，以知病处，积神于心，以知往今。（《灵枢·五色》）

五脏六腑固尽有部，视其五色，黄赤为热，白为寒，青黑为痛。此所谓视而可见者也。（《素问·举痛论》）

凡相五色，面黄目青、面黄目赤、面黄目白、面黄目黑者，

皆不死也。面青目赤，面赤目白，面青目黑，面黑目白，面赤目
青，皆死也。（《素问·五脏生成》）

《内经》从人体整体观出发，认为部分可以反映整体，人体的每一器
官、每一肢节都蕴藏着全部机体的生命信息，如气血是生命信息的载
体，经络是信息的通道，十二经脉的气血皆上于面，从而使各种信息在
面部集中呈现。由此，五脏六腑、四肢关节在面部都有相应的表现，也
就有相应的望色部位。同时，由于人体经脉气血的内在联系，面部的表
现又可以反映出脏腑肢节的病理变化，以此确定病变的相应部位、阴阳
表里、虚实远近、轻重浅深、预后吉凶和胃气有无。

（三）综合望诊

《内经》望诊对耳、鼻、唇与五色诊断、络脉色诊、阴阳二十五人肤
色、体形、禀性、态度的诊断及舌诊、耳诊等进行了详细论述。如阐明了
臂、肩、手、背、膝、足等在面部的对应点，后世医家据此理论发明了利用
耳、手、足的不同反映和反射来诊断和治疗疾病，收到了确定的效果，如
帖耳穴和足部推拿疗法，均为广大人民群众所喜闻乐见。又如，认为
"心主舌""心在窍为舌"，心的病变往往表现于舌。同时，舌与经脉相
系，经脉与脏腑相贯，因此周身脏腑经络、营卫气血的消长盛衰变化皆
可反映于舌，通过观察舌象的变化推断疾病性质、变化及判断预后。舌
诊理论经过后世发挥，成为系统的诊断学说体系，应用于临床各科。

心脉搏坚而长，当病舌卷不能言。（《素问·脉要精
微论》）

脾足太阴之脉……挟咽，连舌本，散舌下……是动则病舌
本强，食则呕，胃脘痛，腹胀善噫，得后与气则快然如衰，身体

皆重。是主脾所生病者,舌本痛,体不能动摇,食不下,烦心,心下急痛,溏,瘕泄,水闭,黄疸,不能卧,强立股膝内肿厥,足大指不用。(《灵枢·经脉》)

从思维方法看,望诊将人体脏腑藏于内的功能与表现于外的征象内外相参,从其"和"与"不和"、"应"与"不应"推导出内外相参相应的变化规律,这种内外相参不仅论证了脏部五色对诊断的可靠性,而且说明了五色与五脏以及五脏与外在组织的密切对应关系;同时,采用多种望诊信息相互印证的方法。也就是说,人体每一部分的状态都必然隐含着其他部分状态的传变信息,它们相互联系、相互制约、相互影响,相互印证,形成了一个有机的生命信息整体。

近年来,中医全息医学成为一门新兴学科,在中医理论指导下,研究体表较易观察和施治的全息区,以提高诊断正确率和治疗效果,充实了辨证论治的内容。随着大数据时代的到来,中医诊断理论所蕴含的思维的流畅性、变通性、独特性必然为人们更多地发现和建构,其合理性必然得到不断地验证和发展。

二、闻诊理论与中和

闻诊是通过听声音、嗅气味观察人体是否调和从而判断病情的诊断方法。人的音声、气味与脏腑状况存在着相应关系,因此通过观察病人音调的各种变化如声音的清浊、高亢、低微把握疾病性质方面的有关信息,通过病人发出的不同气味推断疾病部位与病性特征。

　　善诊者,察色按脉,先别阴阳,审清浊,而知部分,视喘息,

听声音,而知所苦。(《素问·阴阳应象大论》)

　　五气入鼻,藏于心肺,上使五色修明,音声能彰。(《素问·六节脏象论》)

　　五脏使五色循明,循明则声章,声章者,则言声与平生异也。(《灵枢·小针解》)

　　《内经》将人体五脏肝、心、脾、肺、肾与古代音律角、徵、宫、商、羽,五种声音形态呼、笑、歌、哭、呻,五种气息表现语、噫、吞、咳、嚏,五种气味表现臊、焦、香、腥、腐等一一比应,建立了具有确定性的联系,以此作为诊断的主要依据。

　　东方生风……在脏为肝……在音为角,在声为呼……南方生热……在脏为心……在音为徵,在声为笑……中央生湿……在脏为脾……在音为宫,在声为歌……西方生燥……在脏为肺……在音为商,在声为哭……北方生寒……在脏为肾……在音为羽,在声为呻。(《素问·阴阳应象大论》)

　　五气所病:心为噫,肺为咳,肝为语,脾为吞,肾为欠为嚏,胃为气逆为哕为恐。(《素问·宣明五气》)

　　东方青色,入通于肝……其臭臊……南方赤色,入通于心……其臭焦……中央黄色,入通于脾……其臭香……西方白色,入通于肺……其臭腥……北方黑色,入通于肾……其臭腐。(《素问·金匮真言论》)

　　声音还是辨别病证虚、实、寒、热的依据。声音正常的人,虚实寒热调平,否则就可能是病态的表现。如音声高亢、狂言乱语者多属实证、热证；音声低微、言语断续者多属虚证、寒证。

　　言而微，终日乃复言者，此夺气也。衣被不敛，言语善恶，
不避亲疏者，此神明之乱也。（《素问·脉要精微论》）

　　邪在脾胃，则病肌肉痛，阳气有余，阴气不足，则热中善
饥；阳气不足，阴气有余，则寒中肠鸣腹痛。（《灵枢·五邪》）

　　中气不足，溲便为之变，肠为之苦鸣。（《灵枢·口问》）

　　夫心胀者，烦心短气，卧不安。肺胀者，虚满而喘咳。肝
胀者，胁下满而痛引小腹。脾胀者，善哕……（《灵枢·胀论》）

　　闻诊立足于五行理论，对五脏与五音、五声及气味的相互关系进行
了详细论述，以此诊察疾病的各种性质与变化规律，临床应用于内外妇
儿各科，对中医诊断学的形成与发展产生了重要影响。

三、问诊理论与中和

　　问诊在四诊中具有重要地位，是医生在与患者的短暂接触中交流
沟通互动，全面了解病因、病机、病情变化以及病人所苦、所喜、所恶等
与疾病相关情况的过程，其诊断标准的核心也在于中和平衡。与其他
诊法相比，问诊不仅具有医学方法论意义，而且具有心理与社会学意
义。不仅要求医生具有深厚的医学基本功和丰富临床经验，具备高超
技术素质，而且要求医生具有广博的医学相关学科理论知识，具备深厚
道德水准。问诊效果的优劣深浅，不仅考察医生基于技术层面的诊断
水平，而且彰显医生基于大医精诚、仁心仁术的医德医风面貌，可以说，
这是对医生素养的综合检验。

(一)问诊的目的

问诊的目的和意义在于全面把握疾病的根本所在,切中肯綮,明确病名或病证,为治疗提供准确的依据和前提,否则就会盲目,"眉毛胡子一把抓",甚至导致错误的判断,出现过失,危害病人。

> 见其色,知其病,命曰明。按其脉,知其病,命曰神。问其病,知其处,命曰工。(《灵枢·邪气脏腑病形》)
>
> 治之极于一。帝曰:何谓一?岐伯曰:一者因得之。帝曰:奈何?岐伯曰:闭户塞牖,系之病者,数问其情,以从其意,得神者昌,失神者亡。(《素问·移精变气论》)

所谓"一",即是根本规律,是人体内环境即脏腑气血等所有生理活动与四时气候变化等外环境的协调统一,得一之情,以知生死,强调人体内外调和平衡的重要意义。

(二)问诊的内容

《内经》问诊的内容十分广泛、丰富和具体,只有全面了解和把握才能确立全面精准的诊断结论。

一是询问病人的一般情况、疾病发生发展情况如病因、初发与现时症状、治疗情况与经过,以及饮食起居、意外情况等。

> 必审问其所始病,与今之所方病,而后各切循其脉,视其经络浮沉,以上下逆从循之。(《素问·三部九候论》)
>
> 诊病不问其始,忧患饮食之失节,起居之过度,或伤于毒,不先言此,卒持寸口,何病能中,妄言作名,为粗所穷,此治之

四失也。(《素问·征四失论》)

二是询问病人的自觉症状,如所欲所不欲、所苦、所喜以及身体各部位痛痒、眩晕、烦躁、酸软、固泄、胀满、吐泻、二便等状况。

> 诸风掉眩,皆属于肝。诸寒收引,皆属于肾。诸气膹郁,皆属于肺。诸湿肿满,皆属于脾。诸热瞀瘛,皆属于火。诸痛痒疮,皆属于心。诸厥固泄,皆属于下。诸痿喘呕,皆属于上。诸禁鼓慄,如丧神守,皆属于火。诸痉项强,皆属于湿。诸逆冲上,皆属于火。诸胀腹大,皆属于热。诸躁狂越,皆属于火。诸暴强直,皆属于风。诸病有声,鼓之如鼓,皆属于热。诸病胕肿,疼酸惊骇,皆属于火。诸转反戾,水液浑浊,皆属于热。诸病水液,澄澈清冷,皆属于寒。诸呕吐酸,暴注下迫,皆属于热。(《素问·至真要大论》)

三是询问病人的工作与生活环境、社会经济条件与地位及其变化、体质禀赋,甚至包括所处环境的风俗习惯、个人喜好、忌讳等,这是判断疾病更加深刻的内涵,强调疾病不仅仅是肌体的变化,与自然、社会的关系也十分密切,如果只是把人看作生物学的个体,那么在诊治疾病过程中必然会由于单向思维而出现许多过失。这一论述集中体现在《灵枢·师传》和《素问·疏五过论》两篇中,其中记载了医生问诊容易出现的五种过失和纠正的方法。论中所谓的"问俗、问讳、问礼、问所便""问饮食居处""始乐后苦""问贵贱""从容人事,以明经道,贵贱贫富,各异品理,问年少长,勇怯之理"等,看似与疾病本身无甚关联,其实有着密不可分的必然联系,也就是个体的人都是自然和社会的一份子,必然受到各种社会关系的影响与制约，人的疾病也是如此，社会性致病因素须臾不可忽视。这一理念在现代医学与健康因素不断扩展，心身、社会医学快速发展的时代背景下，越来越受到人们的关注。

· （三）问诊的方法

问诊要做到全面具体、安静平和、严肃认真。首先，要有安静的环境，避免嘈杂。其次，要顺从病人的心意，使其畅所欲言，不避讳、不隐瞒，完整、准确地表达病情。最后，医生要态度诚恳、亲切地对待病人的各种情况，严肃认真地听取病情述说，全面把握病情的各种信息。同时，还要善于宽慰病人，把握病人的不良情绪，做到诚心、耐心、细心、恒心、信心，从而使病人对于疾病治疗也树立起恒心和信心，最大程度地积极配合医生的诊断与治疗。

问诊作为医事活动的重要方面，不仅指涉诸多"主观"而"非客观"指标，而且蕴含着对医生综合素质与能力水平的全面考量，受到后世医家的重视与发挥。如张介宾作"十问篇"加以归纳总结，成为习医者随口唱和的基本功："一问寒热二问汗，三问头身四问便，五问饮食六问胸，七聋八渴俱当辨，九因脉色察阴阳，十从气味章神见。见定虽然事不难，也须明哲毋招怨。"①

四、切诊理论与中和

切诊是医生运用手指触觉对患者进行触摸、按压以探察病情、获得疾病信息的诊断方法，包括按诊和脉诊，按诊主要有按尺肤、按虚里，通过对人体肌肤、手足、胸腹等部位的触摸按压进行疾病诊断，其判断标

① 张介宾：《景岳全书》（上），李继明等整理，人民卫生出版社 2017 年版，第 16 页。

准主要在于"平脉"与"病脉"和与不和的比较。脉诊是四诊的理论核心和中医学独有的特色诊断方法与技术，具有基于经络理论的完整方法论体系。

(一)尺肤诊

尺肤诊是《内经》创立的独特诊断方法，现代临床也常用。主要是通过诊察尺肤部皮肉的大小、缓急、滑涩及温度变化判断病位、病因、病性，还可以通过尺脉结合互参全面认识疾病状况。

> 审其尺之缓急、小大、滑涩，肉之坚脆，而病形定矣。(《灵枢·论疾诊尺》)
>
> 尺内两傍，则季胁也，尺外以候肾，尺里以候腹……(《素问·脉要精微论》)

(二)虚里诊

虚里诊法是判断胃、心肺等疾病急性发作和内有积聚、宗气大泄、暴厥、大虚大实脉伏不见等严重失和病证及预后情况的诊断方法，尽管古老而原始，却有着特色鲜明的中医特征，其临床价值不容忽视，需要得到进一步发掘。

> 胃之大络，名曰虚里，贯鬲络肺，出于左乳下，其动应衣，脉宗气也。盛喘数绝者，则病在中；结而横，有积矣；绝不至曰死。乳之下其动应衣，宗气泄也。(《素问·平人气象论》)
>
> 故宗气积于胸中，出于喉咙，以贯心肺，而行呼吸焉。(《灵枢·邪客》)

(三)脉诊

脉诊理论的内涵与方法十分丰富。人体经络系统是脉象形成的器官,气血是脉象变化的动力与物质基础,脉象变化不仅与脏腑功能密切相关,而且与自然界的四时、昼夜阴阳之气的变化和人的情志、劳逸、动静皆有着千丝万缕的联系。就具体的诊断方法来看,有脏腑经脉遍诊法、三部九候诊脉法、人迎寸口诊脉法、独取寸口法、寸口脉分候脏腑法等。

首先,脉应四时。自然界不仅为人的生命活动提供五气、五味等物质条件,而且其规律性变化也对人的各种生理活动产生着影响,如人体的脉气随着自然界阴阳消长变化呈现出相应的节律性活动与变化规律,即脉应四时。

> 脉其四时动奈何……是故冬至四十五日,阳气微上,阴气微下;夏至四十五日,阴气微上,阳气微下。阴阳有时,与脉为期,期而相失,知脉所分,分之有期,故知死时。微妙在脉,不可不察,察之有纪,从阴阳始,始之有经,从五行生,生之有度,四时为数,循数勿失,与天地如一,得一之情,以知死生。是故声合五音,色合五行,脉合阴阳。(《素问·脉要精微论》)

一年之内的气候变化影响人的脉象变化,立春以后,天气逐渐变暖,人也会感到逐渐暖和,脉搏也随之逐渐上浮;立秋以后,逐渐凉爽,脉搏随之下沉。对于脉应四时的规律,不论是从四时五脏立论,还是从阴阳消长沉浮立论,抑或从三阴三阳六气立论,其道理是相通的,即自然界因为阴阳之气的消长运动而产生了四时寒暑的往来变化,使得天地之间具有了生长收藏之气而化育万物,人是万物之灵,与天地合一,其脉搏也必然应四时以动。因此,人的活动也要遵循这一规律,"从其根"而毋妄伐四时之气,如春食凉、夏食寒以养于阳,秋食温、冬食热以养于阴,就像滋养小树苗必须保护好其根须一样。

其次,脉以胃气为本。胃气是指胃腑具有受纳和腐熟五谷及和降等功能,其功能强弱直接影响着人的整体机能发挥。人的生命存在与胃气息息相关,经脉的正常活动有赖于胃气,胃气饱满调平且与五脏应四时之气相合,脉象就呈现出健康正常状态,胃气不足则出现五脏病脉,若仅有应时之脉而无胃气则会导致五脏死脉。

> 平人之常气禀于胃,胃者平人之常气也,人无胃气曰逆,逆者死。春胃微弦曰平,弦多胃少曰肝病,但弦无胃曰死,胃而有毛曰秋病,毛甚曰今病。脏真散于肝,肝藏筋膜之气也……(《素问·平人气象论》)

也就是说,脉气根源于五脏六腑,而胃为五脏之本,五脏的功能活动依赖于胃气;脉中血气又源于水谷之气,而胃是化生水谷之气之海,水谷之气又化生人体生理活动所需要的各种精气;脉气运行依赖于肺气的推动,而肺气又依附于胃气所化生的水谷之气的推动方能行于血脉之中;五脏的先天真气即脏真之气运行于脉中也依赖于胃气。可见,胃气为脉之本,所以临床上往往以固护胃气为要,认为脉象"有神""有根"以及脉来不大不小、不长不短、不浮不沉、不疾不徐、和缓均匀、应手柔和有力、来去节律整齐的生机勃勃之象都是胃气强盛的结果。

最后,在具体方法上,《内经》强调色脉互参和"平息以调之"。色脉互参即以脉诊判断内部经脉气血变化,并以脏腑气血盛衰和病变反映于外的面色诊察验证,以此互参确定疾病的新久与预后吉凶。

> 有故病五脏发动，因伤脉色，各何以知其久暴之病乎？岐
> 伯曰：悉乎哉问也！征其脉小色不夺者，新病也；征其脉不夺
> 其色夺者，此久病也；征其脉与五色俱夺者，此久病也；征其脉
> 与五色俱不夺者，新病也。肝与肾脉并至，其色苍赤，当病毁
> 伤，不见血，已见血；湿若中水也。（《素问·脉要精微论》）

色脉互参既是脉诊的重要方法，也是四诊合参的重要内容。临床上对于较难把握的真脏脉往往以此法进行判断，尤其是当病人病情严重，不发言语，又无他人提供相关病情时，唯有以此来断定。这是考察医生医术和主观能动性的关键时刻，也是《内经》屡屡论及色脉互参的意义与价值所在。

"平息以调之为法"也深受《内经》重视，这不仅是以脉律判断平脉、病脉或死脉的诊脉方法，也是对诊脉的基本要求。

> 平人何如？岐伯对曰：人一呼脉再动，一吸脉亦再动，呼
> 吸定息脉五动，闰以太息，命曰平人。平人者，不病也。常以
> 不病调病人，医不病，故为病人平息以调之为法。人一呼脉一
> 动，一吸脉一动，曰少气。人一呼脉三动，一吸脉三动而躁，尺
> 热曰病温，尺不热脉滑曰病风，脉涩曰痹。人一呼脉四动以上
> 曰死，脉绝不至曰死，乍疏乍数曰死。（《素问·平人气象论》）

脉理精奥，脉象变化深妙入微，素有四时、权衡、规矩、沉浮之纲，不易体察和把握。但无论脉象的浮、沉、迟、数、细、大、短、长，如何变化无常，只要习医者能够把握中和原则，虚怀静气，把握大纲，必能悉知其虚

实寒热，四时阴阳，入门执要，纲举目张。

五、四诊合参与中和

望闻问切四诊合参基于天地人整体观，通过对人体内外各种表象的分析与综合，达到对疾病由现象到本质的认识。这一诊断原则突出体现了《内经》整体与辩证的医学思想，具有一定的方法论意义和丰富的中和思想内涵。

（一）四诊合参以推断病名或病证

疾病诊断是认识病情和进行治疗的前提，四诊的临床内容十分丰富，其中以望神、望面色、舌诊、问诊、脉诊最为重要。疾病的发生发展十分复杂，因此在多数情况下，需要通过四诊合参，辩证分析，对疾病病因和表里、阴阳、虚实、新旧、轻重等病机特点进行归纳综合，以此为依据，结合病位、病性及各种内外表现推断其属于哪种病证或病名，从而确立治则与治法。

（二）四诊合参与阴阳五行脏腑经络理论密切联系

四诊合参既是多种诊法的综合，又是紧密结合阴阳、五行、脏腑、经络理论进行全面探察的系统方法。

首先分阴阳。《内经》将各种诊察所得的病理征象区分为阴、阳两类进行归纳分析，以便于掌握相应的病证变化规律。如从病人的脉象看，阳脉有浮、数、实、大、洪、滑、长、紧，阴脉有沉、迟、虚、小、细、涩、短、缓；从声音和气息看，语声高亢、烦而多言、呼吸气粗、喘促痰鸣者属阳，语声低微、静而少言、呼吸怯弱、气短者属阴；从面色和舌苔看，潮红或通红、身热狂躁、口唇焦裂、舌质红绛、舌苔黄黑者属阳，面色苍白或暗淡、身重蜷卧、倦怠无力、舌质淡白而胖嫩、舌苔润滑而灰白者属阴；从大小便看，大便秘结或有奇臭、闻食味则恶心、烦渴喜冷饮、小便短赤者属阳，大便稀溏、饮食减少、口中无味、不烦不渴或渴喜热饮、小便清长或短少者属阴。由此辨别阴阳之盛衰进行诊断，为辨证论治提供依据和基础。

其次别五行。《内经》将不同症状和体征按照五种不同的事物属性进行区分，又与五脏及其病位相配属，并有一定的专指性。如青色、怒、酸味、平旦、目、筋等在五行属木，而肝属木，所以面色青、易怒、口酸或喜食酸、平旦发病、目部症状和体征以及筋病等可归属于肝病；白色、悲、辛味、日西、鼻、皮等在五行属金，而肺属金，所以面色白、易悲痛、喜食辛味或口辛、日西发病、鼻部症状和体征以及皮肤病等可归属于肺病；等等。

再次察脏腑。人体的皮、肉、脉、筋、骨和五官九窍、四肢百骸分别络属于相应的脏腑。脏腑各有其不同功能又彼此联系、互为表里，维护着人体的生命活动。脏腑功能失调皆可引发全身或局部的病变。脏腑功能正常时，全身和局部的功能活动和形态结构也处于正常状态，临床表现为面色、舌色、脉象如常，精神充沛，双目有神，身体的形态也正常；一旦脏腑功能失调，则全身和局部的功能活动、形态结构就会出现异常变化，临床上可表现出各种相应的面部病色，舌象、脉象发生病理变化，精神不振或神志不清，双目无神甚至晦暗呆滞等。也就是说，面色、舌象、脉象的变化与机体气血盛衰有关，通过它们的变化可以探察脏腑气血的变化。

最后观经络。经络遍布于人体各部，纵横交错，连络互通，内属脏腑，外连体表，使人体内外构成了一个系统整体。十二经和十五络各有其循行分布路线，又隶属于相应的脏腑。脏腑有病则在相应经络循行路线及其通连的躯干肢体局部呈现病理征象,如疼痛、麻木、瘙痒、脱屑、色泽和冷热变化以及结节、丘疹等。据此征象在临床上便可判断相应的脏腑经络疾病。同时,根据经络所经行的部位也可感知不同的症状,如心病则心胸痛、胸闷、气急、前臂内侧痛;肝病则胁肋痛、目痛、目眩、头晕、头痛等。这种根据经络循行和腧穴分布特点,通过四诊察病及辨证分析以诊断疾病的方法被称为经络诊法,是中医临床最常用的诊法之一,其理论根据即是经络学说。

由此,通过四诊合参,对患者的神、色、形、态、五官、舌象以及排出物等进行观察以了解病情、测知脏腑病变;从语言、呼吸及排出物的气味辨别患者内在病情;通过询问了解患者平时的健康状态及发病原因、病情经过和自觉症状;诊察病人脉象及身体其他部位的情况以测知体内外变化。在此基础上,进行审察内外和分部相应的辨证分析,以达到做出全面正确的诊断的目的。

(三)四诊合参是主观与客观的辩证统一

人们对于事物本质与规律的认识与实践都是主观见之于客观的辩证过程,医学的实践性决定了其对于疾病的认识必然存在着由客观到主观再到客观的辩证统一过程。四诊合参以人与自然、人体自身的顺应、协调、中和为标准,对疾病进行全面、准确的把握,从而达到主观与客观、现象与本质、整体与部分的辩证统一。

首先,四诊合参应遵循天地人一体的整体观。天地人整体观是《内经》认识和把握人体生命规律的核心理论,对于疾病的诊断也是如此,必须将人置于人与自然、社会的整体中进行分析和判断,从而达到对疾病现象与本质的确定性认识,知"天人""古今""人己""善察色按脉""观权衡规矩",避免诊断不明确或出现过失。

其次,将望闻问切有机结合,参合而行,达到对疾病的全面认识。

不同的病情有不同的病证表现，可以通过不同的方法进行诊断。如明显反映于面部神色者，可望而知之；明显伴有语声改变及分泌物、排泄物气味异常者，可闻而知之；病情有隐曲者，可问而知之；脉象变化显著者，可切而知之。但是，为了保证全面、细致、准确地了解病情，充分审察和把握脏腑强弱、形体盛衰，往往需要四诊合参，多法并用，彼此相参互证，整体分析，方能做出正确的诊断。故此，四诊合参是医家诊断的规矩和准绳。

就一般认识规律而言，是将事物的各种现象在人的头脑中进行全面分析和加工，去除假相，保留真相，也就是"去粗取精，去伪存真"的过程，然后再结合实际情况进行信息的交换、比较和反复验证，以取得全面、准确的判断，一旦主观对于客观事物的认识有偏差，就容易得出错误的结论。诊断之道也是如此，医者想要做出准确的诊断，成为可以信赖的"上工"，就必须明白这个道理，不仅精通四诊之法，而且善于将四诊所得信息进行全面梳理和分析，"参合而行之"，以期辨明真伪，全面认识病情，切忌以现象代替本质，以一诊所得代替四诊结论，执一而偏，犯"粗工"或庸医之误。

> 能参合而行之者，可以为上工，上工十全九；行二者，为中工，中工十全七，行一者，为下工，下工十全六。（《灵枢·邪气脏腑病形》）
>
> 切脉动静而视精明，察五色，观五脏有余不足，六府强弱，形之盛衰，以此参伍，决死生之分。（《素问·脉要精微论》）

张介宾认为："夫参伍之义，以三相较谓之参，以伍相类谓之伍。盖彼此反观,异同互证,而必欲搜其隐微之谓。"①可谓所见精深。

再次,将医生与病人统一起来。一方面,诊断的标准是健康人的正常状态,医生诊断时也往往以自己的正常情况与病人进行比较和判断。另一方面,诊断是医疗活动的前提与基础,应审慎对待。医生察色按脉要细心观察,全神贯注地进行分析、判断;环境要安静、舒适,医者和病人都要心情平静安稳,专心致志,所谓"虚静为保""诊法常以平旦",如此方可辨病入微,细致深入。这不仅是全面、准确认识病情的重要基础,也是医者医德医风的反映。可以说,在诊断过程中,医生与病人、医生与疾病表现始终处于主客观双向互动的辩证统一过程,须时时体察,合而参之,方得诊断之法。

> 常以不病调病人,医不病,故为病人平息以调之为法。(《素问·平人气象论》)
>
> 诊法常以平旦,阴气未动,阳气未散,饮食未进,经脉未盛,络脉调匀,气血未乱,故乃可诊有过之脉。(《素问·脉要精微论》)
>
> 五色各见其部,察其浮沉,以知浅深,察其泽夭,以观成败,察其散抟,以知近远,视色上下,以知病处,积神于心,以知往今。(《灵枢·五色》)

最后,《内经》高度重视"谨守五脏,调治百病"的法则。认为人体以五脏为中心,形成了五个协调统一系统,从而构成了生命的有机整体。人体四肢百骸、形神活动变化所需精气都由五脏所藏所供,五脏为"中

---

① 张介宾撰:《类经》(上),中医古籍出版社 2016 年版,第 102 页。

之守""身之强"，是生命的中心，健康的根本，主持诸体，五脏虚弱则失其所藏，内守不足，精气衰弱，从而导致多种病证，因此，诊断时应时刻关注五脏的运动变化情形，始终遵循"脉要精微"之道。如脏腑气血为脉诊之终始，精明五色为望诊之要处。这是因为，气血是人生命活动最重要的物质基础，唯有气血旺盛各脏腑组织才能有旺盛生机；面色、眼神为五脏精气之外华，是精气盛衰、脏腑功能强弱最突出的外在表现，须时时体察，全面把握。

诚然，四诊合参是《内经》最基本和最典型的诊断原则与方法，在临床中，往往还强调应根据病情的复杂程度进行多诊合参，如色脉合参、寸迟合参等。从其思维方法看，蕴含着"一因多果"和"一果多因"的辩证分析与综合过程。对于四诊法，后世多有继承和发挥，如清代医家汪宏即进行了总结，可谓深得其要，透彻入微："昔轩辕氏定本草，作内经，卢扁雷桐，莫不遵其规矩，汉晋唐宋，鲜能出其范围。今读其遗文，会其指趣，其法门有二，一曰诊，一曰治。望闻问切者，诊法也；针灸药石者，治法也。将欲治之，必先诊之，非诊无以知其病，非诊无以知其治也。顾欲知其诊之所当然，究其诊之所以然，则凡天地古今之理，南北高下之宜，岁时气候之殊，昼夜阴晴之变，以至赋禀强弱之不齐，老少居养之各异，莫不著见于四诊焉，岂但明乎血气经络皮肉筋骨，与夫病之五脏六腑，症之七情六淫也哉！盖著乎外者，本乎内；见于彼者，由于此。因端可以竟委，溯流可以穷源。是故寒热补泻之法，因诊而定；标本先后之理，因诊而分。七方十剂八法九针，莫不因诊而决用舍焉。昔贤所谓明理者，明此理也；辩证者，辨此证也。理不明，则证莫能辨，证不辨，则治莫能分。故治病必须知诊，诊病必须遵经。"①可见四诊合参的重要性。

---

① 汪宏：《望诊遵经》，李海波校注，中国医药科技出版社 2011 年版，序页。

第二节　治则理论及其中和思想

论治学说是关于疾病治疗基本思想、原则和方法的理论。从治疗学的过程与阶段来看，是辨证论治的第二个阶段，包括治则和治法两部分。诚然，辨证论治是辩证统一的完整过程，在论治中内含着新的辨证分析过程，辨证和论治不可割裂。从理法方药的视角看，也不可分割，应当包含理论、原则、方法和具体方药相互观照和印证的完整过程。因此，治则与治法既有区别，又有内在联系，有时是相互包含的，所谓"理中有法，法中有理"。论治是《内经》学术体系的重要方面，从其根本的思维理路看，深刻体现着中和为度的理论特色。

治则是治疗疾病的法则与准绳。从《内经》有关论述可知，其基本治疗思想是始终强调病为本、工（医生）为标、防微杜渐、调和中正、适事为度；其治则既包括基于整体观和辨证论治思想的疾病治疗总要求和基本法则，诸如协调阴阳、因时因地因人制宜、治病求本、标本先后、因势利导、扶正祛邪等，也包括在总法则指导下针对疾病不同证候如表里、气血、病情微甚等提出的具体理法，诸如解表清里、补气活血、正治反治、虚实补泻等，形成了多种治则的集合。

治之要极，无失色脉，用之不惑，治之大则。逆从倒行，标本不得，亡神失国。去故就新，乃得真人。（《素问·移精变气论》）

治诸胜复，寒者热之，热者寒之，温者清之，清者温之，散者收之，抑者散之，燥者润之，急者缓之，坚者软之，脆者坚之，

> 衰者补之，强者泻之，各安其气，必清必静，则病气衰去，归其
> 所宗，此治之大体也。(《素问·至真要大论》)

具体地说，有针对疾病的寒热虚实的，有针对病位表里上下内外的，有针对病发先后、轻重、微甚的，也有针对气机聚散、邪正、动静的，还有分标本先后的，其关键与核心是皆要针对具体病情特征确立治则。

一、治病求本与中和

治病求本是《内经》治则理论最为根本的法则。人的生命之本在于阴阳平衡，而"生病起于过用"，疾病产生的根本原因是过与不及，过与不及的根本在于人与自然的阴阳之气失衡、失和，由此，治病的根本在于调和阴阳，使其平衡，这是一切治疗原则的前提与基础。

> 生之本，本于阴阳。(《素问·生气通天论》)
> 阴阳者，天地之道也，万物之纲纪，变化之父母，生杀之本
> 始，神明之府也，治病必求于本。(《素问·阴阳应象大论》)

从病理层面来看，所谓"本"，一是指病因病机的阴阳变化规律。人体疾病的表里寒热之属，或感于五运六气，或伤于脏腑经络，其致病本原都是阴阳二气的变化失常，感乎阳邪则有风、热、火的病证，感乎阴邪则有湿、燥、寒的病证，治疗时或本于阳，或本于阴，皆须求本以治之，勿使错乱违逆。二是指疾病的表里虚实寒热等六种证候。一切疾病的表现无外乎此，各有其特点和规律，如表有表证，里有里证，寒、热、虚、实皆有其证候特征与传变规律，须以之为本，相应对待，从之而治，逆则生

变。三是指先天、后天之辨。如肾为先天之本,脾胃为后天之本,治疗脏腑疾病必须首先注重调其本气。人的体质也有先天和后天的差别,因此治疗时要结合不同体质类型和自然禀赋区别对待。

总之,本就是以既包罗万象又内在统一的阴阳所概括的生命活动的根本规律,反映着疾病发生发展的错综复杂的生理病理变化。"本者,原也,始也,万事万物之所以然也。世未有无源之流,无根之木,澄其源而流自清,灌其根而枝乃茂,无非求本之道……惟是本之一字,合之则惟一,分之则无穷。所谓合之惟一者,即本篇所谓阴阳也,未有不明阴阳而能知事理者,亦未有不明阴阳而能知疾病者,此天地万物之大本,必不可不知也。"[①]可以说,为医者不知阴阳之道,无异于难分冰炭之别,终将如瞎子摸象,掩耳而盗铃,瞑行而索途。

那么,应该如何求本呢?首先是辨证求本,通过四诊合参寻求最为根本的病证和发病原因。其次是审察病机,审因论治,探察疾病变化发展的方向、逆顺、快慢、所伏、所主等,找寻出内在趋势与规律。最后是根据病之所生、所主、所本确立治则治法,诸如祛除病因、协调阴阳、正治反治等,其目的是达到阴阳和平的中和境界。

> 谨察阴阳所在而调之,以平为期,正者正治,反者反治……谨守病机,各司其属,有者求之,无者求之,盛者责之,虚者责之,必先五胜,疏其血气,令其调达,而致和平……(《素问·至真要大论》)
>
> 凡刺之道,毕于终始,明知终始,五脏为纪,阴阳定矣。阴者主脏,阳者主腑,阳受气于四末,阴受气于五脏。故泻者迎

---

① 张介宾撰:《类经》(上),中医古籍出版社2016年版,第294页。

之,补者随之,知迎知随,气可令和。和气之方,必通阴阳,五
脏为阴,六腑为阳。传之后世,以血为盟,敬之者昌,慢之者
亡,无道行私,必得天殃……(《灵枢·终始》)

由此,《内经》提出了协调阴阳的治疗法则,成为其医学体系的一贯
思想和基本原则,而且充分展现出其医学中和观的理论内涵与精神旨
趣。如其所谓:

故善用针者,从阴引阳,从阳引阴,以右治左,以左治右,
以我知彼,以表知里,以观过与不及之理,见微得过,用之不
殆。(《素问·阴阳应象大论》)
阴盛而阳虚,先补其阳,后泻其阴而和之。阴虚而阳盛,
先补其阴,后泻其阳而和之。(《灵枢·终始》)

《内经》阴阳之论,比比皆是,不一而足,其理论宗旨皆在于无过无
不及,强调阴阳从顺调和是人体筋脉骨髓各得其宜,脏腑气血顺时和气
的根本所在。不论是治病还是养生,都要时刻循从中和之道,不可违逆
中和之理。据此,《内经》从治病求本原则出发,论述了人体阴阳对立统
一的实质与规律,强调保持阴阳平衡、和谐统一从而避免"过用"的内在
理由与根本方法。

《内经》治病求本原则为后世医家奉为治则之圭臬,不断进行理论
传承与发挥,成为中医治疗学的根本大法和确切疗效的重要保障。

二、标本先后与中和

《内经》立足于治病求本原则,创立了标本先后的治则理论。从事物矛盾运动规律来看,标与本既代表事物表象与本质的两个方面,也是矛盾的主要方面和次要方面的反映,事物矛盾运动变化的复杂性决定了这两个方面又是相互依存、在一定条件下相互转化的。疾病治疗也是如此,存在着标本先后的复杂情况和内在规律。以标本先后作为认识疾病和确立治则的思想,注重从事物两端和动态过程中把握疾病治疗,同时强调标本先后的相对性,体现了其治疗思想的灵活性、靶向性和精准性,深化了对疾病治疗法则的认识,与辩证阴阳学说一样具有中国古代朴素辩证法的理论特征。

疾病本身的变化发展不仅在程度上有轻有重、有浅有深、有顺有逆、有表象有本质,而且在时间上有先有后。因此,应根据疾病标本先后的具体情况确立治疗的逆从与先后次序,本而标之,标而本之,先本后标,先标后本或标本兼治。此论在《素问·标本病传论》中得到了充分的发挥。如:

> 凡刺之方,必别阴阳,前后相应,逆从得施,标本相移,故曰:有其在标而求之于标,有其在本而求之于本,有其在本而求之于标,有其在标而求之于本。故治有取标而得者,有取本而得者,有逆取得者,有从取而得者。故知逆与从,正行无问,知标本者,万举万当,不知标本,是谓妄行。夫阴阳逆从标本之为道也,小而大,言一而知百病之害,少而多,浅而博,可以言一而知百也。(《素问·标本病传论》)

在此,《内经》主要以时间的先后次序对标本进行划分,在疾病发生过程中,先出现的或先起作用的为本,如病因、旧病等,后出现的或后起作用的为标,如新病、后发症状等。就施治原则来看,按照标本先后原则,一般是"本而标之",即先发之病先治,后发之病后治,为治则之常;但在特殊情况下,却需要"标而本之",先治其后发病而后治其先发病,虽属权宜之计但不可不为,待标证解除后,仍需要治本。甚至还有一些更加复杂的情况,需要根据具体情况和轻重缓急临证权变,有常有变,灵活应用。

一是在一般情况下,从本而治,治本为先,治标在后,本病既愈,标病自除。二是在某些特殊情况下,从标而治,治标为先,治本在后。如对"中满"和"大小不利"这两个症状,尽管不是本证,但不论是属标还是属本,均须先治,即应抓住当时矛盾的主要方面。因"中满"为胃气壅滞,病人已然水浆难入,药食不纳,易造成后天化源竭绝,气机传输失主,故须先治;二便不通反映的是脾肾二脏功能失调、气机紊乱的危急证候,尽管属标,也须先治。三是始终以保胃气为治要,如"泄泻"一证,无论标本先后,必先调理,再治其他,否则会造成后天之本衰竭,影响诸证皆难治愈,因为脾胃为脏腑之本,气血生化之源。四是在一些复杂的情况下,如一些病证治其本则妨碍治标,治其标则影响治本,病情复杂多变,本病标病的主从关系不断发生改变,因此治疗的先后和重点要随之进行调整。如四时气候、疾病特征、邪正虚实、病机传变各有不同,治之各异:

> 气调而得者何如? 岐伯曰:逆之,从之,逆而从之,从而逆之,疏气令调,则其道也……从内之外者调其内;从外之内者

治其外;从内之外而盛于外者,先调其内而后治其外;从外之内而盛于内者,先治其外而后调其内;中外不相及则治主病。(《素问·至真要大论》)

病生于内者,先治其阴,后治其阳,反者益甚;其病生于阳者,先治其外,后治其内,反者益甚。(《灵枢·五色》)

病先起于阴者,先治其阴而后治其阳;病先起于阳者,先治其阳而后治其阴。(《灵枢·终始》)

春夏先治其标,后治其本;秋冬先治其本,后治其标。(《灵枢·师传》)

五是根据疾病的标本缓急、病情间甚不同灵活施治,本急标缓则治本,本缓标急则治标,标本同等且病势不甚则标本同治,"间者并行,甚者独行"。如对病势缓而轻,且症状多而杂者可"间者并行"而合治,诸多症状同时治疗;对病势危重,症状较单一者应"甚者独行"而单治,即进行专一治疗,均须依据实际情况而定。

标本先后治则与治病求本既有联系又有区别。前者是将本与标作为相互对立和依存的主次矛盾或矛盾的主次方面,强调主次转化和抓主要矛盾和矛盾主要方面的辩证统一;后者则强调治疗疾病应首先重视阴阳这一万事万物的基本矛盾和根本,从而把握病因病机和疾病的本质属性,辨证求因,审因论治,以调平气血阴阳为基本准则。由此,《内经》还以标本来说明事物的上下、内外、医患等对应双方的主次先后与轻重缓急,以此说明事物现象与本质的联系及其因果关系。如就人与自然关系和人体脏腑结构与功能而言,人的外在形体为标,内在脏腑为本;就六气阴阳而言,天之六气为本,人体三阴三阳为标;就医患关系而言,病为先,医为后,病人为主,医生为次,病人为内因,医生为外因,医生的治疗需要通过病人起作用，并由此对医患关系双方都提出了具体要求，建构了其医德理论。如：

> 病为本，工为标，标本不得，邪气不服。(《素问·汤液醪醴论》)

由标本先后、治之逆从的治则看，无论采取哪种方法，其目的都是通过对疾病存在的矛盾方面的处理和调控，使其回到原来的平衡状态或达到新的平衡协调，体现了"叩其两端""以和为制"的中和意蕴。

三、顺势而治与中和

顺势而治也称顺之而治，意即治疗疾病应以调顺和平为基本法则，使人体脏腑经络气血功能保持正常的运行秩序和状态，不可违逆。

> 夫治民与自治，治彼与治此，治小与治大，治国与治家，未有逆而能治之也，夫惟顺而已矣。(《灵枢·师传》)
>
> 五行有序，四时有分，相顺则治，相逆则乱。黄帝曰：何谓相顺而治？岐伯曰：经脉十二者，以应十二月。十二月者，分为四时。四时者，春秋冬夏，其气各异，营卫相随，阴阳已和，清浊不相干，如是则顺之而治。(《灵枢·五乱》)

顺势而治包括变逆为顺和因势利导两个方面。变逆为顺是根据人体发病的一个普遍机制即厥逆发病而确立的基本治疗法则。人体生命运动不息有赖于脏腑阴阳之气的升降出入和气血津液的周流循环，若阴阳失调或气机受阻,则生机衰败甚至消亡,所谓"出入废则神机化灭,升降息则气立孤危";若气血津液流通不畅,则会产生逆行、失序、窜位而引发病变,这些都是厥逆为病的表现,此外还有六淫、七情、脏腑、经脉厥逆的种种表现。变逆为顺的施治原则是通过调理和清除妨碍阴阳、气血正常运行的各种因素,使机体重新回到协调平顺的正常状态,即所谓"阴平阳秘,精神乃治"。

> 夫百病之始生也,皆生于风雨寒暑,阴阳喜怒,饮食居处,大惊卒恐,则血气分离,阴阳破败,经络决绝,脉道不通,阴阳相逆,卫气稽留,经脉虚空,血气不次,乃失其常。(《灵枢·口问》)

> 气之逆顺者,所以应天地、阴阳、四时、五行也。脉之盛衰者,所以候血气之虚实有余不足也。(《灵枢·逆顺》)

因势利导是根据疾病发生发展过程中正邪之气移易交争的变化态势,顺应并加强正气的力量,削弱邪气以减少邪气的力量,使不通而通,不顺而顺,向正常的状态转化。包括顺应天时地利、正邪进退、脏腑气机、经气运行、情志变化之势等。强调要审时度势,抓住战机,顺势而为。在这个过程中,既要注重扶正祛邪,强化正气;也要注重顺其所宜,使邪有出路;更要注重调节、保护和激发人体自身抵御外邪和自我调控能力。

> 临深决水,不用功力,而水可竭也,循掘决冲,而经可通也,此言气之滑涩,血之清浊,行之逆顺也。(《灵枢·逆顺肥瘦》)

病之始起也，可刺而已；其盛，可待衰而已。故因其轻而扬之，因其重而减之，因其衰而彰之。形不足者，温之以气；精不足者，补之以味……审其阴阳，以别柔刚，阳病治阴，阴病治阳，定其血气，各守其乡。血实宜决之，气虚宜掣引之。（《素问·阴阳应象大论》）

无迎逢逢之气，无击堂堂之阵。（《灵枢·逆顺》）

顺者，非独阴阳脉论气之逆顺也，百姓人民，皆欲顺其志也。（《灵枢·师传》）

对于顺之而治法则，后世医家极力推崇。如张介宾认为，寒热温凉"适其中和"方为"用顺之道"："顺之为用，最是医家肯綮（綮），言不顺则道不行，志不顺则功不成，其有必不可顺者，亦未有不因顺以相成也。呜呼！能卷舒于顺不顺之间者，非通变之士，有未足以与道也……治民与自治，治彼与治此，治小与治大，治国与治家，未有逆而能治之也，故曰夫惟顺而已矣。"[1]可见，不论是施针、用药还是情志调适与疏导，都要顺势而为，因时而动，因势而化，相应相宜，相得益彰。不仅顺应阴阳经脉脏腑气血，还要顺应天地阴阳四季寒暑，更要顺其志，达其情，时刻观照居处、动静、气味、性情之宜，临病人问其便而勿失其宜，唯其如此，方为取顺之道，反之则施治必相左而失常理。同时，又将顺势治病疗疾与治国安民联系起来，强调治民、齐家、治国与治病同理，皆应顺而不可逆，中和调顺为要，不仅充分表达了"大医精诚"的医者仁心，而且充分展现了"上医医国"的儒道情怀。

---

① 张介宾撰：《类经》（上），中医古籍出版社2016年版，第295—297页。

四、扶正祛邪与中和

扶正祛邪治则也称为攻邪养正,是针对人体及疾病由于正邪斗争而出现的阴阳消长盛衰变化,涵濡正气、伐泻邪气的原则与方法,要求将养正与攻邪辩证统一起来,扶正的目的是滋养正气,攻邪的目的也是祛邪养正,其最终目标在于强基正气,增强人体抵御内外邪气的生理与心理功能,从而使人体处于平衡协调的正常状态。

人是自然、社会与思维的统一体,其生命的根本在于阴阳之气的推动,在这个过程中,人体内外时常受到六气、七情、自然环境变化和社会变迁的影响。当人的正气旺盛、气血充盈时,人体就处于健康和合状态,邪气难以破坏;当人的正气虚弱或邪气过盛时,正不压邪,即发疾病,此时就需要祛除或减弱邪气,扶护和长养正气。

> 帝曰:有毒无毒服有约乎? 岐伯曰:病有久新,方有大小,有毒无毒,固宜常制矣。大毒治病,十去其六,常毒治病,十去其七,小毒治病,十去其八,无毒治病,十去其九,谷肉果菜,食养尽之,无使过之,伤其正也。不尽,行复如法。必先岁气,无伐天和,无盛盛,无虚虚而遗人夭殃,无致邪,无失正,绝人长命。(《素问·五常政大论》)

病气有正有邪,治疗则有攻有补,有治有养。那么,攻邪与养正看似两种对立的手段,其关系是什么样的呢? 应根据具体病情权其轻重,把握一定的法度与规矩,攻伐有度,补泻有法,有常有变,病去乃止,勿伤其正。如用药物治疗时,应根据病情轻重和病机发展谨慎使用,适时调整。药性强烈的，效果明显，但损伤也大，因此待病势十去其六七即可停止或调整方剂；药性居中的，尽管损伤不大但也有损伤，因此十去其八即可；药性平和的，尽管一时没有损伤，但服用日久也会造成药性累积，导致脏腑之气偏盛偏衰，故十去其九而止。所谓"药有三分毒"，不论大毒小毒，其治疗的衡量标准是气和、病去，即病势向和平的状态发展，此时应注意观察疾病的走势，多数情况下依靠正气的作用和人体自身的调控功能即可向好，如若出现新的症状则另外立法，总之不能因为用药过度而造成脏气若绝，伤了正气。在以针石、药物攻邪的同时，也要依靠谷肉果菜饮食之类以养正。"药补不如食补"，待病已去八九仍有余未尽的，通过五谷、五果、五畜、五菜助其养，益其充，最终使之痊愈。但饮食调养也不可过，贵在得宜，否则使用太过也会反伤其正。也就是说，扶正祛邪既要与天地自然之气相协调，"无伐天和"；又要根据病情正邪虚实的具体情况进行施治，察其邪必先观其正，伐有余而补不足，既不能妄用攻伐，也不可滥施补益，须先顾正气，有权有经，有用有度。"五运有纪，六气有序，四时有令，阴阳有节，皆岁气也。人气应之以生长收藏，即天和也"①。"不察虚实，但思攻击，而盛者转盛，虚者转虚，万端之病，从兹而甚，真气日消，病势日侵，殃咎之来，苦夭之兴，难可逃也。悲夫！"②

《内经》高度重视饮食五味补益养正的作用，也就是食疗，时常将其与药物治疗密切结合起来，以达到治疗的最佳效果。

---

① 张介宾撰：《类经》(上)，中医古籍出版社 2016 年版，第 314 页。

② 王冰：《重广补注黄帝内经素问》，范登脉校注，科学技术文献出版社 2011 年版，第 522 页。

肝欲散,急食辛以散之,用辛补之,酸泻之……心欲耎,急食咸以耎之,用咸补之,甘泻之……脾欲缓,急食甘以缓之,用苦泻之,甘补之……肺欲收,急食酸以收之,用酸补之,辛泻之……肾欲坚,急食苦以坚之,用苦补之,咸泻之……肝色青,宜食甘,粳米牛肉枣葵皆甘。心色赤,宜食酸,小豆犬肉李韭皆酸。肺色白,宜食苦,麦羊肉杏薤皆苦。脾色黄,宜食咸,大豆豕肉栗藿皆咸。肾色黑,宜食辛,黄黍鸡肉桃葱皆辛。辛散,酸收,甘缓,苦坚,咸耎。毒药攻邪,五谷为养,五果为助,五畜为益,五菜为充,气味合而服之,以补精益气。此五者,有辛酸甘苦咸,各有所利,或散或收,或缓或急,或坚或耎,四时五脏,病随五味所宜也。(《素问·脏气法时论》)

五味作用不同,五脏各有其所欲,可以通过五味顺逆而进行补泻从而调理五脏功能。由此可知,饮食五味不仅可以治疗疾病,而且五谷、五果、五畜、五菜又是补益正气的必需之品,是为人体生命活动提供能量和精微物质的根本。无论是治疗疾病还是养生保健,都应立足实际情况,时刻注意药食五味"和合"而服之,相同气味者配合使用,不同气味者有主有次,合理搭配,使五味各随所宜,相生相养,切不可妄补妄泻,而使太过与不及。《内经》由此指出了药食共养的基本方法,一是药、食共组一方,一体使用;二是药、食分方,配合使用;三是药与饮食分开使用,先药物治疗,后以食疗强化和补益其将养扶正之功。

又如对于孕妇用药和五郁证的治疗和调理。对于妇人怀孕期间患病,如果需要用药物治疗,必须以对孕妇和胎儿都没有损伤为标准,如果是大积大聚的疾病,治好一大半时就要停药,用药太过就可能造成胎儿死亡。对于郁滞严重的疾病,应根据不同情况施以合适的方法,木郁则条达之,火郁则发越之,土郁则劫夺之,金郁则渗泄之,水郁则折损之,太过则泻之,均以调理气机平和为度。

> 妇人重身,毒之何如? 岐伯曰:有故无殒,亦无殒也。帝曰:愿闻其故何谓也? 岐伯曰:大积大聚,其可犯也,衰其太半而止,过者死。帝曰:善。郁之甚者,治之奈何? 岐伯曰:木郁达之,火郁发之,土郁夺之,金郁泄之,水郁折之。然调其气,过者折之,以其畏也,所谓泻之。(《素问·六元正纪大论》)

《内经》重视以药物、针石攻邪的必要性,但从其理论宗旨看,更加重视养正,以为养正才是根本,提出养正的核心在于保养精气神,且往往从正反两方面阐述滋护和摄养精神气血的重要性,深刻揭示了养正的辩证统一规律。凡此种种:

> 故针有悬布天下者五,黔首共余食,莫知之也。一曰治神,二曰知养身,三曰知毒药为真,四曰制砭石小大,五曰知腑脏血气之诊。五法俱立,各有所先。(《素问·宝命全形论》)
>
> 化不可代,时不可违。夫经络以通,血气以从,复其不足,与众齐同,养之和之,静以待时,谨守其气,无使倾移,其形乃彰,生气以长,命曰圣王。故《大要》曰:无代化,无违时,必养必和,待其来复。(《素问·五常政大论》)
>
> 得神者昌,失神者亡。(《素问·移精变气论》)
>
> 故养神者,必知形之肥瘦,荣卫血气之盛衰。血气者,人之神,不可不谨养……神乎神,耳不闻,目明心开而志先,慧然独悟,口弗能言,俱视独见,适若昏,昭然独明,若风吹云,故曰

神。(《素问·八正神明论》)

治病之道,气内为宝。(《素问·疏五过论》)

凡刺之法,必先本于神……是故五脏主藏精者也,不可伤,伤则失守而阴虚,阴虚则无气,无气则死矣。是故用针者,察观病人之态,以知精神魂魄之存亡得失之意,五者已伤,针不可以治之也。(《灵枢·本神》)

尽管药物、砭石也可以攻邪以扶正,但养正的关键或主要内容是养神、养身、养脏腑气血,即精、神、气、血兼养。按照形神、形气理论,人的形体、脏腑靠气资生和推动,形为神之体,神为形之主,神存则形存,神亡则形亡。因此,无论养身还是养神,无论是养阴助阳还是益气养血,凡养正都必须将精气神统一起来,唯其如此才能真正达到养正祛邪、扶正固本的终极目标。而其根本方法在于遵循天地四时规律,使其从莫使其逆,使其守莫使其失,使其静莫使其乱,使其彰莫使其倾,使其和莫使其违,如此则阴阳和合,形神合一。联系中国古代教育思想,《内经》也始终强调滋养正气的重要性,所谓"蒙以养正,圣功也"(《周易·蒙卦》),从小培养人的正直向善之心,方为圣人功德的根本体现。

五、重治未病与中和

《内经》提出了未病先防、既病防变的早期治疗原则,即"治未病"思想,包括养生保健和早期治疗两个方面。

是故圣人不治已病治未病,不治已乱治未乱,此之谓也。夫病已成而后药之,乱已成而后治之,譬犹渴而穿井,斗而铸

锥，不亦晚乎！（《素问·四气调神大论》）

方其盛也，勿敢毁伤，刺其已衰，事必大昌。故曰：上工治未病，不治已病。此之谓也。（《灵枢·逆顺》）

导致人体阴阳不平衡而致病的根本原因在于"过用"。然而人体是一个十分复杂的生命体，它同时又与自然界处于一个复杂的传变系统中，每个人的体质、气血类型、所处环境不同，对四时气候变化的抵御能力、耐受程度不同，对自身和外界因素变化的刺激反应能力也不同，亦即"过用"程度因人而异，难以确立一个统一标准。故此，《内经》在提出治病求本，用药物来调理肌体阴阳病变等一系列治则的同时，也指出了药物治病、先病后治的局限性，创造性地提出了"治未病"思想，强调人体结合自身实际进行自我调节从而避免"过用"、达到阴阳平衡的养生理念，强调人们应顺应四时阴阳变化，自觉使人体保持健康状态，不可逆而为之。

同时，《内经》将疾病发生发展看作一个完整过程，认为疾病存在着由表及里、由浅入深的病机传变规律，由此提出了早期治疗的基本法则。

故邪风之至，疾如风雨，故善治者治皮毛，其次治肌肤，其次治筋脉，其次治六腑，其次治五脏。治五脏者，半死半生也。（《素问·阴阳应象大论》）

夫邪之客于形也，必先舍于皮毛，留而不去，入舍于孙脉，留而不去，入舍于络脉，留而不去，入舍于经脉，内连五脏，散于肠胃，阴阳俱感，五脏乃伤，此邪之从皮毛而入，极于五脏之次也。（《素问·缪刺论》）

> 诸病以次相传，如是者皆有死期，不可刺也，间一脏，及二、三、四脏者，乃可刺也。(《灵枢·病传》)

也就是说，邪气侵入人体的过程一般是由外部皮毛逐层深入内部脏腑，或由五体传入其所合五脏，五脏间的病气也多以相克的关系顺序传变。为此，应该早发现、早诊断、早治疗，将邪在皮毛之时的轻微病证迅速治愈，对在脏腑间传变的病证及时阻断，若待五脏传遍成为逆证则为难治。

> 上工救其萌牙，必先见三部九候之气，尽调不败而救之，故曰上工。下工救其已成，救其已败。(《素问·八正神明论》)
>
> 上工，刺其未生者也。其次，刺其未盛者也。其次，刺其已衰者也。下工，刺其方袭者也，与其形之盛者也，与其病之与脉相逆者也。(《灵枢·逆顺》)
>
> 肝热病者，左颊先赤；心热病者，颜先赤；脾热病者，鼻先赤；肺热病者，右颊先赤；肾热病者，颐先赤。病虽未发，见赤色者刺之，名曰治未病。(《素问·刺热》)

如此皆是强调早期治疗和治未病的重要性。此外，《内经》还有对于疫病传染应重视早期治疗和预防的论述。如：

> 黄帝曰：余闻五疫之至，皆相染易，无问大小，病状相似，不施救疗，如何可得不相移易者？岐伯曰：不相染者，正气存内，邪气可干，避其毒气，天牝从来，复得其往，气出于脑，即不

邪干。气出于脑，即室先想心如日。欲将入于疫室，先想青气
自肝而出，左行于东，化作林木……五气护身之毕，以想头上
如北斗之煌煌，然后可入于疫室。又一法，于春分之日，日未
出而吐之。又一法，于雨水日后，三浴以药泄汗。又一法，小
金丹方：……服十粒，无疫干也。(《素问·刺法论》)

此论疫病防治，首先说明正气充实的人，抵御能力强，不易受感染，
其次阐明预防和治疗的四种方法：一是进行导引吐纳的身体锻炼以固
护正气，抵御疫邪；二是含漱法，类似强调洗手洗鼻漱口之类；三是药
浴，逼其汗出；四是炼制和服用特制的小金丹药丸，系统论述了古代防
治疫病的方法，对于现代预防和抗击病毒性传染病仍然具有值得汲取
的经验和实践价值。

早期治疗及治未病思想受到后世医家的高度认同和重视。如张仲
景认为人们应该审慎地对待早期治疗和治未病："若人能养慎，不令邪
风干忤经络；适中经络，未流传脏腑，即医治之；四肢才觉重滞，即导引、
吐纳、针灸、膏摩，勿令九窍闭塞；更能无犯王法、禽兽灾伤；房室勿令竭
乏，服食节其冷热苦酸辛甘，不遗形体有衰，病则无由入其腠理。"[1]清代
医家徐大椿也谆谆告诫世人："故凡人少有不适，必当即时调治，断不可
忽为小病，以致渐深；更不可勉强支持，使病更增，以贻无穷之害。此则
凡人所当深省，而医者亦必询明其得病之故，更加意体察也。"[2]

早期治疗和治未病思想可以看作是疾病治疗思想的反向思维过
程，它以超前的理念告诉人们，要想保持身体的健康与平衡，最为根本

---

[1] 何任主编：《金匮要略校注》，人民卫生出版社 2013 年版，第 3 页。
[2] 徐灵胎：《医学源流论》，古求知校注，中国医药科技出版社 2011 年版，第 52 页。

的是保持人体内外和合有度，避免外邪入侵，或将疾病消灭在萌芽状态，避免更大的伤害。这一治疗法则不仅具有医学方法论的意义，而且对于指导人们的日常生活与工作也具有深刻的借鉴价值，理应成为中医文化精神的重要方面。

第三节　治法理论及其中和思想

治法是在治则统领下关于疾病治疗的理法与手段，是治则的具体实施过程。《内经》治法理论十分丰富，主要包含两个层面，一是治疗理法，如寒热温凉、虚实补泻、表里异治、治法逆从、正治反治等，二是具体的治疗方法与手段，包括诸如针灸、药物、饮食、导引、按跷、吐纳、情志等治法；有手术、药熨、渍浴、束指、吹耳、刺鼻、饥饿、冷疗、负重运动等治法；有针对自然界"五方"不同的治法；有一种治法用于多个病证或个体；还有多种治法的综合应用，所谓"杂合以治"。

> 黄帝曰：余受九针于夫子，而私览于诸方，或有导引行气、乔摩、灸、熨、刺、焫、饮药之一者，可独守耶，将尽行之乎？岐伯曰：诸方者，众人之方也，非一人之所尽行也。（《灵枢·病传》）
>
> 故圣人杂合以治，各得其所宜，故治所以异而病皆愈者，得病之情，知治之大体也。（《素问·异法方宜论》）

《内经》认为，疾病有阴阳、表里、虚实、寒热、逆从，由此确立了丰富而又灵活多样的治疗方法体系。但不论何种方法，都要结合实际情况,遵循治疗的一般规律与原则,其治疗的宗旨与最终目标都是中和平衡。

一、表里异治与中和

表里异治法即治疗疾病应注意区分疾病的阴阳、表里、内外特征,针对不同部位和区域实施相应的治疗,具有分层次、分阶段治疗的基本特征。疾病发生发展是有规律的,病因有内外之别,病情也处于不断变化之中,病位分表里,邪客有浅深,传变有次第,"外内之应,皆有表里",因此,要在疾病演变过程中动态地把握治疗规律与方法,首先确定施治的入手之处、表里先后和不同层次。

> 从内之外者调其内;从外之内者治其外;从内之外而盛于外者,先调其内而后治其外;从外之内而盛于内者,先治其外而后调其内;中外不相及则治主病……调气之方,必别阴阳,定其中外,各守其乡,内者内治,外者外治,微者调之,其次平之,盛者夺之,汗之下之,寒热温凉,衰之以属,随其攸利。谨道如法,万举万全,气血正平,长有天命。(《素问·至真要大论》)

> 五脏者,故得六腑与为表里,经络支节,各生虚实,其病所居,随而调之。病在脉,调之血;病在血,调之络;病在气,调之卫;病在肉,调之分肉;病在筋,调之筋;病在骨,调之骨。燔针劫刺其下及与急者;病在骨,焠针药熨;病不知所痛,两跷为上;身形有痛,九候莫病,则缪刺之;痛在于左而右脉病者,巨刺之。必谨察其九候,针道备矣。(《素问·调经论》)

所谓"调其内外、随而调之"之说,都是根据不同情况辨证论治的基本原则与方法。从其内容来看,包含着把握病证虚实两端和表里、经络、血肉、筋骨进程而调治的基本理路;从其方法来看,体现着针对病情轻重缓急宜针则针、宜药则药或针药并用的精准特点;从其目的来看,蕴含着尽可能地便捷取效、缩短病期以达气血平正、治愈疾病的理论特色。

表里异治方法对于由表及里、由外而内、传变迅速的外感疾病治疗针对性较强,故此《内经》常以此法应用于外感热病的治疗。在《素问·热论》《素问·评热病论》《灵枢·热病》三篇中,记载着根据疾病传变的表里情况采取不同的方法治疗,在表而未入脏腑时用汗法,已入于里者用泄法,取汗泄热,两法攸分,用针如此,用药也可效法,这是对于热病的治疗采用解表和清里先后施治的具体应用。后者虽有表里两经或多经同刺的治法,但其治法的异同与功用也是十分明确的。后世医家张仲景据此发明了病急当救里或救表,表里先后、依证而定的辨证论治法则,充实了《内经》热病理论,完善了伤寒热病的证治理论体系,成为医方之祖,足见表里异治方法影响深远。

二、虚实补泻与中和

虚实补泻是针对人体经常发生的邪盛或精亏证候进行辨证论治的基本方法。当人体邪气过于强盛抑制正气发挥者为实证,精气夺伐虚赢难以涵养正气、抵御邪气者为虚证,实与虚是破坏人体脏腑气血平衡的两个对立因素。

　　何谓虚实？岐伯对曰：邪气盛则实，精气夺则虚。（《素问·通评虚实论》）

　　对于邪盛、精亏的虚实之证，其治要为补虚泻实，"盛则泻之，虚则补之"。这是从事物对立统一的矛盾方面出发，通过药物、针灸等医学手段干预提振人体内生正气、抵御邪气，从而达到新的平衡的方法。《内经》关于补虚泻实两法的论述和应用丰富而普遍，成为千古不易、历久弥新的治疗大法。

　　故善用针者，从阴引阳，从阳引阴，以右治左，以左治右，以我知彼，以表知里，以观过与不及之理，见微得过，用之不殆。善诊者，察色按脉，先别阴阳，审清浊，而知部分，视喘息，听声音，而知所苦，观权衡规矩，而知病所主，按尺寸，观浮沉滑涩，而知病所生。以治则无过，以诊则不失矣。故曰：病之始起也，可刺而已；其盛，可待衰而已。故因其轻而扬之，因其重而减之，因其衰而彰之。形不足者，温之以气；精不足者，补之以味。其高者，因而越之；其下者，引而竭之；中满者，泻之于内。其有邪者，渍形以为汗。其在皮者，汗而发之。其慓悍者，按而收之。其实者，散而泻之。审其阴阳，以别柔刚，阳病治阴，阴病治阳，定其血气，各守其乡。血实宜决之，气虚宜掣引之。（《素问·阴阳应象大论》）

　　虚实补泻方法的基本特征主要表现在：一是将其作为普遍性法则。遍观《内经》全书，凡论及疾病治疗的篇章，几乎对补泻皆有指涉。二是方法灵活多样，不拘一格。针灸补泻，刺法繁多，异彩纷呈；药物补泻，随证而施,方剂君臣佐使、大小奇偶,"方治星罗",几无遗蕴,有常有变。三是确立总纲,以纲带目,纲举目张。虚实源于阴阳之别、阴阳之变,是人体阴阳"过与不及"矛盾变化的产物,由此按照矛盾转化规律确立了补泻之总纲,所谓"从阴引阳,从阳引阴,以右治左,以左治右""见微得过""观权衡规矩而知病所主"。

补法的总体要求是"因其衰而彰之",虚衰则补之益之。"病盛取之,毁伤真气,故其盛者必可待衰。轻者,发扬则邪去。重者,节减去之。因病气衰攻令邪去,则真气坚固,血色彰明。"[1]"衰者气血虚,故宜彰之。彰者,补之益之而使气血复彰也。"[2]对于补法的具体应用,又有气血阴阳和药用的差别,如有为补阴、补阳而设的"形不足者,温之以气;精不足者,补之以味""此彰之之法也。阳气衰微则形不足,温之以气,则形渐复也。阴髓枯竭则精不足,补之以味,则精渐旺也"[3];有为温补而设的"劳者温之""损者温之";有补中兼升的"下者举之""气虚宜掣引之",如手掣物提其气以上升;有补中兼收的"散者收之";有通过补而令脏气强盛的"脆者坚之";还有为保证病后康复而进一步食补的,如"谷肉果菜,食养尽之";等等。

泻法的总体要求是"其实者,散而泻之",实强则泻之散之。具体应用表现在:实邪在表者从表而泻,用汗法,如"因其轻而扬之""客者除之""汗而发之""渍形以为汗",轻者浮于表,发散则邪去,还可用汤液浸渍取汗,以去其表邪;实邪在上者,因势利导,使邪从上出,用吐法,如"其高者,因而越之",因为高者病在上焦,以吐泻之;实邪在下或中满

① 王冰:《重广补注黄帝内经素问》,范登脉校注,科学技术文献出版社2011年版,第55页。

② 张介宾撰:《类经》(上),中医古籍出版社2016年版,第309页。

③ 李中梓辑注:《内经知要》,胡晓峰整理,人民卫生出版社2007年版,第67页。

者,攻逐水饮,消食化积,导气于下,消其坚满,用下法或消导之法,如"因其重而减之""其下者引而竭之",下者病在下焦,须引其气液就下,通利二便。"中满者泻之于内""留者攻之""高者抑之",坚者消之、软之。凡此种种,皆是从事物的两端出发促其趋中的方法。

对于气实血实有余及五郁证的治疗也应用泻法,并逐步发展为和解之法及行气活血的治疗方法。如"木郁达之""火郁发之""土郁夺之""金郁泄之""水郁折之""结者散之""抑者散之""逸者行之""血实宜决之""宛陈则除之",等等。《内经》由此又提出了针对阳虚水肿的"去宛陈莝"的针灸治疗方法。

> 帝曰:其有不从毫毛而生,五脏阳以竭也,津液充郭,其魄独居,精孤于内,气耗于外,形不可与衣相保,此四极急而动中,是气拒于内,而形施于外,治之奈何? 岐伯曰:平治于权衡,去宛陈莝,微动四极,温衣,缪刺其处,以复其形。开鬼门,洁净府,精以时服,五阳已布,疏涤五脏,故精自生,形自盛,骨肉相保,巨气乃平。(《素问·汤液醪醴论》)

去宛陈莝是针对因内部宛陈导致皮部血络发生颜色、质地、形态等异常病理改变提出的治疗原则与方法,意即去除人体内蓄积之水等病理宛陈之物,诸如淤血、水气、痰饮、燥屎、宿食及尿中砂石等,以荡涤体内尤其是肠胃中的积聚腐败之物。其治疗原则是"宛陈则除之""平治于权衡,去宛陈莝",以泻法为根本,治疗的具体方法主要有针刺泻血、解结和缪刺。

> "宛陈则除之"者,去血脉也。(《灵枢·小针解》)

血脉盛者,坚横以赤,上下无常处,小者如针,大者如筋,即而泻之万全也。(《灵枢·血络论》)

然后视其病,脉淖泽者,刺而平之,坚紧者,破而散之,气下乃止,此所谓以解结者也……一经上实下虚而不通者,此必有横络盛加于大经,令之不通,视而泻之,此所谓解结也。(《灵枢·刺节真邪》)

血有余,则泻其盛经出其血。(《素问·调经论》)

《内经》中针刺放血、解结和缪刺方法属于针刺调经之法,先开通郁阻不畅的血脉,再调其经,注重把握刺血络与调经的实施先后及其在治疗中的关系。现代临床对此治法进行了发挥,多应用药物治疗以活血化瘀、软坚散结、化痰涤痰、攻逐水饮、下气通便等。

《内经》对于去宛陈莝治疗阳虚水肿进行了分析。水肿是水液滞留于体内、泛溢于皮肤分肉之间或脏腑之内导致的以肿胀为特征的疾病,其致病外因在于风寒之邪客于机表,使津液阻滞或凝聚不行,其内因在于"五脏阳以竭",阳气虚不能化气行水,使水液内停泛溢为肿,透射出人体水液代谢的重要性。具体治法是微动四极、温衣、缪刺其处、开鬼门,洁净府、精以时服。即通过轻微活动四肢疏通气血,振奋阳气,促进经脉中气血津液流通,增强阳气的化气行水之功;加衣温覆,消散寒湿,保护阳气;缪刺解结、放血去除血络郁阻,疏通经络,恢复气血津液转输和血脉的正常运行;发汗、利小便;饮食调理,益气养精,扶扬正气。从其治疗理路看,是以多种方法"杂合以治",扶正祛邪,是《内经》"必齐毒药攻其中,镵石针艾治其外"的典型表现。而开鬼门,洁净府,通过发汗和通利小便消除水肿,促进人体津液代谢的方法也成为临床应用治疗诸多疾病的普遍方法与途径。

在对虚实补泻方法的论述中，《内经》始终强调应把握度，如"薄之劫之"，强调用药也有和缓与峻猛的区别，过缓则力量不达、徒劳无功，过猛则矫枉过正、过犹不及，甚至造成伤害。因此，一切治疗应以"各安其气，必清必静，则病气衰去，归其所宗"为目标，观权衡规矩，见微得过，知其"柔刚""适事为故"。唯其如此，才能悉知阴阳之妙用，审而别之，充分认识和体察过与不及之理，无犯偏逆，用之不殆。

三、寒热温凉与中和

寒热温凉是一对矛盾统一体，温凉是寒热的一种表现，寒热皆以阴阳为伍，寒热的多少代表阴阳的盛衰，故其理法在于平调阴阳寒热。

> 阴胜则阳病，阳胜则阴病，阳胜则热，阴胜则寒。重寒则热，重热则寒。（《素问·阴阳应象大论》）
> 阳虚则外寒，阴虚则内热，阳盛则外热，阴盛则内寒。（《素问·调经论》）

寒热有虚有实，有常有变。病性与证候相一致的为常，是相对单一和较轻的病证，如单纯的寒、热实证，治疗时采用药物治疗，一般使用药性药味与证候寒热性质相反的药物，以寒治热，以热治寒，亦即所谓的"正治法"，其具体方法类似于后世所谓"温法与清法"；采用针灸治疗亦然，采用与寒热证候相逆的针法，最终达到以寒止热、以热止寒，使阴阳寒热趋于和合平衡状态。

> 寒者热之，热者寒之，温者清之，清者温之。（《素问·至

真要大论》)

病性与证候不相一致的为变,是相对复杂的病证,如热之而寒、寒之而热的虚寒、虚热、虚实夹杂等证,治疗时需要悉审辨察其阴阳虚实的复杂情况进行综合调理,否则,一旦简单以实治之,则可能导致旧病未去,新病又起,甚至反复发作,愈治愈重。

> 谨守病机,各司其属,有者求之,无者求之,盛者责之,虚者责之,必先五胜,疏其血气,令其调达,而致和平。此之谓也。(《素问·至真要大论》)
> 泻其有余,补其不足,阴阳平复。用针若此,疾于解惑……凡刺热邪,越而沧,出游不归,乃无病,为开通,辟门户,使邪得出,病乃已。凡刺寒邪曰以温,徐往疾出,致其神,门户已闭,气不分,虚实得调,其气存也……刺热者用镵针;刺寒者用毫针也。(《灵枢·刺节真邪》)

可见,无论虚实寒热,也无论是药物还是针灸,治疗方法都在于泻其有余,补其不足,调达气血,扶扬正气,使阴阳平复而达到阴阳和平的目标。

后世医家对于寒热温凉理法多有心得。如王冰认为:"夫如大寒而甚,热之不热,是无火也;热来复去,昼见夜伏,夜发昼止,时节而动,是无火也。当助其心。又如大热而甚,寒之不寒,是无水也;热动复止,倏忽往来,时动时止,是无水也。当助其肾……夫寒之不寒,责其无水;热之不热,责其无火;热之不久,责心之虚;寒之不久,责肾之少。有者泻之,无者补之。虚者补之,盛者泻之。居其中间,疏者壅塞,令上下无碍，气血通调，则寒热自和，阴阳调达矣。"并由此提出了"益火之源，以消阴翳，壮水之主，以制阳光"的治疗思想与法则，注重调理阴阳水火之盛衰："言益火之源，以消阴翳；壮水之主，以制阳光。故曰求其属也。夫粗工褊浅，学未精深，以热攻寒，以寒疗热，治热未已，而冷疾已生，攻寒日深，而热病更起。热起而中寒尚在，寒生而外热不除，欲攻寒则惧热不前，欲疗热则思寒又止，进退交战，危亟已臻。岂知藏府之源有寒热温凉之主哉？取心者不必齐以热，取肾者不必齐以寒，但益心之阳，寒亦通行，强肾之阴，热之犹可。观斯之故，或治热以热，治寒以寒，万举万全，孰知其意，思方智极，理尽辞穷。呜呼！人之死者，岂谓命不谓方士愚昧而杀之耶？"[1]张介宾也对阴阳补泻进行了发挥，提出"阴阳相济"的治疗方法，强调"故善补阳者，必于阴中求阳，则阳得阴助，而生化无穷；善补阴者，必于阳中求阴，则阴得阳升，而源泉不竭"[2]。对人体阴阳平衡关系的论证可谓深透。

从《内经》的论述和后世医家的解读可以看出，寒热温凉治法始终强调调和阴阳虚实寒热，使其无过无不及，呈现出扶正祛邪、和合平衡的中和意蕴。

四、正反逆从与中和

治法逆从是基于治病求本探察疾病现象与本质的治疗原则与方法，包括从治法与逆治法两个方面，所谓"逆者正治，从者反治"，因此又

---

① 王冰：《重广补注黄帝内经素问》，范登脉校注，科学技术文献出版社2011年版，第605—609页。

② 张介宾：《景岳全书》（下），李继明等整理，人民卫生出版社2017年版，第1196页。

称为反治法与正治法。简言之,正治法是逆着疾病证候性质而治,适用于疾病表现与证候性质相一致的病证;反治法是顺从疾病假象而治,适用于疾病征象与本质不完全一致的病证。如:

> 寒者热之,热者寒之,微者逆之,甚者从之,坚者削之,客者除之,劳者温之,结者散之,留者攻之,燥者濡之,急者缓之,散者收之,损者温之,逸者行之,惊者平之,上之下之,摩之浴之,薄之劫之,开之发之,适事为故。帝曰:何谓逆从? 岐伯曰:逆者正治,从者反治,从少从多,观其事也。帝曰:反治何谓? 岐伯曰:热因热用,寒因寒用,塞因塞用,通因通用。必伏其所主,而先其所因。其始则同,其终则异。可使破积,可使溃坚,可使气和,可使必已。帝曰:善。气调而得者何如? 岐伯曰:逆之,从之,逆而从之,从而逆之,疏气令调,则其道也……论言治寒以热,治热以寒,而方士不能废绳墨而更其道也。有病热者寒之而热,有病寒者热之而寒,二者皆在,新病复起,奈何治? 岐伯曰:诸寒之而热者取之阴,热之而寒者取之阳,所谓求其属也。(《素问·至真要大论》)

之所以如此,是因为在疾病的动态发展过程中,其外在表现症状、体征与疾病本质一般情况下是一致的,尤其是疾病初起或轻微病证,其治疗用药以药性逆其表象而施;当疾病持久或较重时,可能出现与疾病本质不一致的症状与体征,产生假象,其治疗用药须顺其表象,“微者逆之,甚者从之”。从思维理路看,两种方法尽管表面相反,其实质是一致的,都是“求其属”寻找疾病的本质,从根本上消除病因,克制病邪,即“必伏其所主,而先其所因”。故此,反治法只不过是正治法形式上的补充，就针对疾病本质而言，也属正治、逆治，都是治病求本原则的体现。从治疗的目的和结果来看，也都是要达到治本的目标，即"其始则同，其终则异。可使破积，可使溃坚，可使气和，可使必已"。

尽管如此，反治法仍然有着其合理性和不可或缺的临床价值。因为疾病如万事万物一样，存在寒热虚实的真假表现，反治法有益于通过警惕和识别假象而洞察疾病本质，不失时机地针对病本用药。如此，针对疾病虚实寒热的不同情况，不仅可以正治，如"寒者热之""热者寒之""虚则补之""实则泻之"；还可以反治，如表寒而实热，治则"热因热用""寒因寒用""塞因塞用""通因通用"，寒者用寒，热者用热，同理类推。

不论是正治、反治，由于疾病表现的复杂性，寒热虚实皆有真假，如"阳证似阴，火极似水"的假寒真热，"阴证似阳，水极似火"的假热真寒，"至虚有盛候"的假实真虚，"大实有赢状"的假虚真实，等等。真者正治易，假者反治难。因此，要想运用自如，其前提与关键在于辨明真伪，全面、准确地把握表象与本质，避免为假象所迷惑而走向反面。

这种正治反治、治法逆从的不同治法和多种治法的综合，呈现出中和的思维倾向。如正治法坚持"微者逆之""阴病则阳治"，即病证单纯或病情较轻时，所选用的方药属性与病气相逆；反治法则要"甚者从之""必伏其所主而先其所因，其始则同，其终则异"，即对于病情严重且较为复杂的病证，治疗时选用的方药应与病象相从，不可一味逆之。这其实与治病求本、标本先后的原则是一致的，都是透过现象抓本质，一切以调和阴阳虚实寒热为本，内容丰富而深刻，在《内经》学术体系中占有重要地位。治疗疾病是如此，那么，人们在纷繁复杂的自然与社会中获得正确的思想认识，明辨是非，致和守中，从而能够与天地和合，与时代谐行，又何尝不是如此呢？

除了上述治则治法以外，《内经》还提出并论述了丰富多彩的具体治疗思想与方法,如气味阴阳、五味所入所禁、因毒为能等药物药性理论;药物治疗有解表法、攻下法、消导法及益气、温阳、滋阴、补血等法,以及熏洗、药熨、敷贴等外治疗法;君臣佐使的制方法则与大、小、缓、急、奇、偶、重的方剂分类;砭石、针刺、艾灸、按跷、导引、束指、吹耳、刺鼻等传统疗法;饮食、醪酒、手术疗法;以情胜情、语言疏导、心理暗示等异彩纷呈的情志疗法以及生活、精神、饮食、服药护理;等等。这些思想与方法形成了特色鲜明、疗效突出的中医诊断与治疗学理论体系。

综上,《内经》的治则、治法理论强调药物、心理情志、饮食和运动等各种治疗方法的合理配合使用,全面把握病人的病因病情、心理情志、居处环境、性格、行为与饮食习惯等,符合辨证论治最基本的理论原则和中和观的理论旨归。其核心是治病求本,根据病人的不同体质和耐受程度、发病的不同原因、病情的轻重缓急等具体情况辨证处方、综合治疗;其关键是扶正祛邪,根据病人的不同情况,有时以扶正为主,有时以祛邪为主,有时以扶正与祛邪兼治,表里异治、寒热温凉、虚实补泻、正治反治并用,其目的都是濡养人体正气,提高人体的自我调节、自我修复和自身免疫能力,以达到"上工治未病""正气存内,邪不可干"、充分调动肌体抗病和自我调节能力等内因的作用,保证心身全面健康的治疗目标。同时,要求医生贯通事理、医理,具备较高的领悟能力,善于捕捉和综合各方面的信息,如其所谓"入国问俗,入家问讳,上堂问礼,临病人问所便""上知天文,下知地理,中知人事,可以长久",从而在把握天地之道的过程中,不仅参透辨证论治的医理,成为病人信赖的"上工";而且洞悉中和平正的哲理,时刻体味和践行医者仁心的人文情怀,彰显中医理论的文化精神内涵。

第六章　养生理论的中和思想

养生理论是保养生命、修养心身、涵养精气神的医学思想和医事实践的系统学说,其内容涵盖了人的生长壮老已的生命过程及其盛衰机理和规律;养生保健、增强体质、未病防病、颐养生命、延年益寿的原理、原则与方法;保养正气、养神养性、道德修养的意义与途径;等等。蕴含着丰富而深刻的中和思想与文化精神内涵,体现了《内经》医学思想的理论本旨与价值指归,深受人们的重视和尊崇,成为中华民族千百年来历久弥新的共同文化血脉、行为方式和内在健康追求。

第一节　养生的意义与作用

《内经》养生学说内容十分丰富,从保养生命的目的出发阐发了对生命与健康的认识,提出了一系列基本原则,既体现了《内经》医学思想的本旨,又深化了对于生命特征与规律的认识,具有重要的理论意义和实践价值。

一、养生概念及其内涵

《内经》养生学说是对养生保健理论与实践经验的系统总结,不仅具有丰富的医学内涵,而且具有深刻的文化内涵。

首先,从概念来看,古代医家往往将养生也称作摄生。"摄生"一词并非出于《内经》,最早提及者当是老子,其所谓"摄生"即是养生之义。"盖闻善摄生者,陆行不辟兕虎,入军不被甲兵;兕无所投其角,虎无所用其爪,兵无所容其刃。夫何故? 以其无死地焉。"(《老子·五十章》)"养生"一词多见于《内经》,其概念内涵主要指涉保养和调摄人的生命活动与健康,与此相关的还有养气、养性、养神、养脏腑气血、保生、卫生、道生、寿世、寿夭等。《内经》从天人合一、形神合一出发,强调养生主要包括形体与精神两个方面,既重视调摄人的形体、饮食起居、劳逸动静以保养精气,保证脏腑气血津液和合通达;又重视调摄人的七情五志以保养神气,保持情志和平的良好心理状态。养形与养神是相互依存、相互为用的辩证统一,形养离不开神养,神养也离不开形养,其最终目的是形与神俱,形神合一,"而尽终其天年"。由此,养生是基于一定的医学理论与原则,统一调摄人的形体与精神以预防疾病、健康保健、延年益寿的医事活动和行为方式。

> 春三月,此为发陈,天地俱生,万物以荣,夜卧早起,广步于庭,被发缓形,以使志生,生而勿杀,予而勿夺,赏而勿罚,此春气之应,养生之道也。(《素问·四气调神大论》)
>
> 故智者之养生也,必顺四时而适寒暑,和喜怒而安居处,节阴阳而调刚柔,如是则僻邪不至,长生久视。(《灵枢·本神》)
>
> 凡此十二官者,不得相失也。故主明则下安,以此养生则寿,殁世不殆,以为天下则大昌。主不明则十二官危,使道闭塞而不通,形乃大伤,以此养生则殃,以为天下者,其宗大危,

戒之戒之。(《素问·灵兰秘典论》)

　　一曰治神，二曰知养身，三曰知毒药为真，四曰制砭石小大，五曰知腑脏血气之诊。五法俱立，各有所先。(《素问·宝命全形论》)

其次，从内涵来看，《内经》养生学说一是深化了关于生命盛衰机理的认识，提出衰老是生命活动的自然过程。二是阐明了对于增强体质、预防疾病、颐养生命的原理、原则和方法的认识，使得养生有了最基本的理论规范。如提出养生的基本原则是天人合一，顺应自然；把握先后天并重，惜精固本；内外兼养，形神共养；动静结合，综合调养等。三是详细论述了对养生基本方法的认识，确立了具体的养生方法体系，如法于阴阳，和于术数，谨和五脏、五味，及时避祛邪毒；形体之养应饮食有节，起居有常，适量运动，不妄作劳，节欲保精，养成良好的生活习惯等；精神之养须恬淡虚无，和于喜怒，精神内守，"无为惧惧，无为欣欣"，及时消除不良刺激、保持情绪稳定等。四是具体规定了四季养生方法，提出了"生病起于过用"和"治未病"的预防医学思想。

《内经》养生概念及其内涵充分体现了保养正气、未病防病医学思想的理论本旨，深化了对于疾病和健康的认识，形成了完整的养生学说，对于中医养生学理论体系的建构影响深远。

二、养生的理论基础

《内经》养生理论深受中国古代尤其是先秦时期养生思想的影响，具有丰富的医学理论基础和思想文化基础。

中国古代关于养生活动的记载很早就有，"从《周礼》《礼记》等典籍看,夏商时期人们就已经提倡讲究个人卫生和环境卫生,重视饮食调养和优生优育、敬老养老"①。春秋战国至秦汉时期关于养生方法和学说,提倡恬淡节制,自然和顺,得到《内经》养生学说的借鉴与发挥。

《内经》养生学说的医学理论基础在于其关于人的生命过程及其阶段性变化特征与规律的认识,即人的生命存在由生到长、由盛到衰的内在必然规律,人的衰老也是生命活动的自然过程。在这一过程中,起主导作用的因素是肾藏先天精气的自然盛衰,即所谓"先天之本";此外,其他脏腑尤其是化生水谷精气的脾胃功能的盛衰也是重要因素,即所谓"后天之本";同时,人体各部分如骨骼、肌肉、耳目等的结构与功能也都处于由盛到衰的自然发展过程。因此,人的衰老是不可避免和不可逆转的,但可以通过养生进行后天养护,防病强身,预防早衰和推迟衰老,尽终天年。

首先,人的生命源于父母精气的结合,人的健康状况以及是否长寿既受到先天因素的影响与制约,也与后天因素密切相关。由此,《内经》基于阴阳学说探察了人类个体的生成机理与过程,提出了胚胎发生学说,奠定了中医胎孕理论基础。认为人体胚胎是由父母精气结合,阴阳交感而生发出来的,阴为基,阳为用。

> 黄帝问于岐伯曰:愿闻人之始生,何气筑为基,何立而为楯,何失而死,何得而生? 岐伯曰:以母为基,以父为楯,失神者死,得神者生也。黄帝曰:何者为神? 岐伯曰:血气已和,营卫已通,五脏已成,神气舍心,魂魄毕具,乃成为人。(《灵枢·天年》)

---

① 王洪图主编:《黄帝内经研究大成》,北京出版社1997年版,第1458页。

一是强调父母的体质、精神状态如何以及父母之精的强弱与和谐与否对于新生命的先天禀赋有着确定性影响。因此，生育子女的父母应注重养生，保持精血的健全、强壮，一旦父母生殖精气亏损，阴阳失调，就会导致新生婴儿体质羸弱，先天禀赋受损。由此，中国古代已有提倡寡欲优生、适龄婚育、反对近亲结婚的思想。

二是强调肾脏在先天禀赋中占有重要地位。《内经》认为生命所秉受父母的先天之精和生殖之精皆藏于肾，由此为后世提出从肾保养与培补以强身健体、防止衰老的养生原则及治疗小儿先天发育不良奠定了理论基础。诚然，补肾养肾是一个重要方面，但不是全部，应结合个体的具体情况而定，不可妄补。

三是提出了贵子、慎养的思想。《内经》认为自胚胎形成至分娩的胎儿发育过程中，其脏腑、肢体相继长成、神情气质依次具备的物质基础完全依赖于母体的气血滋养，也是先天禀赋形成的基础。因此，母体的状态显得尤为重要，一旦饮食起居、劳逸房事、情志感发有所失调，或发生外邪、跌仆、针药失当等情况，皆有可能对胎儿造成伤害，甚至导致胎病，所以要注重慎养母体，保证形体与精神的协调平衡以保护胎儿健康发育。由此为后世注重"胎教"和优生优育提供了理论先导。

> 人生而有病癫疾者，病名曰何？安所得之？岐伯曰：病名为胎病，此得之在母腹中时，其母有所大惊，气上而不下，精气并居，故令子发为癫疾也。（《素问·奇病论》）

其次，人的生命寿夭是先天与后天因素的统一，养生活动应成为人一生的重要行为方式和习惯。由此，《内经》以"天年"阐说人的寿命长短及规律，认为个体寿命长短受先天因素和后天因素的共同影响和制约，是先天后天的辩证统一。

> 黄帝曰：人之寿夭各不同，或夭寿，或卒死，或病久，愿闻其道。岐伯曰：五脏坚固，血脉和调，肌肉解利，皮肤致密，营卫之行，不失其常，呼吸微徐，气以度行，六腑化谷，津液布扬，各如其常，故能长久。黄帝曰：人之寿百岁而死，何以致之？岐伯曰：使道隧以长，基墙高以方，通调营卫，三部三里起，骨高肉满，百岁乃得终……黄帝曰：其不能终寿而死者，何如？岐伯曰：其五脏皆不坚，使道不长，空外以张，喘息暴疾，又卑基墙，薄脉少血，其肉不实，数中风寒，血气虚，脉不通，真邪相攻，乱而相引，故中寿而尽也。（《灵枢·天年》）

从先天条件看，人的寿命取决于两个方面，一方面，是物种遗传因素，认为人与自然界各种生命体一样具有自然生命寿限。现代医学从人类成熟期、细胞分裂次数等不同方法计算出人的正常寿命在120—150岁之间，由于经济社会的不断发展，人的各生理阶段的年龄也在发生着变化。《内经》认为人的自然寿限为百岁，所谓"天年""寿百岁""百岁乃得终"，而且这一个体遗传因素具有一定的家族倾向。另一方面，是先天禀赋因素，与父母生殖精气的强弱、和谐程度及胎儿的孕养有无失调、损伤有关。人的先天禀赋强弱和寿夭可以通过内外观察进行推断和预测。一是对人体生理机能的观察，如五脏发育良好是气血得以化生、精神魂魄旺盛的基础；六腑发育良好是水谷化生精微、津液润养全身的基础；荣卫气血循常不乱、通利和调是脏腑肢节得养的基础；腠理致密则抵御邪气侵扰的能力强盛；呼吸微徐匀称则是肺主治节功能正常、脏气安定、神气内守而不外泄的表现等。二是对头面部骨肉血脉及五官发育状态的观察，如"基墙高以方""三部三里起""骨高肉满"说明头面部骨肉丰满；"通调营卫"说明面部血脉充盛；"使道隧以长"说明鼻孔深长，清浊之气吐纳和畅。也就是说，先天禀赋强盛、发育良好能够为后天生命活动提供丰厚基础，为长寿之基；先天发育不良、禀赋薄弱则可能为夭折短命埋下祸根。当然，这只是《内经》阐述医理的论证方法，应客观对待，与预言人事祸福的所谓"相面之术"不可同日而语。

从后天因素看，即便先天禀赋强盛，基础坚实，但如果一味用强，后天失养，也会造成真气虚馁，正难御邪，多发疾病，损折寿命。而且后天调养得当还可以弥补先天条件的缺陷与不足，甚至可以解决一些先天无法解决的问题。这是因为，先天后天是辩证统一的，先天禀赋只是天年寿数的依据和基础，后天调养却是天年寿数得以实现的条件。如人的生命源于先天精气，精气化生神，是生命活动的前提与基础，即所谓"先天生后天"；而人身的精气神又必须依赖后天的培育滋养才能源源不断地化生，才能维持生命的正常运转，即所谓"后天养先天"。先天禀赋优越而又注重后天调养，则得上寿，若恃强妄为，逆于生乐，耗真竭精，则必然影响寿命；先天禀赋薄弱而后天调理得当，也能长寿，但若不加调养，甚至放纵嗜欲，则无异于雪上加霜，短命夭折。

由此，人们必须以养生为要务，强基健体，心身平衡，维持生命活动的充沛旺盛，内外和调，尽终天年。其原则在于先后天并重，精气神兼养，所谓"天之三宝日月星，人之三宝精气神"。重养先天者，优孕优生优育，责任在于父母；重养后天者，调摄形体精神，责任在于自身。因此，养生活动应自胚胎开始，至老死而终，贯通人的一生。

最后，生命是一个完整历程并具有阶段性特征，其盛衰与肾气盛衰具有直接联系。

　　黄帝曰:其气之盛衰,以至其死,可得闻乎? 岐伯曰:人生十岁,五脏始定,血气已通,其气在下,故好走。二十岁,血气始盛,肌肉方长,故好趋。三十岁,五脏大定,肌肉坚固,血脉盛满,故好步。四十岁,五脏六腑十二经脉,皆大盛以平定,腠理始疏,荣华颓落,发颇斑白,平盛不摇,故好坐。五十岁,肝气始衰,肝叶始薄,胆汁始灭,目始不明。六十岁,心气始衰,苦忧悲,血气懈惰,故好卧。七十岁,脾气虚,皮肤枯。八十岁,肺气衰,魄离,故言善误。九十岁,肾气焦,四脏经脉空虚。百岁,五脏皆虚,神气皆去,形骸独居而终矣。(《灵枢·天年》)

　　由此,《内经》以百岁为至数,将人的生命看作生长壮老已的完整发展历程,每一个阶段都有其生理、心理和行为特征,阐明人体生理机能发展变化的总规律。不仅为各个阶段的养生提供了生理学依据,而且为中医临床各科的形成及其诊治原则尤其是儿科、内科的建立和老年疾病的诊治奠定了深厚的理论基础。如婴幼儿阶段生理机能尚未完备,但生机勃勃,发育迅速,故儿科病证多为外感、食伤、高热,易虚易实,发病亟急,传变迅速,治贵及时切当,补泻有度;青壮年脏腑气血盛壮,神气健全,御邪能力强,故病多实少虚,治宜泻实祛邪为主。同时,青壮年工作、生活压力较大,心理耐受力差者,心因性疾病多发,更应养性、养神与养形兼顾;人到中年,机体功能盛极而衰,故病多新疾旧患,虚实夹杂,复杂多变,治须详察病因病机,细致辨证,厘清标本虚实,多法循序;老年人机能退化,消化缓慢,体质衰弱,病多易感外邪,因虚生实,浊物积聚,虚实夹杂,标本互制,慢病多,病程长,治应固本攻邪,补正疏导,重在调理,治养合一。

总之，要时刻体察"七损八益"的深刻内涵，把握先天后天的辩证关系，客观认识和顺应人的生命过程及规律，注重自然养生，充分发挥人体自身的调节功能，使内外协调，长养天命。为此，《内经》又以肾为先天之本理论，对人体生殖机能盛衰规律进行了深入描述。

> 帝曰：人年老而无子者，材力尽邪？将天数然也？岐伯曰：女子七岁，肾气盛，齿更发长。二七而天癸至，任脉通，太冲脉盛，月事以时下，故有子。三七，肾气平均，故真牙生而长极。四七，筋骨坚，发长极，身体盛壮。五七，阳明脉衰，面始焦，发始堕。六七，三阳脉衰于上，面皆焦，发始白。七七，任脉虚，太冲脉衰少，天癸竭，地道不通，故形坏而无子也。丈夫八岁，肾气实，发长齿更。二八，肾气盛，天癸至，精气溢泻，阴阳和，故能有子。三八，肾气平均，筋骨劲强，故真牙生而长极。四八，筋骨隆盛，肌肉满壮。五八，肾气衰，发堕齿槁。六八，阳气衰竭于上，面焦，发鬓颁白。七八，肝气衰，筋不能动。八八，天癸竭，精少，肾脏衰，形体皆极，则齿发去。肾者主水，受五脏六腑之精而藏之，故五脏盛乃能泻。今五脏皆衰，筋骨解堕，天癸尽矣，故发鬓白，身体重，行步不正，而无子耳。帝曰：有其年已老而有子者何也？岐伯曰：此其天寿过度，气脉常通，而肾气有余也。此虽有子，男不过尽八八，女不过尽七七，而天地之精气皆竭矣。帝曰：夫道者，年皆百数，能有子乎？岐伯曰：夫道者，能却老而全形，身年虽寿，能生子也。（《素问·上古天真论》）

人的生殖功能盛衰过程是生命盛衰的重要外在表现，生殖功能强弱主要取决于先天肾气，因此，应高度重视养护肾气，节欲保精，滋养先天之本，使天癸、肾、冲任协同有序，互生互助。由此，《内经》以生殖功能变化深入探察了人的生命盛衰过程及其规律，不仅为顺势和自然养生提供了理论基础，而且为后世中医生殖医学的创立与发展提供了生理、病理和临床诊治的理论借鉴。

由上，无论是医学理论基础还是古代养生思想的影响，都使得《内经》养生学说始终循着这样一条主线，即不仅重视先天与后天因素的调和统一，又重视人与自然、社会关系的协调共生，呈现出调和致中、整体协调的养生方法与精神内核。

三、养生的意义与作用

养生的根本意义与作用在于使人健康长寿。自人类肇始以来，健康不仅是人的基本权利，也是人们努力追求的目标，是人类社会、国家民族接续发展、繁荣昌盛的内在要求。

首先，养生可以调动和发挥人们追求健康的主观能动性。尽管影响健康的因素有很多，如先天遗传、自然与社会生活环境、营养状况、医疗水平等，但是，只要人们重视和善于养生，则能够弥补先天不足，消弭不良影响，使脏腑经络、营卫气血功能不断增强，各如其常，达到祛除疾病、健康长寿的目的。

对生命个体而言，养生是减少疾病、增进健康、延年益寿的重要保障，也是需要长期坚持的实践活动，从一定意义上说，决定着人一生的生命安危。因此，重视和善于养生，需要充分发挥后天作用和主观能动性。按照主观见之于客观的认识规律，要求人们在养生实践中自觉地认识和把握养生方法及其规律，主动地适应自然、社会的各种现象和规律，趋避邪害，保持心身的清静和谐；合理调摄饮食起居、精神情志，养成自然、健康的生活方式。同时，养生方法各种各样，应结合自己的工作、生活、体质、年龄等实际情况区别对待，取精用弘，选择最适合自己的方法并长期坚持，持之以恒。唯其如此，才能真正把握养生之道，健康长寿。

> 上古之人，其知道者，法于阴阳，和于术数，食饮有节，起居有常，不妄作劳，故能形与神俱，而尽终其天年，度百岁乃去；今时之人不然也，以酒为浆，以妄为常，醉以入房，以欲竭其精，以耗散其真，不知持满，不时御神，务快其心，逆于生乐，起居无节，故半百而衰也。（《素问·上古天真论》）
>
> 是以圣人为无为之事，乐恬惔之能，从欲快志于虚无之宇，故寿命无穷，与天地终，此圣人之治身也。（《素问·阴阳应象大论》）

其次，养生是"治未病"的根本要求。治未病是《内经》医学宗旨的核心。要真正做到治未病，一是必须以养生为要务，从疾病预防的战略层面来认识和把握。二是养生可以使先天禀赋的有利因素得以最大程度的发挥，逐步消除先天禀赋缺陷等不利因素，促其转化。如张介宾即以人定胜天来理解《内经》"天年有定数"的思想内涵："所谓天定则能胜人，人定亦能胜天也。夫禀受者，先天也；修养者，后天也。先天责在父母，后天责在吾心。"①由此提出先天禀赋可以通过养生进行转化，"养能合道"则增寿，若先天禀赋失全，且"养复违和"则损寿，"故以人之禀赋

---

① 张介宾撰：《类经》（上），中医古籍出版社 2016 年版，第 61 页。

言,则先天强厚者多寿,先天薄弱者多夭;后天培养者,寿者更寿,后天斫消者,夭者更夭"①。三是把握养生之理可以对自然、社会、人事中制约或危害健康的各种因素进行预判和规避,使之无过无不及,达到强健体魄、恬愉心身的健康目标。

> 故阴阳四时者,万物之终始也,死生之本也。逆之则灾害生,从之则苛疾不起,是谓得道。道者,圣人行之,愚者佩之。从阴阳则生,逆之则死,从之则治,逆之则乱,反顺为逆,是谓内格。是故圣人不治已病治未病,不治已乱治未乱,此之谓也。(《素问·四气调神大论》)

> 夫道者,上知天文,下知地理,中知人事,可以长久。(《素问·气交变大论》)

最后,《内经》既强调个人养生,也重视群体的养生保健。人是现实中的人,是历史发展过程中生成的个体、群体和社会的有机统一,现实的人往往不是孤立的、静止的、抽象的存在,而是自然属性、社会属性和精神属性的统一体。"人的本质不是单个人所固有的抽象物,在其现实性上,它是一切社会关系的总和。"②"每个人的自由发展是一切人的自由发展的条件。"③就人类健康来说也是如此,每一个人的健康是社会全体健康的基础,而只有社会全体健康水平的普遍提高,才能够为个体健

---

① 张介宾:《景岳全书》(上),李继明等整理,人民卫生出版社 2017 年版,第 33 页。
② 中共中央马克思恩格斯列宁斯大林著作编译局编:《马克思恩格斯文集》(第 1 卷),人民出版社 2009 年版,第 501 页。
③ 中共中央马克思恩格斯列宁斯大林著作编译局编:《马克思恩格斯文集》(第 2 卷),人民出版社 2009 年版,第 53 页。

康提供最有力保障，使得全民健康成为经济社会发展的物质基础和内在动力。将养生作为社会全体健康的基本要求，这一群体养生思想不仅体现着医者仁心，而且昭示着"医国、医民、医社会"的博大情怀。所谓：

> 若先言悲哀喜怒，燥湿寒暑，阴阳妇女，请问其所以然者，卑贱富贵，人之形体所从，群下通使，临事以适道术，谨闻命矣。（《素问·解精微论》）

《内经》养生思想对古今中外都产生并正在产生着重要影响。中国古代诸多医家、思想家对于养生理论进行了继承和借鉴，并有深刻的认识和总结。如华佗认为"晓养性之术，年且百岁，而犹有壮容"（《后汉书·华佗传》），并亲身实践，创立"五禽之戏"，教人锻炼养生，至今仍为人们所喜爱。张仲景在其《伤寒杂病论》一书中多次提到养性、导引、吐纳、食忌的重要性，并抨击当时奢靡色欲之时弊："怪当今居世之士，曾不留神医药，精究方术，上以疗君亲之疾，下以救贫贱之厄，中以保身长全，以养其生，但竞逐荣势，企踵权豪，孜孜汲汲，惟名利是务，崇饰其末，忽弃其本，华其外而悴其内，皮之不存，毛将安附焉？"[1]王充也论述了长寿与否和先天身体条件有关，并强调长寿与遗传因素有一定的关系，"夫禀气渥则其体强，体强则其命长；气薄则其体弱，体弱则命短"（《论衡·气寿篇》），对于人们的后天养生有一定的提示和指导意义。

诚然，在古代生产力水平低下的自然社会环境中，全民健康只能是

---

[1] 张仲景述、王叔和撰次：《伤寒论》，钱超尘、郝万山整理，人民卫生出版社 2005 年版，第 13 页。

一个美好的愿景,只有在经济社会和谐发展的今天,全民健康才能够成为发展社会卫生保健事业,提高人民群众健康水平的题中应有之义。当前,我国高度重视全民健康,构建了"健康中国"的宏伟蓝图并积极推进,在这一过程中,《内经》养生保健理念必将越来越受到重视,也必将在中国特色卫生健康发展模式的建构中发挥越来越重要的作用。

第二节　养生原则及其中和思想

《内经》从天地人动态整体出发提出了养生的基本原则,如天人相应、整体调摄、协调脏腑经络、保养精气神、动静劳逸适度及三因制宜等,这些原则贯穿了一个基本思想,即养生目的和所要达到的最佳状态是人与自然、社会以及人自身的顺应合一、中和平衡。

一、整体调摄与中和

在人与自然的整体中,生命之气与天地之气密切相关、息息相通,呈现出一定的变化规律;人体自身也是脏腑、经络、精气神活动相互作用与协调的整体,其组织结构与功能活动之间、脏腑之间、形体与精神之间存在着有机联系和内在统一,共同构成有序的生命存在与运动变化过程。

> 人与天地相参也,与日月相应也。故月满则海水西盛,人血气积,肌肉充,皮肤致,毛发坚,腠理郄,烟垢著,当是之时,虽遇贼风,其入浅不深。至其月郭空,则海水东盛,人气血虚,

> 其卫气去，形独居，肌肉减，皮肤纵，腠理开，毛发残，膲理薄，
> 烟垢落，当是之时，遇贼风则其入深，其病人也卒暴。（《灵枢·
> 岁露论》）

自然界的各种变化直接或间接地影响着人体的变化和调适，而人体为了适应自然界的变化必然反映出相应的生理、病理变化；人的心身活动也会对脏腑气血等生理活动产生影响。当人与自然、人体自身的各种变化相互协调、平衡时，生命活动就处于正常状态；当自然界的异常变化或心身活动超越了人体自我调节限度时，有序的生命活动就会遭到破坏，导致疾病的发生。从养生来说，疾病能够耗伤人体精气神和脏腑经络的功能，导致病理性损害和衰老，应立足于天人相应观进行整体调摄和养生，保持人与自然及人体自身的调和与平衡。

（一）四时中和

即顺应自然界四时气候的规律性变化进行自我调节，避免外邪侵害，保持正常生理功能的养生原则。

首先，人体五脏与四季变化相参应，各有所主之时，一年之中四季气候变化影响相应五脏的生理功能。因此，人的形体与精神活动应与四季变化相适应，以长养五脏功能，保持和平状态。

> 平人之常气禀于胃，胃者平人之常气也，人无胃气曰逆，
> 逆者死。春胃微弦曰平，弦多胃少曰肝病，但弦无胃曰死，胃
> 而有毛曰秋病，毛甚曰今病。脏真散于肝，肝藏筋膜之气也
> ……（《素问·平人气象论》）
> 春三月，此为发陈，天地俱生，万物以荣，夜卧早起，广步
> 于庭，被发缓形，以使志生，生而勿杀，予而勿夺，赏而勿罚，此

春气之应,养生之道也。逆之则伤肝,夏为寒变,奉长者少。
夏三月,此为蕃秀,天地气交,万物华实,夜卧早起,无厌于日,
使志无怒,使华英成秀,使气得泄,若所爱在外,此夏气之应,
养长之道也。逆之则伤心,秋为痎疟,奉收者少,冬至重病。
秋三月,此谓容平,天气以急,地气以明,早卧早起,与鸡俱兴,
使志安宁,以缓秋刑,收敛神气,使秋气平,无外其志,使肺气
清,此秋气之应,养收之道也。逆之则伤肺,冬为飧泄,奉藏者
少。冬三月,此谓闭藏,水冰地坼,无扰乎阳,早卧晚起,必待
日光,使志若伏若匿,若有私意,若已有得,去寒就温,无泄皮
肤,使气亟夺,此冬气之应,养藏之道也。逆之则伤肾,春为痿
厥,奉生者少。(《素问·四气调神大论》)

　　《内经》在阐释五脏与四时变化的关系时,增加了"长夏",使四时变
为五时,强调其对应,并按照春、夏、长夏、秋、冬的季节变化引起的脉象
变化特点描述肝心脾肺肾的功能特征,以保胃气为核心,强调顺应季节
特征保养五脏之气的道理,具有理论上的确定性和合理性。

　　同时,《内经》提出了四时养生法,即顺应四时气象调养五脏之气,
使之生长收藏有度,勿逆勿过,合乎规律,体现了四时气象本于天,养生
之法在于人,人法自然、天人合一的养生思想。一是阐发了春发陈、夏
蕃秀、秋容平、冬闭藏的四时气象的生长收藏特征。二是阐述了顺应四
时特点进行养生的道理,从形体起居和精神活动两个方面提出了具体
指导思想与方法。如春季万物生发,阳气上升,外向宣散,人应除陈布
新,早起运动,舒缓形体,促生情志,多赏予,慎夺取,戒杀伐,提升肝气;
夏季万物繁茂,天地之气交合,生机旺盛,人应早早起身,多多运动,宣
泄气机,通达肌体,精神外向,兴趣盎然,多愉悦,少发怒,强健心气;秋

季天高风急，地气清肃，人应平定收敛，早睡早起，气定神闲，清静安宁，避免悲忧失节，神思外驰，养护肺气；冬季天寒地冻，万物蛰藏，生机沉伏，人应早睡晚起，避寒就温，动作和缓，情志内收，避免妄动汗出，意念乖张，气机外泄，劫夺虚彻，藏养肾气。三是取象比类，阐明四时之气不可违，五脏之养不可逆，逆之则伤。

其次，一月之中月亮的朔、望、晦的周期性变化对人体营卫气血的运行和虚实变化也有相应的影响，每当月朔、月晦之时，人体气血相对虚弱，容易受到外邪侵犯，月圆之时人的抗邪能力则强。因此养生也要注重把握这一规律，善于避邪养正，增强抗病能力。

> 月始生，则血气始精，卫气始行；月郭满，则血气实，肌肉坚；月郭空，则肌肉减，经络虚，卫气去，形独居。是以因天时而调血气也。（《素问·八正神明论》）

最后，《内经》认为一日也分为四时，一日之中人体阳气也会发生相应的变化，早、中、晚阳气盛衰各有差别，夜间人体抵御外邪能力最弱，因此不能过度熬夜疲劳甚或触冒雨露风寒。

> 故阳气者，一日而主外，平旦人气生，日中而阳气隆，日西而阳气已虚，气门乃闭。是故暮而收拒，无扰筋骨，无见雾露，反此三时，形乃困薄。（《素问·生气通天论》）

四时中和养生之法的理论核心在于求本，本即是中和，即人与自然顺应合一。唯其如此，才能强健心身、五脏之本，本固枝荣。当然，对于经文的一些内容，如四时五时之论，必待日光之说，应主要把握其合理性,深入理解其精神实质。这也应当成为学习经典的基本要求,切不可吹毛求疵,过于计较薄物细故。

(二)阴阳中和

人体生命是阴阳二气的对立统一,阴阳平衡、协调才能健康无病,因此养生之道在于遵循阴阳之理,注重调和机体的阴阳矛盾关系,"以平为期"。

> 阴者,藏精而起亟也;阳者,卫外而为固也。阴不胜其阳,则脉流薄疾,并乃狂。阳不胜其阴,则五脏气争,九窍不通。是以圣人陈阴阳,筋脉和同,骨髓坚固,气血皆从。如是则内外调和,邪不能害,耳目聪明,气立如故。(《素问·生气通天论》)

那么,如何调和机体阴阳呢?首先,要顺应自然界四时阴阳调和人体阴阳。春夏顺应生长之气以养阳,秋冬顺应收藏之气以养阴,不可逆而为之,这是养生必须明白的道理,也是养生学说的理论支柱之一。

> 逆春气,则少阳不生,肝气内变。逆夏气,则太阳不长,心气内洞。逆秋气,则太阴不收,肺气焦满。逆冬气,则少阴不藏,肾气独沉。(《素问·四气调神大论》)

后世将"春夏养阳,秋冬养阴"的养生原则推而广之,不但指导养生防病,而且应用于临床施治,如"冬病夏治""夏病冬治"的方法,对于阴阳虚实盛衰病证疗效甚佳。

其次,调和阴阳养生的关键在于固护阳气。因为人体阳气起着卫外、固精、抗邪的作用，是生命存在与运动的重要动力和抵御外邪的重要防线，因此阳气固秘是人体阴阳平衡的重要前提与基础，这也是《内经》重视阳气的内在理由。阳密则邪不外淫，精不内亡，这是阴阳和合的重要条件，"故圣人不绝和合之道，但贵于闭密以守固天真法也"①。

> 阳气者，若天与日，失其所，则折寿而不彰。故天运当以日光明，是故阳因而上，卫外者也……阳气者，精则养神，柔则养筋……凡阴阳之要，阳密乃固，两者不和，若春无秋，若冬无夏，因而和之，是谓圣度。故阳强不能密，阴气乃绝，阴平阳秘，精神乃治，阴阳离决，精气乃绝。（《素问·生气通天论》）

最后，调和阴阳养生应自觉贯彻于日常生活之中。日常生活中的寒热温凉、四气五味、精神情志都会影响人体的阴阳平衡，故此养生应注意运用各种调和阴阳的方法。

> 故喜怒伤气，寒暑伤形。暴怒伤阴，暴喜伤阳。厥气上行，满脉去形。喜怒不节，寒暑过度，生乃不固。（《素问·阴阳应象大论》）

在日常生活中，应时时处处注意调和机体阴阳，避免阴阳之气受到损伤。如春夏饮食应多清凉，秋冬应多温热，但也不可太过，太过则逆；天气寒冷应多加衣，保护阳气，天气炎热应减衣，避免汗出泄泻，以此保

---

① 王冰：《重广补注黄帝内经素问》，范登脉校注，科学技术文献出版社 2011 年版，第 25 页。

持内外阴阳平衡；合理调摄情志心理、劳逸动静，使喜怒有节，劳逸适度，勿使过用。这些都是阴阳中和养生的具体应用，应使之成为良好的行为习惯。为此，《内经》以前辈先人善于把握阴阳之道进行养生举例论证，使阴阳中和养生之理尽得彰显，跃然纸上。

> 黄帝曰：余闻上古有真人者，提挈天地，把握阴阳，呼吸精气，独立守神，肌肉若一，故能寿敝天地，无有终时，此其道生。中古之时，有至人者，淳德全道，和于阴阳，调于四时，去世离俗，积精全神，游行天地之间，视听八达之外，此盖益其寿命而强者也，亦归于真人。其次有圣人者，处天地之和，从八风之理，适嗜欲于世俗之间，无恚嗔之心，行不欲离于世，被服章，举不欲观于俗，外不劳形于事，内无思想之患，以恬愉为务，以自得为功，形体不敝，精神不散，亦可以百数。其次有贤人者，法则天地，象似日月，辩列星辰，逆从阴阳，分别四时，将从上古合同于道，亦可使益寿而有极时。（《素问·上古天真论》）

《内经》养生学说与道家养生思想渊源之深由此可见一斑。从养生观来看，汲取了道家的天道观，如"提挈天地，把握阴阳"，道法自然，返本还原；从养生原则方面看，强调道法清静，颐养天真，所谓"去世离俗，积精全神"；从养生方法上看，重视"术数"与技巧，其"呼吸精气，独立守神，肌肉若一"与道家养生方法如"心斋""坐忘""吹呴呼吸，吐故纳新，熊经鸟伸"等异曲同工，相得益彰。由此可以看出，《内经》养生思想深受古代思想文化的影响，其所强调的重视自我保健，增强人体抗病与调节能力，养成积极健康的生活方式，注重协调机体内外环境和人与自然、社会关系的思想，不仅对于理解和传承中华民族的养生传统有积极意义,而且对于探索和弘扬中华民族协和万邦的文化精神提供了内在根据与思想启迪。

(三)形神中和

形神合一体现了人体观的物质与精神统一的思想内涵。人体及其脏腑气血是神赖以生存与变化的物质基础,人的脏腑气血的运动变化又受神的统领,人的心理情志和行为方式在一定程度上受神的支配,二者相生相成,缺一不可。因此养生应把握形神关系,做到形神兼养,不可偏废。《内经》每论养生,都强调形神共养,外避邪气、强身健体以养形,内葆真气、调摄情志以养神。在具体方法上,也往往将养神与养形紧密结合起来,以达到形神中和、形与神俱的养生目标,使形神共养成为基于天人整体观的重要养生原则与方法。

> 昔在黄帝,生而神灵,弱而能言,幼而徇齐,长而敦敏,成而登天。乃问于天师曰:余闻上古之人,春秋皆度百岁,而动作不衰;今时之人,年半百而动作皆衰者,时世异耶,将人失之耶?岐伯对曰:上古之人,其知道者,法于阴阳,和于术数,食饮有节,起居有常,不妄作劳,故能形与神俱,而尽终其天年,度百岁乃去;今时之人不然也,以酒为浆,以妄为常,醉以入房,以欲竭其精,以耗散其真,不知持满,不时御神,务快其心,逆于生乐,起居无节,故半百而衰也。夫上古圣人之教下也,皆谓之虚邪贼风,避之有时,恬惔虚无,真气从之,精神内守,病安从来。是以志闲而少欲,心安而不惧,形劳而不倦,气从以顺,各从其欲,皆得所愿。故美其食,任其服,乐其俗,高下不相慕,其民故曰朴。是以嗜欲不能劳其目,淫邪不能惑其心,愚智贤不肖不惧于物,故合于道。所以能年皆度百岁而动

作不衰者,以其德全不危也。(《素问·上古天真论》)

可见,形神合一是心身和谐中正的最佳养生状态。神能御形,形因神而活,形能藏神,神得形乃存,形壮则神旺,神盛则形强,二者互存互济,协调统一,则形体无病痛之扰,情思无偏造之苦,自能使人体内外和谐,心广体胖,心明眼亮,心平气和,心身如一。反之,如果一叶蔽目,一厢情愿,一味锦衣玉食,妄行不节,时常扰动脏腑,耗竭精气,于形则易导致形容枯槁,形销骨立,于神则能造成心余力绌,最终使外邪侵袭,淫邪内生,真邪相攻,内外相伐,精气衰败,形神相失,呈现衰老早生早至之象。

《内经》在此还提示人们,养生有一定的方法和规律,因此要勤于学习、修炼,把握其不同特点、宗旨和针对性,所谓"和于术数"。应结合每个人的身体素质、文化基础、环境与经济条件因人、因时、因地为宜,补阴补阳,虚实相得,无过无不及,无论保健针灸、食饵药补、气功修炼、劳逸动静皆然。同时,应始终做到"恬淡虚无,精神内守",调和心理情绪,排除虚妄杂念,保持安闲清静、恬愉自得的良好心态,勿狂喜,勿暴怒,勿悲忧,勿恐惧,独立守神,颐养意志情操,从而使人体元气充盈,气机生理功能旺盛,内外环境优渥,抗病缓老,颐养天年,健康长寿。

二、协调脏腑经络与中和

人的五脏六腑通过经络联结,共同构成了一个结构与功能相互协调配合的有机系统,是人体生命活动的中心环节。五脏化生和贮藏精气,六腑受盛消化水谷,化生和吸收精微,排泄糟粕,并且在心脏主导下,相互依存,彼此制约,共同维护着人体正常的生理活动,因此,注重协调脏腑经络而养生，是保持健康的物质基础。如在《素问·灵兰秘典论》中，论述了十二官的最佳状态是气和志适，相使相宜，不得相失，相失则灾害至。尤其应重视心脏的主导与统领作用，因为心的功能正常与否直接关系着人的生死寿夭，故将对于心这——身之主的养护和作用发挥作为第一要务，慎重以养，从而保证脏腑功能协调配合。对此，王冰有十分精到的分析，可谓一语中的，可资证验："主，谓君主，心之官也。夫主贤明，则刑赏一；刑赏一，则吏奉法；吏奉法，则民不获罪于枉滥矣。故主明则天下安也。夫心内明，铨善恶；铨善恶，则察安危；察安危，则身不夭伤于非道矣。故以此养生则寿，没世不至于危殆矣。然施之于养生，没世不殆；施之于君主，天下获安；以其为天下主，则国祚昌盛矣……夫心不明，则邪正一；邪正一，则损益不分；损益不分，则动之凶咎，陷身于羸瘠矣。故形乃大伤，以此养生则殃也。夫主不明，则委于左右；委于左右，则权势妄行；权势妄行，则吏不得奉法；吏不得奉法，则人民失所，而皆受枉曲矣。且人惟邦本，本固邦宁。本不获安，国将何有？宗庙之立，安可不至于倾危乎……至道之用也，小之则微妙而细无不入，大之则广远而变化无穷，然其渊原谁所知察？"[1]损益有度方能本固邦宁，不仅人身之治是如此，国家之治又何尝不是如此呢？此"至道之用"，绝不能只是医家之独悟，而理应为社会大众所谨遵，如此才能真正体现传统文化精神之价值。

就协调脏腑来说，不仅应当重视心的作用，而且要重视心、肾和脾胃的功能协调。如明代医家万全所言："今之养生者曰：心，中之主也，肾者，精之府也，脾者，谷气之本也。三者交养，可以长生。苟神太烦则

---

① 王冰：《重广补注黄帝内经素问》，范登脉校注，科学技术文献出版社2011年版，第69—70页。

困,精太用则竭,谷太伤则减,虽有补益之功,不能胜其旦暮之牿矣。"[1]
也即是说,心藏神明,主血脉,为一身之主;肾藏精,精化肾气,决定着人
体生长发育、生殖和衰老变化,是人体精气神所产生的本源,因此保养
肾气对养生也至关重要;胃为气血生化之源,通过脾将水谷精微输布和
濡养全身,为后天之本,是营养生命的重要器官,因此保胃气对于养生
延年也具有举足轻重的地位和作用。"土气为万物之源,胃气为养生之
主,胃强则强,胃弱则衰,有胃则生,无胃则死。是以养生家必当以脾胃
为先,而凡脾胃受伤之处,所不可不察也。"[2]养生不仅要促进心、肾、脾
胃的功能协调,而且要以此为基础使五脏六腑功能旺盛,协调平衡,脏
腑功能协调则营卫气血通达和顺,人体康健。脏腑之养一要重视四时
养生,即春为肝之养,夏为心之养,长夏为脾之养,秋为肺之养,冬为肾
之养;二要调和饮食五味,不可偏嗜,防止五味太过克伐或乘侮脏腑之
气;三要调摄情志心理,勿使过激而导致脏气失和;四是可应用气功避
疫法或针刺培育正气,强化脏腑功能。

　　　欲通天之纪,从地之理,和其运,调其化,使上下合德,无
　　相夺伦,天地升降,不失其宜,五运宣行,勿乖其政,调之正味,
　　从逆奈何……此天地之纲纪,变化之渊源。(《素问·六元正
　　纪大论》)
　　　所有自来肾有久病者,可以寅时面向南,净神不乱思,闭
　　气不息七遍,以引颈咽气顺之,如咽甚硬物,如此七遍后,饵舌

---

① 万全:《养生四要》,国华校注,中国医药科技出版社 2011 年版,第 4 页。
② 张介宾:《景岳全书》(上),李继明等整理,人民卫生出版社 2017 年版,第 376
　 页。

下津令无数……（《素问·刺法论》）

后世依据和调脏腑养生理论创造出"五禽戏""气功呼吸六字诀""八段锦"等运动功法，为世人所喜爱。现代中医养生理论将协调脏腑养生归纳为补虚泻实调五脏、以通为补调六腑、脏腑互治、调补脾肾等法，效果亦显。

在调摄五脏的同时，还应畅通经络。经络运行气血，贯穿表里，沟通上下，将人体机能联结为一个有机整体，经络畅通则气血运行不息，使阴阳交贯，脏腑沟通，生机不息；若经络闭塞，则气血运行阻滞，脏腑不能交通。因此，养生也应注重保持经络畅达，使脏腑气血周流畅通，且贯彻于形体运动、针灸按摩、通调任督奇经等方面，以达到调经络以养生的积极效果。

　　人之血气精神者，所以奉生而周于性命者也。经脉者，所以行血气而营阴阳，濡筋骨，利关节者也……是故血和则经脉流行，营复阴阳，筋骨劲强，关节清利矣。（《灵枢·本脏》）
　　五脏之道，皆出于经隧，以行血气，血气不和，百病乃变化而生，是故守经隧焉。（《素问·调经论》）
　　补其不足，泻其有余，调其虚实，以通其道，而去其邪；饮以半夏汤一剂，阴阳已通，其卧立至。黄帝曰：善。此所谓决渎壅塞，经络大通，阴阳得和者也。（《灵枢·邪客》）

总之，协调脏腑经络目的在于使脏腑经脉、阴阳气血通达和合，以此达到强身健体的养生目标。

三、保养精气神与中和

精气神为人体"三宝"，是生命活动的三大根本要素。就养生而言，精气神既秉受于先天，又长养于后天，贯穿于生命全过程，决定着人的生殖、生长和健康衰老，一息存则生命存，一息亡则生命亡，因此，要求积精全神，保养真气，使精气充实而不妄泄耗损，神气华实而不虚妄乖戾，从而真气内守充盈，心身具足，生命力旺盛，行动裕如。

> 故圣人抟精神，服天气，而通神明。（《素问·生气通天论》）
>
> 唯圣人从之，故身无奇病，万物不失，生气不竭。（《素问·四气调神大论》）
>
> 人之血气精神者，所以奉生而周于性命者也。（《灵枢·本脏》）

首先，积精保精，中和无泄。人身之精气由五脏所生，为肾所藏，有先天和后天之别，先天秉受父母，后天源于水谷。欲使先天之精充足旺盛，一是要求为人父母者若想孕育后代，先要清心节欲、平心定志养精濡血，无伐后代先天之本；二是勿忘后天长养之则。如此使先天、后天密切配合，取长补短，查漏补缺，必能达到良好的养生效果。"故善养生者，必宝其精，精盈则气盛，气盛则神全，神全则身健，身健则病少，神气坚强，老而益壮，皆本乎精也。"[1]

---

[1]　张介宾撰：《类经》（上），中医古籍出版社 2016 年版，第 2 页。

养护先天后天之精的内在因素在于保养五脏。既要保养肾精使不妄泄，也要护养五脏精气避免损伤，应避外邪，慎起居，调饮食，和情志，节房事等。

是故五脏主藏精者也，不可伤，伤则失守而阴虚，阴虚则无气，无气则死矣。（《灵枢·本神》）

是故谨和五味，骨正筋柔，气血以流，腠理以密，如是则骨气以精，谨道如法，长有天命。（《素问·生气通天论》）

今时之人不然也，以酒为浆，以妄为常，醉以入房，以欲竭其精，以耗散其真，不知持满，不时御神，务快其心，逆于生乐，起居无节，故半百而衰也。（《素问·上古天真论》）

其次，清静全神，中和无失。神为形之主，人体各种生理活动都受着神的支配与调控，因此应注重调摄情志心理，使志意安宁，气定神闲，清静内守，神不外驰，中和平衡，避免过用。具体说即节制嗜欲、减少思虑、调和情志，做到恬淡御神，思虑有度，和合喜怒，修养心身，乐观向上，始终保持积极愉悦的情绪和心理状态，避免情志失和给心身带来伤害和危机。

静则神藏，躁则消亡。（《素问·痹论》）

是故怵惕思虑者则伤神，神伤则恐惧流淫而不止。因悲哀动中者，竭绝而失生，喜乐者，神惮散而不藏，愁忧者，气闭塞而不行，盛怒者，迷惑而不治，恐惧者，神荡惮而不收。（《灵枢·本神》）

是以志闲而少欲，心安而不惧，形劳而不倦，气从以顺，各

从其欲,皆得所愿。(《素问·上古天真论》)

最后,养摄真气,中和无损。真气即元气,是生命与健康的根本和动力,真气从而顺,则充足和调,可温煦脏腑,御邪于外,病无由生,逆则气薄体弱,生机败坏。

真气者,所受于天,与谷气并而充身者也。(《灵枢·刺节真邪》)

养摄真气包括保养和调摄两个方面。对于养的要求是:顺时起居以固护阳气,节欲保精以巩固肾气,合理饮食以添补后天脾胃之气,调控情志以颐养天真,从而使真气充盛,避免虚损耗散;对于调的要求是:通过调息以促进真气运行,即所论"呼吸精气"的养生方法。此外还有诸如呼吸吐纳、针灸按摩、运动以调息的保健方法,不一而足。

保精、全身、养气三者是相互联系、相互促进的辩证统一,精盛则化生真气,气充则可使神全,全神又可保养元真之气,并促进精的固藏与化生,如此循环往复,生生不息。

四、劳逸动静与中和

劳逸动静也是养生的重要原则,无论是形体、脏腑经络或精气神的保养都须符合这一原则,强调既要适应外界各种环境的变化,又要保持健康的生活方式和行为习惯,使得人的形体与情志活动都处于平衡协调的中和状态。

动与静、劳与逸是养生活动需要始终把握的相反相成的两个方面。

从古代养生思想来看，无论是以老庄为代表的主静派，还是以《吕氏春秋》为代表的主动派，尽管各有侧重，但其共同点都在于强调动与静的有机统一，养神与养形并重。《内经》在继承和借鉴前人思想的基础上，结合长期的医学实践经验，认为人体的动静劳逸是密不可分、相互促进的客观内在的对立统一，动与静、劳与逸皆须适度而用，不可过用也不可偏废，由此认识和把握人体气机生化、升降出入及生命活动规律，形成了动静相宜、形劳不倦的养生原则。

> 成败倚伏游乎中，何也？岐伯曰：成败倚伏生乎动，动而不已，则变作矣。帝曰：有期乎？岐伯曰：不生不化，静之期也。帝曰：不生化乎？岐伯曰：出入废则神机化灭；升降息则气立孤危。故非出入，则无以生长壮老已；非升降，则无以生长化收藏。（《素问·六微旨大论》）

> 气之相守司也，如权衡之不得相失也。夫阴阳之气，清静则生化治，动则苛疾起，此之谓也。（《素问·至真要大论》）

人体气机的升降出入、绝对运动与相对静止是新陈代谢的需要，阴阳升降相宜，动静合一则气血和畅，百病不生，唯动无静则妄劳折阳，唯静无动则过逸损阴，都会影响气机的正常运转甚至伤害脏腑气血功能。因此，养生应顺从机体动静特性及需要，通过调节使形体与精神动静相宜，促进生理活动的正常进行。所谓："动静之理，气有常运，其微也为物之化，其甚也为物之变。化流于物，故物得之以生；变行于物，故物得之以死。由是，成败倚伏生于动之微甚迟速尔，岂唯气独有是哉！人在气中,养生之道,进退之用,当皆然也。"①

　　动静劳逸的养生原则要求把握养形与养神的统一,适度运动以养形,清静内守以养神。适度的体育锻炼和体力劳动可以强健脏腑功能,使气血周流,气机通畅,精神旺盛;过度劳累或安逸则会导致气机不畅,气血与形体损伤。养生应按照动静相宜原则,既要通过适度劳动和形体锻炼增强体质,通畅气血,又要防止过度劳作或过度安逸,真正做到动静相宜,不妄作劳,使"形劳而不倦,气从以顺",达到养生保健目的。

　　　　劳则喘息汗出,外内皆越,故气耗矣。(《素问·举痛论》)

　　　　忧思伤心;重寒伤肺;忿怒伤肝;醉以入房,汗出当风伤脾;用力过度,若入房汗出浴,则伤肾。此内外三部之所生病者也。(《灵枢·百病始生》)

　　　　五劳所伤:久视伤血,久卧伤气,久坐伤肉,久立伤骨,久行伤筋。(《素问·宣明五气》)

　　养神也是如此。神为生命主宰,易动而难静,动则耗伤神气,因此应将清静养神与适度用神结合起来,既以清静养摄使其内守固密,又以适度用神使其神机旺盛,七情五志相生相胜,思维活跃,积极进取,从而达到动静相宜、静躁无过的养生目的。如其所谓:独立守神,积精全神,内无思想之患,以恬愉为务,以自得为功,形体不敝,精神不散,合同于道,使益寿而有极时。

　　其实,人生之道又何尝不是如此呢? 其一动一静、一进一退都是进

_____

① 　王冰:《重广补注黄帝内经素问》,范登脉校注,科学技术文献出版社2011年版,第471页。

步与发展过程中的必然环节，若一味用强则心身俱疲，无所追求则心身皆废，人生路上不会一路绿灯，也不存在一劳永逸的事情，需要在动静进退的辩证统一中把握时机，调整方向，躬行致远，孜孜以求。

五、三因制宜与中和

三因制宜既是诊疗疾病的重要原则，也是养生的重要法则，强调任何养生方法与行为都要因时、因地、因人而异，结合不同的时间、地理环境和个体特征等实际情况，顺应规律，既不可刻舟求剑，胶柱鼓瑟，也不可强求其变，肆意妄为，一切以中和平衡为要。

因时制宜，即要求人们顺应四季气候变化，饮食起居符合一定的时间规律，不可悖四时而动，避免虚邪贼风侵犯人体，导致生命节律和形体官窍的病变。不仅自然界四时气候的太过、不及会成为致病因素，尤其是四季"失时反候"之气，其邪更甚；而且一旦人体不能适应四时正气也会致病，因此人应顺应其变，把握外邪入侵的时间节点和"三实三虚"，采取相应的避邪措施，谨慎从事，保养正气。

> 何以知其胜？岐伯曰：求其至也，皆归始春，未至而至，此谓太过，则薄所不胜，而乘所胜也，命曰气淫；至而不至，此谓不及，则所胜妄行，而所生受病，所不胜薄之也，命曰气迫。所谓求其至者，气至之时也，谨候其时，气可与期，失时反候，五治不分，邪僻内生，工不能禁也。（《素问·六节脏象论》）
>
> 四时之变，寒暑之胜，重阴必阳，重阳必阴，故阴主寒，阳主热，故寒甚则热，热甚则寒，故曰寒生热，热生寒，此阴阳之变也。故曰：冬伤于寒，春生瘅热；春伤于风，夏生后泄肠澼；

夏伤于暑,秋生痎疟;秋伤于湿,冬生咳嗽,是谓四时之序也。
(《灵枢·论疾诊尺》)

乘年之衰,逢月之空,失时之和,因为贼风所伤,是谓三虚。故论不知三虚,工反为粗……逢年之盛,遇月之满,得时之和,虽有贼风邪气,不能危之也,命曰三实……因岁之和,而少贼风者,民少病而少死;岁多贼风邪气,寒温不和,则民多病而多死矣。(《灵枢·岁露论》)

张介宾认为:"三虚在天,又必因人之虚,气有失守,乃易犯之,故为贼风所伤,而致暴死暴病。使知调摄避忌,则邪不能害。故曰乘、曰逢、曰失者,盖兼人事为言也。"①知调顺,识避忌,不仅医理如此,而且人事难违,信哉斯言!

人的饮食起居也应顺应四时和昼夜的变化规律,做到有节、有常,勿使过用。如果饮食五味偏嗜无常,或滥用药物滋补,必然伤及脏腑,引发疾病,甚至影响寿命,因此应"谨和五味","使其平"而避免"伤其正"。由此,《内经》还提出了四时养生的思想,如春养肝、夏养心、秋养肺、冬养肾,春夏养阳,秋冬养阴等。这些思想不仅对后世医家影响很大,而且也值得现代人深思。如:

饮食自倍,肠胃乃伤。(《素问·痹论》)
是故谨和五味,骨正筋柔,气血以流,腠理以密,如是则骨气以精,谨道如法,长有天命。(《素问·生气通天论》)

---

① 张介宾撰:《类经》(下),中医古籍出版社 2016 年版,第 889 页。

因地制宜，是强调结合不同地域和环境特点，按照个体不同体质确立养生方式的原则。人体健康与发病与不同地域的地理、气候、物候、环境、物产、饮食结构、体质差异等有关，应因地制宜，合理调摄。

> 故东方之域，天地之所始生也，鱼盐之地，海滨傍水，其民食鱼而嗜咸，皆安其处，美其食，鱼者使人热中，盐者胜血，故其民皆黑色疏理，其病皆为痈疡，其治宜砭石。故砭石者，亦从东方来。（《素问·异法方宜论》）

> 东方阳也，阳者其精并于上，并于上则上明而下虚，故使耳目聪明而手足不便也。西方阴也，阴者其精并于下，并于下则下盛而上虚，故其耳目不聪明而手足便也。故俱感于邪，其在上则右甚，在下则左甚，此天地阴阳所不能全也，故邪居之……故治不法天之纪，不用地之理，则灾害至矣。（《素问·阴阳应象大论》）

因人制宜，即按照人的生命过程周期性变化规律和年龄、性别、体质类型等差异采取不同的养生方法，这是三因制宜中更为根本的方面，充分展现了《内经》以人为贵、以人为本的理论宗旨和因人而异、察同察异的辨证法则。

> 能知七损八益，则二者可调，不知用此，则早衰之节也。年四十，而阴气自半也，起居衰矣。年五十，体重，耳目不聪明矣。年六十，阴痿，气大衰，九窍不利，下虚上实，涕泣俱出矣。故曰：知之则强，不知则老，故同出而名异耳。智者察同，愚者察异，愚者不足，智者有余，有余而耳目聪明，身体轻强，老者

复壮,壮者益治。是以圣人为无为之事,乐恬憺之能,从欲快志于虚无之守,故寿命无穷,与天地终,此圣人之治身也……以我知彼,以表知里,以观过与不及之理,见微得过,用之不殆……故因其轻而扬之,因其重而减之,因其衰而彰之。形不足者,温之以气;精不足者,补之以味。(《素问·阴阳应象大论》)

夫年长则求之于腑,年少则求之于经,年壮则求之于脏。(《素问·示从容论》)

不仅诊断与治疗应结合人的具体情况,养生也是如此,应一切从实际出发,时时把握和遵循客观规律。同时,养生并非一日一事之功,需要将其融为人的日常生活和行为自觉,长期坚持,持之以恒。所谓"道贵常存""圣人行之"。

是故刺法有全神养真之旨,亦法有修真之道,非治疾也,故要修养和神也。道贵常存,补神固根,精气不散,神守不分,然即神守而虽不去,亦能全真,人神不守,非达至真,至真之要,在乎天玄,神守天息,复入本元,命曰归宗。(《素问·刺法论》)

道者,圣人行之,愚者佩之。(《素问·四气调神大论》)

由上,《内经》从中和平衡出发,阐发了养生的基本原则。养生原则与方法是客观存在的,就像中医理论一样,不管人们接受或不接受,认同也好,怀疑也罢,它始终就在那里。而能否贯彻于人的思想与行为之中,全在于人的自觉,所谓"道不远人",唯须"人能弘道"。只有明了这个道理，才能"勤而行之""习而成性"，从自身做起，从点滴做起，日积月累，方能受益。犹如晋代医家葛洪所说"故治身养性，务谨其细，不可以小益为不平而不修，不可以小损为无伤而不防"，否则，如果"闻之者不信、信之者不为、为之者不终"①，则必然会一曝十寒，半途而废，与养生之道越来越远，难以达到健康长寿的终极目标。

第三节　养生方法及其中和思想

在养生原则的指导下，《内经》立足于中和理念，确立了内容丰富的养生方法，如形体调摄、饮食调摄、精神调摄以及药物、针灸、推拿、气功等，为人们的养生实践提供了依据与遵循。

一、形体养生与中和

人的形体是生命活动的物质基础，因此形体养生是养生活动的基本前提，对于强身健体，提高身体素质具有重要的意义。

人的形体包括脏腑经络、四肢百骸、骨骼肌肉等各个方面。正常形体活动对人体具有荣养脏腑、和调气血、通畅经络、强健筋骨的作用。脏腑通过受盛化生水谷精微的运动产生营卫气血，并由经络运动输布全身，升降出入于脏腑经脉、四肢百骸，滋养全身，维护着人体各项生理活动。因此，通过形体养生可以促进脏腑盛实、经脉通利、气血充盈、筋骨坚劲，保证体内物质交换和信息传递通达畅行等有序运动，使人内外

---

① 张松辉译注：《抱朴子内篇》，中华书局 2011 年版，第 415、174 页。

协调,耳聪目明,精力旺盛,行动裕如。

> 人之血气精神者,所以奉生而周于性命者也。经脉者,所
> 以行血气而营阴阳,濡筋骨,利关节者也。卫气者,所以温分
> 肉,充皮肤,肥腠理,司关合者也……卫气和则分肉解利,皮肤
> 调柔,腠理致密矣。(《灵枢·本脏》)
>
> 形与气相任则寿,不相任则夭。皮与肉相果则寿,不相果
> 则夭。血气经络,胜形则寿,不胜形则夭。黄帝曰:何谓形之
> 缓急? 伯高答曰:形充而皮肤缓者则寿,形充而皮肤急者则
> 夭,形充而脉坚大者顺也,形充而脉小以弱者气衰,衰则危矣。
> (《灵枢·寿夭刚柔》)

人的经脉气血营卫功能如何,对人体机能与健康产生着影响。人
秉天地阴阳生成形气,人的形体气质与其寿夭存在着一定关系。"盖形
以寓气,气以充形,有是形当有是气,有是气当有是形,故表里相称者
寿,一强一弱而不相胜者夭。""肉居皮之里,皮为肉之表。肉坚皮固者
是为相果,肉脆皮疏者是为不相果。相果者气必畜故寿,不相果者气易
失故夭。""血气经络者,内之根本也,形体者,外之枝叶也。根本胜者
寿,枝叶胜者夭也。"[1]"形谓皮肉筋骨,血气经络,应经水气脉,通贯于地
中,故胜形则寿,不胜形则夭。"[2]

形体之养的主要表现在于:一是养成自觉,坚持不懈。二是根据个

---

[1]　张介宾撰:《类经》(上),中医古籍出版社 2016 年版,第 61 页。

[2]　张志聪:《黄帝内经灵枢集注》,矫正强、王玉兴、王洪武校注,中医古籍出版社
2012 年版,第 56 页。

体的年龄、性别、体质及耐受能力等生理特点选择适宜的运动方式和运动量。三是做到劳逸结合，适度适量，不可强力而为。四是顺应四时，起居应有规律，按照四季气候的寒热温凉选择适当的运动锻炼方式，同时形体活动应遵循自然界和人体阳气的运动规律，顺应阳生阴藏的规律而动。

> 故冬不按跷，春不鼽衄，春不病颈项，仲夏不病胸胁，长夏不病洞泄寒中，秋不病风疟，冬不病痹厥，飧泄，而汗出也。（《素问·金匮真言论》）
>
> 故阳气者，一日而主外，平旦人气生，日中而阳气隆，日西而阳气已虚，气门乃闭。是故暮而收拒，无扰筋骨，无见雾露，反此三时，形乃困薄。（《素问·生气通天论》）

五是应以顺四时之宜、适寒温之变、崇舒适得体为标准，合理选择和调整衣着服装，使皮肤开合处于正常状态，不可过暖或过寒。如衣服尺寸应合身，适体为佳，过于宽松则不利于保暖，过于窄小紧绷则阻碍气血运行；夏季着装应有助于阳气宣发，冬季着装应有助于阳气闭藏，既不可过薄使寒邪入侵，也不可过厚使屡屡汗出，皮肤开泄，从而导致寒热之邪袭身；老人阳气虚衰，应多保暖，小儿纯阳之体，勿使过暖汗出，开泄伤津，遇风则病，如此则"过爱小儿反害小儿"；强调"任其服"，不可追求衣着过度奢华，能够保暖御寒，避邪入侵，整洁、干净、美观即可。

> 黄帝曰：便其相逆者奈何？岐伯曰：便此者，食饮衣服，亦欲适寒温，寒无凄怆，暑无出汗。（《灵枢·师传》）

总之，形体之养应始终把握适度原则，以中和为要，不可过与不及。从后世养生实践看，形体养生的具体方法十分丰富，如导引、按跷、吐纳、气功、武术、五禽戏、太极拳、八段锦、易筋经等，呈现出中华养生多姿多彩的气象与风貌。

二、饮食起居养生与中和

饮食起居是生命活动和日常生活须臾不可缺离的重要组成部分，是养生实践最为重要的内容。这方面的论述不仅丰富，而且历久弥新，时至今日依然具有深刻而又普遍的借鉴意义。

(一)饮食养生

人离开水谷之养则无以生存，饮食调摄是养生的前提和基础，对于人的健康与寿命至关重要。食物与药物一样，有着特定的阴阳之别与性味特征，因此养生应明辨和把握其规律，充分发挥饮食的应有作用。

> 人以水谷为本，故人绝水谷则死。(《素问·平人气象论》)
>
> 五味入口，藏于肠胃，味有所藏，以养五气，气和而生，津液相成，神乃自生。(《素问·六节脏象论》)

首先，注重把握饮食的功能与特性。食物有阴阳二性、寒热温凉四气、酸苦甘辛咸五味，具有特定的性味归经和作用特点，对于养生有一定针对性和指向性。一般来说，温热性食物属阳，其质较轻，善走人体外部、上部，寒凉性食物属阴，其质浓厚，善走人体内部、下部，如生姜辛温,宜外行肌表,雀肉甘温,宜益气壮阳;梨子甘凉,可内生津液,鱼肉甘咸,可滋阴补血。酸味食物收敛固涩,苦味食物清热消食,甘味食物补益缓急,辛味食物宣泄发散,咸味食物软坚散结。同时,五味与五脏存在着对应与亲和关系,各有所喜,相生相胜,用之得当能产生补益相助之功,滋养人体脏腑,反之则会造成损伤。因此,应注重把握其规律,发挥平衡心身的相应功效。

故清阳出上窍,浊阴出下窍;清阳发腠理,浊阴走五脏;清阳实四支,浊阴归六腑。水为阴,火为阳,阳为气,阴为味。味归形,形归气,气归精,精归化。精食气,形食味,化生精,气生形。味伤形,气伤精,精化为气,气伤于味。阴味出下窍,阳气出上窍。味厚者为阴,薄为阴之阳;气厚者为阳,薄为阳之阴。味厚则泄,薄则通,气薄则发泄,厚则发热。壮火之气衰,少火之气壮,壮火食气,气食少火,壮火散气,少火生气。气味辛甘发散为阳,酸苦涌泄为阴。(《素问·阴阳应象大论》)

黄帝曰:愿闻谷气有五味,其入五脏,分别奈何? 伯高曰:胃者,五脏六腑之海也,水谷皆入于胃,五脏六腑皆禀气于胃。五味各走其所喜,谷味酸,先走肝,谷味苦,先走心,谷味甘,先走脾,谷味辛,先走肺,谷味咸,先走肾。谷气津液已行,营卫大通,乃化糟粕,以次传下。(《灵枢·五味》)

其次,谨和阴阳虚实、四气五味。根据人体的阴阳虚实有针对性地进行调理,使食物之养与人体需要有机结合,充分发挥食物的性味功能,达到补益滋养人体的养生目的。

一是调和阴阳。即顺应阴阳四时法则,将人体阴阳与四时气候、食物阴阳有机统一,合理调摄。如"春夏养阳,秋冬养阴",春夏饮食应以保养阳气为主,秋冬饮食应以滋护阴液为要;根据个体体质及脏腑的阴阳虚实特征选择合适的饮食,如素体阳气不足者多食温热助其阳气,阴精亏虚者多食寒凉固护阴精;又如根据一年之中五运变化的过与不及因时制膳,合理安排四季饮食。

> 敷和之纪,木德周行,阳舒阴布,五化宣平……其谷麻,其果李,其实核,其应春,其虫毛,其畜犬,其色苍,其养筋,其病里急支满,其味酸……升明之纪,正阳而治,德施周普,五化均衡……其谷麦,其果杏,其实络,其应夏,其虫羽,其畜马……故曰:不恒其德,则所胜来复,政恒其理,则所胜同化。(《素问·五常政大论》)

二是谨和五味。根据食物的性味归经和五味入五脏的基本规律进行养生,顺补逆泻,使五味调和,阴阳相宜,各归其所喜;饮食应定时定量,非时勿食,饥饱适度,保证脾胃运化有张有弛和食物的有效消化吸收;注重食物的荤素搭配,丰富多样,营养均衡,以此达到强健骨肉、补益精气、营养肌体的目的。

> 肝苦急,急食甘以缓之……心苦缓,急食酸以收之……脾苦湿,急食苦以燥之……肺苦气上逆,急食苦以泄之……肾苦燥,急食辛以润之。开腠理,致津液,通气也……肝色青,宜食甘,粳米牛肉枣葵皆甘。心色赤,宜食酸,小豆犬肉李韭皆酸。肺色白,宜食苦,麦羊肉杏薤皆苦。脾色黄,宜食咸,大豆豕肉栗藿皆咸。肾色黑,宜食辛,黄黍鸡肉桃葱皆辛。辛散,酸收,

甘缓，苦坚，咸耎。毒药攻邪，五谷为养，五果为助，五畜为益，五菜为充，气味合而服之，以补精益气。此五者，有辛酸甘苦咸，各有所利，或散或收，或缓或急，或坚或耎，四时五脏，病随五味所宜也。（《素问·脏气法时论》）

谷肉果菜，食养尽之，无使过之，伤其正也。（《素问·五常政大论》）

三是调适寒温。一方面，应随着四季气候变化，按照食物寒热温凉特性合理进食；另一方面，不可食用温度过热或过冷的食物，因为过热伤胃阴，过冷伤胃阳，应寒温适中，凉热适度，助益阴阳平衡和脏腑功能的调和。

水谷之寒热，感则害于六腑。（《素问·阴阳应象大论》）

食饮者，热无灼灼，寒无沧沧，寒温中适，故气将持，乃不致邪僻也。（《灵枢·师传》）

后世医家据此发挥出关于饮食养生的许多颇有价值的观点，如饮食时应寒热有度；保持心情愉悦以利于肠胃的吸收；饮食后应及时漱口、刷牙保持口腔清洁；进行适当的散步、摩腹，舒展四肢，促进胃肠蠕动和消化等，具有一定的借鉴意义。

最后，避忌偏嗜过用。合理饮食可使阴阳相宜，五味和合，促进人体正气稳固，血脉通调，形神俱荣；一旦违背了饮食的阴阳四时五味规律，偏嗜过用，则必然给人体带来损害，甚至引发疾病，不利于健康长寿。由此，《内经》对五味调和的重要性和偏嗜过用的危害进行了深入阐发，进一步彰显出其虚实相宜、谨和五味的中和思想宗旨。

饮食自倍,脾胃乃伤。(《素问·痹论》)

黄帝曰:余闻肠胃受谷,上焦出气,以温分肉,而养骨节,通腠理。中焦出气如露,上注溪谷,而渗孙脉,津液和调,变化而赤为血,血和则孙脉先满溢,乃注于络脉,络脉皆盈,乃注于经脉。阴阳已张,因息乃行,行有经纪,周有道理,与天合同,不得休止。切而调之,从虚去实,泻则不足,疾则气减,留则先后。从实去虚,补则有余,血气已调,形神乃持。(《灵枢·痈疽》)

五谷之津液,和合而为膏者,内渗入于骨空,补益脑髓,而下流于阴股。阴阳不和,则使液溢而下流于阴,髓液皆减而下,下过度则虚,虚故腰背痛而胫酸。阴阳气道不通,四海闭塞,三焦不泻,津液不化,水谷并行肠胃之中,别于回肠,留于下焦,不得渗膀胱,则下焦胀,水溢则为水胀,此津液五别之逆顺也。(《灵枢·五癃津液别》)

是故味过于酸,肝气以津,脾气乃绝。味过于咸,大骨气劳,短肌,心气抑。味过于甘,心气喘满,色黑,肾气不衡。味过于苦,脾气不濡,胃气乃厚。味过于辛,筋脉沮弛,精神乃央。是故谨和五味,骨正筋柔,气血以流,腠理以密,如是则骨气以精,谨道如法,长有天命。(《素问·生气通天论》)

是故多食咸,则脉凝泣而变色。多食苦,则皮槁而毛拔。多食辛,则筋急而爪枯。多食酸,则肉胝䐢而唇揭。多食甘,则骨痛而发落,此五味之所伤也。故心欲苦,肺欲辛,肝欲酸,脾欲甘,肾欲咸,此五味之合五脏之气也。(《素问·五脏生成》)

由上，饮食不仅是人的生命赖以存在与发展的基本条件，而且作为文化形态深刻浸润在中华文明的发展进程中，由此使得饮食养生既具有颐养生命的物质内涵，又具有行为规范的精神内涵。如孔子所言："食不厌精，脍不厌细。食饐而餲，鱼馁而肉败，不食。色恶，不食。臭恶，不食。失饪，不食。不时，不食。割不正，不食。不得其酱，不食。肉虽多，不使胜食气……食不语，寝不言。虽疏食菜羹，必祭，必齐如也。"（《论语·乡党》）《内经》饮食养生理论也是如此，其谨和五味、反对偏嗜的中和理念已然成为一种规范，具有指导人们追求内外平衡的健康生活方式的普遍约束力和精神力量。

（二）起居养生

起居养生主要强调人的日常作息应把握人体机能变化规律，起卧有常，劳逸适度，不可违背自然规律和人体的耐受能力。《内经》认为人的日常作息应符合自然界时间的周期性变化和人体生命节律，为此论述了自然界的时间节律如年节律、月节律、日节律等，强调四季养生应"顺四时而适寒温"；一日之内的作息应按照昼夜的变化特点合理安排，如强调顺应一日之平旦、日中、日西、日暮阴阳之气的节律变化安排起居行卧。

> 持重远行，汗出于肾。疾走恐惧，汗出于肝。摇体劳苦，汗出于脾。（《素问·经脉别论》）。
>
> 起居不节，用力过度，则络脉伤。（《灵枢·百病始生》）
>
> 人之欠者，何气使然？岐伯答曰：卫气昼日行于阳，夜半则行于阴，阴者主夜，夜者主卧；阳者主上，阴者主下，故阴气积于下，阳气未尽，阳引而上，阴引而下，阴阳相引，故数欠。阳气尽，阴气盛，则目瞑；阴气尽而阳气盛，则寤矣。（《灵枢·

口问》)

也就是说,白天人体阳气充盛,适宜劳作;夜晚阳气虚弱,应进入休息状态,以利于人体机能恢复和调整。人的劳逸动静应适度,不可过劳或过逸,超越人体可以承受的正常程度。正常的劳作与运动可以使气血通畅,筋骨强健,提升人体的健康水平和抵御外邪的能力,一旦过用,则会引起"五劳所伤",耗气伤精。过劳伤气耗血,过逸引起气血凝滞、筋骨脆弱,都会使机能下降,阴阳失和,长此以往必然导致病变,给生命带来损害。只有适应自然界和人体自身规律作息与养生,不妄作劳,方能"形劳而不倦,气从以顺",阴平阳秘,健康长寿。

(三)房室养生

两性之交是人类的本能,是人体正常生理需要和生命的自然法则。中国古代将房室活动与饮食同等看待,所谓"食色,性也"(《孟子·告子》);"饮食男女,人之大欲存焉"(《礼记·礼运》)。由此,房室养生也成为中国古代养生的重要方面,具有丰富的理论与方法。《内经》从男女生理发展规律出发,强调性生活应把握"七损八益",使阴阳和合,有禁有度,涵养肾精,防止过用;若房事不节,淫欲过度,必致精血耗伤,形体枯槁,早衰早亡。所谓:

夫精者,身之本也。(《素问·金匮真言论》)
能知七损八益,则二者可调,不知用此,则早衰之节也。
(《素问·阴阳应象大论》)
因而强力,肾气乃伤,高骨乃坏。(《素问·生气通天论》)
思想无穷,所愿不得,意淫于外,入房太甚,宗筋弛纵,发为筋痿,及为白淫。(《素问·痿论》)

若醉入房，中气竭，肝伤，故月事衰少不来也。（《素问·腹中论》）

有所击仆，若醉入房，汗出当风，则伤脾。有所用力举重，若入房过度，汗出浴水，则伤肾。（《灵枢·邪气脏腑病形》）

可见，《内经》不仅强调房事有度，而且强调应有科学合理的方法，如不可"醉以入房"，不可强力等，呈现着强调中和养生的一贯原则与方法，对于现代人的生活仍然具有深刻的理论与实践价值。

三、情志养生与中和

情志养生也就是精神调摄，其基本要求是恬淡虚无、精神内守、和合喜怒，保持和悦平衡、积极向上的心理与精神状态，由此以神御形，达到心身合一的养生境界。

（一）虚静内守

虚静内守即淡泊安然、内守真气、清静乐观的心理状态与行为方式。情志养生应做到内心清静、恬愉自得、乐观向上、节制嗜欲、避却诱惑，使人体真气从顺、肉腠闭拒、筋骨强健、五脏安宁、邪毒无害、形体不敝、精神不散。

恬惔虚无，真气从之，精神内守，病安从来。（《素问·上古天真论》）

是以圣人为无为之事，乐恬憺之能，从欲快志于虚无之宇，故寿命无穷，与天地终。（《素问·阴阳应象大论》）

清静则肉腠闭拒，虽有大风苛毒，弗之能害。（《素问·生

气通天论》)

　　这一思想的生理病理基础在于"五神脏"理论,即七情五志各有五脏分属,而精神意志和思维活动的主宰在于心,只有心神健旺才能够保证人体各脏腑、组织、器官的正常生理机能的发挥,促进人体健康长寿。养护心神的根本在于避却邪欲侵扰以摇动其根,使其保持宁静、安和,颐养天真。一旦心神受邪损伤,则五脏六腑皆伤,导致脏腑气机紊乱而致病。

　　　　心者,君主之官也,神明出焉……故主明则下安,以此养
　　生则寿,殁世不殆,以为天下则大昌。主不明则十二官危,使
　　道闭塞而不通,形乃大伤,以此养生则殃,以为天下者,其宗大
　　危,戒之戒之。(《素问·灵兰秘典论》)
　　　　心者,五脏六腑之大主也,精神之所舍也,其脏坚固,邪弗
　　能容也,容之则伤心,心伤则神去,神去则死矣。(《灵枢·
　　邪客》)
　　　　心者,五脏六腑之主也……故悲哀愁忧则心动,心动则五
　　脏六腑皆摇。(《灵枢·口问》)

　　故此,应时时把握养心之理,明确邪欲之害,避却邪欲;权衡利弊得失,舍利取身,养护心神;志向专一,凝神收心,乐观积极,借此不仅使脏腑气血和畅,营卫之气流通,而且使"志闲而少欲,心安而不惧",生机旺盛,心身健康,"寿命无穷,与天地终"。《内经》将其作为"德全不危"的圣人之道,即修身养性与养德和合、统一,以德为福寿之本,是养生的最高境界和终极追求。

这一思想符合老子所倡导的"致虚极,守静笃"的自然养性之术。亦如庄子所言:"夫恬惔寂漠、虚无无为,此天地之平而道德之质也。故曰:圣人休休焉则平易矣,平易则恬惔矣。平易恬惔,则忧患不能入,邪气不能袭,故其德全而神不亏。"(《庄子·刻意》)后世医家高度重视《内经》恬淡清静、远欲少欲的中和养生思想,对其进行了积极发散与拓展。如金代名医李杲认为:"安于淡薄,少思寡欲,省语以养气,不妄作劳以养形,虚心以维神,寿夭得失安之于数,得丧既轻,血气自然谐和,邪无所容,病安增剧?苟能持此,亦庶几于道,可谓得其真趣矣。"[①]万全也说:"寡欲者,所以养性命也……欲不可纵,纵欲成灾,乐不可极,乐极生哀。可谓知养生矣。""人身之中,只有此心,便是一身之主,所谓视听言动者,此心也。故心常清静则神安,神安则七神皆安。以此养生则寿,殁世不殆。心劳则神不安,神不安则精神皆危,便闭塞而不通,形乃大伤。以此养生则殃。"[②]不仅强调了清静寡欲对于养生的重要意义,而且成为有益于病体康复和人体整体功能发挥的重要方法。

(二)情志有度

人是形体与精神的统一体,思维情志活动与形体活动一样,都是生命存在的正常表现和必然需要,而且,情志活动以形体气血为物质基础,是脏腑机能的反映。也就是说,人的神、魂、魄、意、志、思、智、虑与七情五志等思维与精神活动是依赖于人体脏腑而存在和变化的,二者之间存在着密切联系和对应关系,如肝志为怒、心志为喜、脾志为思、肺志为忧、肾志为恐。人的所思所欲、情感意志、思维认知等都是人体所特有的正常反应,是人的本质要求的根本因素,人通过后天的学习、认

---

① 李东垣:《脾胃论》,靳国印校注,中国医药科技出版社 2011 年版,第 80 页。
② 万全:《养生四要》,国华校注,中国医药科技出版社 2011 年版,第 4、13 页。

知与实践不断地丰富和强化这些行为与机能。但是,人的思维情志活动与形体活动一样,应遵循中和适度的基本原则,不可过用。即如养形,应有所节制,无劳其形,形劳不倦,不可超越其能力范围。形无妄则思有根,思无妄则能从顺,保持心身平衡与健康。一旦思维情志活动过度,不能节制,则不仅扰乱心身,伤害精气,而且伤及脏腑与形体,百病由生。

> 天之在我者德也,地之在我者气也,德流气薄而生者也,故生之来谓之精,两精相搏谓之神,随神往来者谓之魂,并精而出入者谓之魄,所以任物者谓之心,心有所忆谓之意,意之所存谓之志,因志而存变谓之思,因思而远慕谓之虑,因虑而处物谓之智。(《灵枢·本神》)

> 志意者,所以御精神,收魂魄,适寒温,和喜怒者也。是故血和则经脉流行,营复阴阳,筋骨劲强,关节清利矣。卫气和则分肉解利,皮肤调柔,腠理致密矣。志意和则精神专直,魂魄不散,悔怒不起,五脏不受邪矣……五脏皆端正者,和利得人心;五脏皆偏倾者,邪心而善盗,不可以为人平,反复言语也。(《灵枢·本脏》)

> 余知百病生于气也,怒则气上,喜则气缓,悲则气消,恐则气下……(《素问·举痛论》)

> 故喜怒伤气,寒暑伤形。暴怒伤阴,暴喜伤阳。厥气上行,满脉去形。喜怒不节,寒暑过度,生乃不固。(《素问·阴阳应象大论》)

《内经》认为,古代的人们懂得养生的道理,生活朴素,恬淡安然,人与自然和谐相处，不犯邪气，人与人之间和人自身也处于自然平衡状态，因此很少生病，即使生病也多在浅表，简单易治，用移精、祝由的方法即可医治。所谓"移精"，是转移、改变患者的精神状态以缓解症状的治疗方法；祝由，是古代用符咒祈祷治病的方法。二者均为古代利用精神疗法治疗疾病的手段，相当于现代医学中的精神、心理、暗示疗法。今世之人则不然，欲望无边，喜怒无常，神思过度，又不懂节制，肆意妄为，因此忤逆自然，嗜欲竭精，屡屡中病而不自知。为此，《内经》提出应用神有度，使神不过度耗散，从而保持良好的心理与精神状态。又提出"和喜怒"的自觉调节情志的方法，即以情胜情。所谓"少私寡欲"并非无欲、无思、无情、无为，而是有所节制，把握规律。因为情志活动是人的正常需要，如果过度压抑也能致病，故此应使七情五志适度开泄。一方面，要顺应四时移精调神，自觉养生；另一方面，运用情志之间的五行生克制化规律以情胜情，自然消弭和矫正不良情绪，避免其过度甚至爆发，达到既宣泄积郁之情，使其疏泄畅遂，又避免过用，滋养正气的养生目标。

> 余闻古之治病，惟其移精变气，可祝由而已。今世治病，毒药治其内，针石治其外，或愈或不愈，何也？岐伯对曰：往古人居禽兽之间，动作以避寒，阴居以避暑，内无眷慕之累，外无伸宦之形，此恬憺之世，邪不能深入也。故毒药不能治其内，针石不能治其外，故可移精祝由而已。当今之世不然，忧患缘其内，苦形伤其外，又失四时之从，逆寒暑之宜，贼风数至，虚邪朝夕，内至五脏骨髓，外伤空窍肌肤，所以小病必甚，大病必死，故祝由不能已也。（《素问·移精变气论》）
>
> 故智者之养生也，必顺四时而适寒暑，和喜怒而安居处，

节阴阳而调刚柔,如是则僻邪不至,长生久视。(《灵枢·本神》)

(三)神使无妄

人的精神志意衰败的极致是"神不使",即病势十分严重的状态,方此之时,人的精神衰微,神气败坏,志意散乱游走不定,难以发挥最基本的御邪或调节作用。

> 形弊血尽而功不立者何?岐伯曰:神不使也。帝曰:何谓神不使?岐伯曰:针石,道也。精神不进,志意不治,故病不可愈。今精坏神去,荣卫不可复收。何者?嗜欲无穷,而忧患不止,精神弛坏,荣泣卫除,故神去之而病不愈也。(《素问·汤液醪醴论》)

对此,杨上善认为:"有道者神不驰越,志不异求,意不妄思,神清内使,虽有邪客,服之汤液醪醴万全也。"[1]王冰认为:"精神者,生之源。荣卫者,气之主。气主不辅,生源复消,神不内居,病何能愈哉!"[2]张介宾的解释是:"凡治病之道,攻邪在乎针药,行药在乎神气,故治施于外,则神应于中,使之升则升,使之降则降,是其神之可使也。若以药剂治其内而脏气不应,针艾治其外而经气不应,此其神气已去,而无可使矣。

虽竭力治之，成虚废已尔，是即所谓不使也。"①可见，这是一种形体败坏，血气竭尽，精气毁沮，神气惮散外越，志意散乱不守，药物、针石不能治其内外的衰竭状况。

为什么疾病能够发展到如此严重的地步呢？《内经》给出的答案是"嗜欲无穷，而忧患不止"，即生活上嗜欲无度，精神上忧患不止，也就是不知节制，超越常度，肆意妄为，最终导致了形不足舍神，神无以御形，形神俱损的结果。对于情志养生来说，这无疑是一个极端的有着震撼说服力的反证。如果将此与《内经》养生的一贯原则勾连起来，带入人类对于健康认知与实践的历史与时代观察中，难道不是振聋发聩的警世箴言吗？

值得进一步探讨的是，《内经》论"神不使"，不仅专指病人，而且也涉及医生。医生"神不使"表现在："粗工嘻嘻"，医道不精，志意不守，每每临证则犯"五过""四失"之偏，甚至医德低俗，唯利是图，害人害己。为纠正此类偏妄，《内经》提出了医者应修养和遵循的医道、医德之论，强调上工应知天文、地理、人事，医世、医国、疾人，问俗、问讳、问病人所便，"诊有三常"等，其医者仁心仁术跃然纸上，清晰可见。

> 凡欲诊病者，必问饮食居处，暴乐暴苦，始乐后苦，皆伤精气，精气竭绝，形体毁沮。暴怒伤阴，暴喜伤阳……诊有三常，必问贵贱，封君败伤，及欲侯王。故贵脱势，虽不中邪，精神内伤，身必败亡。始富后贫，虽不伤邪，皮焦筋屈，痿躄为挛……尝富大伤，斩筋绝脉，身体复行，令泽不息。故伤败结，留薄归阳，脓积寒炅。（《素问·疏五过论》）

---

① 张介宾撰：《类经》（上），中医古籍出版社2016年版，第319页。

　　《内经》情志养生思想得到后世医家的极力追崇和积极发散。如南朝医家、"山中宰相"陶弘景所言："少思、少念、少欲、少事、少语、少笑、少愁、少乐、少喜、少怒、少好、少恶，行此十二少，乃养生之都契也。多思则神怠，多念则志散，多欲则损智，多事则形疲，多语则气争，多笑则伤藏，多愁则心慑，多乐则意溢，多喜则忘错昏乱，多怒则百脉不定，多好则专迷不治，多恶则焦煎无欢。此十二多不除，丧生之本也。无多者，几乎真人。"①又如隋唐"真人"、"药王"孙思邈所论："莫忧思，莫大怒，莫悲愁，莫大惧，莫跳踉，莫多言，莫大笑；勿汲汲于所欲，勿悁悁怀忿恨，皆损寿命。若能不犯者，则得长生也……凡心有所爱，不用深爱；心有所憎，不用深憎，并皆损性伤神。亦不用深赞，亦不用深毁，常须运心于物平等。如觉偏颇，寻改正之……故有智之人，爱惜性命者，当自思念，深生耻愧。戒勒身心，常修善事也。"②此古人之论，于今犹如在耳，须时时体会与践行，方能洞察中国养生智慧的真谛，为人们的健康提供理性参照。

　　除上述养生方法以外，《内经》还提出了药物、针灸、气功、推拿按摩、药膳等摄生理论与方法，对中华民族的养生与健康实践同样做出了重要贡献，值得进一步研究与阐发。

---

① 陶弘景、丘处机撰：《养性延命录·摄生消息论》，王文宏、崔志光评注，钱超尘主编，中华书局 2011 年版，第 29—30 页。

② 张印生、韩学杰主编：《孙思邈医学全书》，中国中医药出版社 2015 年版，第 489 页。

第七章　《黄帝内经》中和思想的医易会通

在中国古代先贤那里，"尚中"思想由来已久，并逐步形成了"中和"这一理论形态。无论是对天地自然规律的体悟，还是对人与自然关系的认知；无论是对治国平天下的思考，还是对人与社会和谐共生的探索；无论是对为人处世态度的解读，还是对养生愈疾方法体系的建构，都始终围绕"中和"这一主线，构成了天地自然、人类社会和生命个体不偏不倚、中正和谐、真善美融为一体的恒常存在状态，成为中国古代对事物本质、规律认识与把握的一个根本法则。

随着研究的不断推进，人们逐步认识到中国先秦哲学思想与文化精神为《内经》中和思想的建构提供了深厚的理论滋养，其中最为典型的是易、儒、道中和思想。这是因为，从《内经》的成书过程来看，至少历经了从先秦到汉代的漫长时期；从理论主旨和思想观点来看，《内经》基于人体生命与健康所倡导的"天人合一""和谐共生"等核心理念与易、儒、道的基本思想及其关注人生终极思考的思维偏向具有高度的契合性；从理论建构的具体概念系统和逻辑范畴来看，《内经》的气、阴阳、五行理论及其基于"阴阳平衡""过与不及"的疾病发现与诊治规律也与易、儒、道哲学思想有着千丝万缕的理论连贯。同时，《内经》的理论建构也从生命科学的视角为易、儒、道思想的发展提供了参照。

由此，从理论渊源上来看，《内经》中和思想及其文化精神与易、儒、道的中和思想与基本精神存在着理论借鉴与会通的内在联系。同时，从中国古代思想史的发展来看，易、儒、道中和观也存在着会通关系。以《周易》为理论源头，儒、道两家均进行了继承和发挥，强调以天人合一、阴阳中和为主旨，"中"寓于"和"、"和"又寓于"中"的中和思想。如果说二者有区别，其表现在于儒家主刚崇阳，强调中正时中、不偏不倚，权变而不伤礼义；道家则主柔崇阴，强调视"中"若虚、虚则不满，超然物外，自然无为而不逾矩。深入探寻这些内在联系及规律无疑能够为厘定其逻辑继承性架起一座桥梁，从而深刻地理解《内经》理论及其文化精神的基本内涵与本质。

第一节 易学的中和思想

何谓"中"？从字源上考察，甲骨文的"中"有两种代表性的写法，一是一直线横穿圆圈，表示射箭中的；二是上下两面旗帜，中间是帐篷，表明是部落中心，中间还有鼓，意味着传递信息，是部落、氏族群体的中心和指挥中枢。后经演变为地中，即地之中心。相传周公曾派韶公到洛阳选择地中作都城，便于中央对各地的统治和统领。殷商中兴之君主盘庚，则强调臣民须把心放得中正：

> 汝分猷念以相从，各设中于乃心。（《尚书·盘庚中》）

孙星衍认为，此处"'设'作'詷'，詷者，合也，言汝当比顺思以相从，各合于中道"（《熹平石经》）。可见盘庚时已然将符合中正之道作为人们行事的原则。到了周朝初年，则进而提出了"中德"思想，并以此规范和约束统治者的言行。如周武王在对其弟康叔的训诫中说：

尔克永观省，作稽中德。尔尚克羞馈祀，尔乃自介用逸。兹乃允惟王正事之臣，兹亦惟天若元德，永不忘在王家。（《尚书·酒诰》）

意思是说你如果能够切实遵循中正之德，并以此经常反省自己的一言一行，就能保有自己的权力地位，享有美酒佳肴等生活待遇，成为合格的为王治事之臣。这里的"中"不仅是中正，而且与"德"相连，在一定程度上具有了"至中至善"的道德意味，对人的德性提出了要求。青铜器铭文中的"从中""中德""中心"等也有此意。再如，周公诫诚成王：

兹式有慎，以列用中罚。（《尚书·立政》）

惟良折狱，罔非在中……咸庶中正……民之乱，罔不中听狱之两辞。无或私家于狱之两辞。（《尚书·吕刑》）

这里强调指导狱事处理的"中罚"原则，在治理狱事时要注意听取双方当事者正反两方面的意见，并进行辩证分析，不可偏听偏信，失却中正公允。在西周青铜器铭文中也有类似说法，如"不中不刑"（《牧簋》），"慎中其罚"（《叔夷钟》）等，说明"尚中"思想不仅深入到了司法领域，而且已经超越了道德范畴，具有了认识意义和实践意义。

作为中华文化的源头活水，《周易》的问世使得"尚中"思想进一步理论化、系统化，充分体现和贯彻了"中和"思想，成为"易道"根本之一，不仅从万事万物阴阳对立统一的普遍性出发进行了深入阐释，而且已然有了富于人伦道德、社会理想和人文精神的哲学意蕴。

《周易》包括《易经》和《易传》两部分，在不断的传播与发展过程中，逐步形成了易学哲学思想,包含着天人观、阴阳观、变易观及象数思维模式等丰富的中国古代认识自然和社会的思想与方法,成为中华文化的源头和"元逻辑符号",不仅被儒家奉为经典,而且对中国古代各种理论形态都产生了深刻的影响。从《内经》的成书及其医学理论建构与发展来看,亦深受其影响,而且二者存在着理论会通的密切逻辑关联。之所以产生这样的认识和判断,其内在理由在于:

其一,在《内经》的一些篇章中,存在着引用和化用《易传》内容的文字表达。如:

> 太虚寥廓,肇基化元,万物资始,五运终天,布气真灵,揔统坤元,九星悬朗,七曜周旋,曰阴曰阳,曰柔曰刚,幽显既位,寒暑驰张,生生化化,品物咸章。(《素问·天元纪大论》)

在阐述五运六气理论的七篇大论中,均有相关论述,在《灵枢·九宫八风》中也有相关表述。

其二,在人类文明肇始的上古时代,人们看待自然与人体只能囿于原始的自然哲学,在《周易》和《内经》成书之前,"医术与卜筮就是原始宗教用来除病消灾、避凶祈福的重要手段,原始巫术中就包含着医术"[1]。故此,古代医术也称为"巫医",《内经》的成书才使得中医学摆脱了"巫医"的窠臼。

其三,《易经》在建构理论的过程中,为说理和回应人们对生命认知和人体奥妙高度关切的需要,吸收了许多当时的医疗实践资料,在卦爻辞中以"疾"字解释"病"。诸如:

---

[1]　薛公忱主编:《儒道佛与中医药学》,中国书店2002年版,第81页。

　　　　六五，贞疾，恒不死。《象》曰："六五贞疾"，乘刚也。"恒
　　不死"，中未亡也。(《周易·豫》)

　　　　系遁，有疾厉。(《周易·遁》)

　　　　损其疾，使遄有喜。(《周易·损》)

　　　　我仇有疾。(《周易·鼎》)

　　此外，《易经》在艮卦、咸卦中还有对于当时人们内视意守而养生以及用针石治疗疾病的描述。尽管这些表述或类比是浅层次的，但是已然表现出其理论观照。随着易学体系的不断完善，其天地人、太极、阴阳、道、数、神等思维范畴与中和哲学观念对《内经》医学理论的建构产生着重要的影响。

一、爻位居中的中和思维

　　在《易经》中，六十四卦的每一卦均由上、下两部分组成，彼此相互关联，而居于中间的第二、五两爻其地位和作用更加重要，既统摄卦义又决定其他四爻。对此，《易传》进行了进一步解释：

　　　　若夫杂物撰德，辨是与非，则非其中爻不备……二与四同功而异位，其善不同，二多誉，四多惧，近也。柔之为道，不利远者；其要无咎，其用柔中也。三与五同功而异位，三多凶，五多功，贵贱之等也。其柔危，其刚胜邪？(《周易·系辞下》)

　　各爻各应其位，不可错乱，阳爻居中则显阳刚之美，阴爻居中则得

阴柔之美,不偏不倚,行为中正;要使柔顺居中方能有利。此类论说很多,不一一赘述。

二、"时中"思想及其意义

所谓"时中",指的是"适时中和"和"变通之利",强调万事万物的存在与变化发展都要遵循一定的法则,围绕"中"的标尺行事,使其"无过无不及"。这不仅是"尚中"思想的基本法则,也是易学变易观的核心内容。其具体表现是"中道""中行""中正""得中"等,并据此对适时、刚柔、常变、"太过""不及"、进退、存亡等进行了述说。有学者研究提出:"《易经》一书,言及'中'字共 159 次,并屡言'得中''中道''中行''中正'。"①同时,还强调重视时机,提出了"时行""时发""时用""随时""及时"等概念,充分显示了《易经》对于"时中"的高度重视。要想真正做到"时中",须从以下方面加以重视。

一是自觉认识和体悟"中和"内涵。"中和"是事物存在发展的基准和最佳状态,是"天下之大本",人们应怀有敬仰之心,努力做到"中道""中行""中正",唯其如此,方可"得中"。诸如:

> "包荒,得尚于中行",以光大也。(《周易·泰》)
>
> 同人,柔得位得中,而应乎乾,曰同人。(《周易·同人》)
>
> "干母之蛊",得中道也。(《周易·蛊》)
>
> 中正以观天下。(《周易·观》)
>
> "中行独复",以从道也。(《周易·复》)

---

① 方满锦:《先秦诸子中和思想研究论集》,台湾万卷楼 2015 年版,第 3 页。

九二贞吉，得中道也。(《周易·解》)

刚遇中正，天下大行也。(《周易·姤》)

"艮其辅"，以中正也。(《周易·艮》)

进以正，可以正邦也，其位刚得中也。(《周易·渐》)

二是主动把握为人处世的度。万物有盈虚、进退、张弛、文武之道，为人处世要充分了解事物的刚柔、盛衰之理，行事要懂得适时节制，中正亨通，不离其位，进退裕如，既不能"太过"，也不能"不及"。否则，一味用强，超越常度，不能合理把握进退、存亡、得失，就会物极必反，导致失中、违和，害人害己而不自知。相反，如果节制过度，消极而不作为，导致"不及"，反成"苦节"，也是十分有害的。

上九，亢龙，有悔。(《周易·乾》)

"苦节不可贞"，其道穷也。(《周易·节》)

"饮酒濡首"，亦不知节也。(《周易·未济》)

三是始终遵循变易观及其规律。变易观强调知常达变，把握时机，适时而动，顺势而为，以不失中和者为贵，即懂得在运动中把握规律。因为万事万物皆是变中有常，常中有变，存在着由平衡—不平衡—平衡的发展规律，因此变则有"中"，"中"则有"易"，既要把握变的规律，勿失"中和"；又要懂得变通，不可强为。

八卦成列，象在其中矣；因而重之，爻在其中矣；刚柔相推，变在其中焉；系辞焉而命之，动在其中矣……《易》之为书也，不可远，为道也屡迁，变动不居，周流六虚，上下无常，刚柔

相易,不可为典要,唯变所适。(《周易·系辞下》)

"蒙亨",以亨行时中也。(《周易·蒙》)

应乎天而时行,是以元亨。(《周易·大有》)

损益盈虚,与时偕行。(《周易·损》)

由以上分析可以看出,"时中"既有世界观的意义,又是一种方法论,既是天地自然人事运动变化的基本规律,又是顺应自然、改造自然及为人处世、治国理政的根本法则和目标取向,需要高度重视,自觉践行,贯彻始终。

三、"和"思想及其意义

在"尚中"理念指引下,《易经》不仅关注"中",也重视"和",提出并阐释了"和"的思想,抑或说,"《易经》除启蒙'中'的哲理外,也开悟'和'的哲学"①。所谓"和",说的是万物和谐、常运不息、和平中正、不偏不倚的存在状态和运动规律,如"和实生物""保合太和"等。《易经》中"和"字共出现 12 次,除此之外,还有意思相同或相近的概念,如"亨""利""贞""合""宜""通""不逮""不悖"等。细究其义理和内涵,主要可以概括为四个方面:

其一,"和"是自然界万事万物运行不息的正常状态或理想状态。如其强调"亨""利""贞""保合""不相逮""不相悖"等,说的都是"和",描摹出一幅天地氤氲的太冲之气、水火、山泽、雷风运行不息、交相辉映、上下交通、各得其宜的运动变化的丰富画面,刻画出"天地交泰""和实

① 方满锦:《先秦诸子中和思想研究论集》,台湾万卷楼 2015 年版,第 9 页。

生物"的大自然常运、常变、常存常在的内在规律。

> 元,亨,利,贞……保合大和,乃利贞。(《周易·乾》)
>
> 故水火不相逮,雷风不相悖,山泽通气,然后能变化,既成万物也。(《周易·说卦》)

其二,"和"是道德伦理、人事运作、行为规范的中道、中度之理。如《易经》对于谦逊、包容、至孝的伦理与处事美德和君臣和合相处之理进行了述说。尽管多用了"中"字而没用"和"字,但蕴含的是中和之道、中和之理,是不偏不倚、协同持中的处事准则。

> "黄裳元吉",文在中也。(《周易·坤》)
>
> "大车以载",积中不败也。(《周易·大有》)
>
> "鸣谦贞吉",中心得也。(《周易·谦》)
>
> "大君之宜",行中之谓也。(《周易·临》)
>
> 天地感而万物化生,圣人感人心而天下和平。(《周易·咸》)

其三,"和"是天地阴阳二气运动变化、对立统一、感应交融、相生相克的内在机理。阴阳观在《周易》思想体系中居于重要地位,强调阴阳二气的运动变化是天地自然存在与变化的内在动力和基本规律。一是引入阴阳范畴以解释卦象,建构了以"乾卦象阳、坤卦象阴"为元点、以阴阳爻组成六十四卦描述万物生成与存在状态的自然图式。二是将阴阳之道作为天道自然和宇宙万物存在变化发展的基本规律和最高原则。所谓:

一阴一阳之谓道。(《周易·系辞上》)

三是以阴阳表示自然界存在的对立统一、相反相成的两种性质和势力,其运动、变化、发展以阴阳和合、"阴阳合德"为基本手段和终极目标。

子曰:"乾坤,其《易》之门耶?"乾,阳物也;坤,阴物也。阴阳合德而刚柔有体。以体天地之撰,以通神明之德。(《周易·系辞下》)

天地阴阳相和合,则万物化生且能够保持平衡稳定状态,相得益彰;反之,二者不和,则天地万物无从而生,无从而成,甚至出现混乱,违背天地自然的基本规律。不仅自然界是如此,而且社会与人身、道德与理论皆然,充分表达了尚中贵和的基本思想。

其四,保持或达到"中和""和合"平衡状态的方法与手段。《周易》提出了一系列保持"和"的方法与手段,强调行为方式的中度原则与方法,凡事皆应适度而为,量力而行,既考虑现实性又观照可能性,不可一味用强,导致违和失中而追悔莫及。如:

健而说,决而和。(《周易·夬》)
《履》和而至……《履》以和行。(《周易·系辞下》)
和顺于道德而理于义,穷理尽性以至于命。(《周易·说卦》)

四、"三才观"及其意义

《周易》深刻洞察和体悟天人关系，在天人合一理念的强力支撑下，构筑了天地人"三才"的天人观，成为其论说人与自然、社会关系的重要理论。

首先，将天地人看作统一整体，构建"三才观"整体系统。将天地自然区分为天道、人道、地道三个系统，共同构成了一个统一整体，而人之仁义、地之柔刚又须符合天道阴阳中和平衡的变化发展规律。

> 《易》之为书也，广大悉备。有天道焉，有人道焉，有地道焉。兼三才而两之，故六。六者非它也，三才之道也。（《周易·系辞下》）
>
> 是以立天之道曰阴与阳，立地之道曰柔与刚，立人之道曰仁与义。（《周易·说卦》）

其次，对天地人进行不同地位的区分。认为天尊地卑，而人居于其中，是天地化生的产物。同时指出天地之所以能化生万物，是因为天地有生生之气、生生之德，而其生命力在于天和地配，承顺有时，相辅相成。诸如：

> 天尊地卑，乾坤定矣。卑高以陈，贵贱位矣。（《周易·系辞上》）
>
> 天地之大德曰生。（《周易·系辞下》）
>
> 大哉乾元，万物资始，乃统天。云行雨施，品物流形。

（《周易·乾》）

至哉坤元，万物资生，乃顺承天。坤厚载物，德合无疆。
（《周易·坤》）

有天地然后有万物，有万物然后有男女。（《周易·序卦》）

最后，强调人的主观能动性。人作为万物之灵，应效法天地，充分发挥主观能动性，自觉把握天地运行规律；还要以天地之健顺厚德为标杆，积极作为，不断提高自己的智力水平和道德修为，从而达到与天地相协调的理想境界。

一阴一阳之谓道，继之者善也，成之者性也……天地变化，圣人效之；天垂象，见吉凶，圣人象之。（《周易·系辞上》）

天行健，君子以自强不息……夫"大人"者，与天地合其德，与日月合其明，与四时合其序，与鬼神合其吉凶，先天而天弗违，后天而奉天时。天且弗违，而况于人乎？况于鬼神乎？（《周易·乾》）

地势坤，君子以厚德载物。（《周易·坤》）

天地养万物，圣人养贤以及万民，颐之时大矣哉！（《周易·颐》）

夫《易》，圣人所以崇德而广业也。知崇礼卑，崇效天，卑法地。天地设位，而《易》行乎其中矣。成性存存，道义之门。（《周易·系辞上》）

同时，以"甘节""苦节"之说阐明为与不为、善为与乱为的辩证法，强调天地人存在与发展均有其内在规律和基本规则，在发挥主观能动性的同时，还要懂得节制，既不可妄为导致"太过"，也不可节制过度导致"不及"或不作为。

> "节亨"。刚柔分而刚得中。"苦节不可贞"，其道穷也。
> 说以行险，当位以节，中正以通。天地节而四时成。节以制
> 度，不伤财，不害民……"甘节之吉"，居位中也。上六，苦节，
> 贞凶，悔亡。（《周易·节》）

由上，易学基于尚中思想建构了天地人、阴阳、象数、变易观理论体系和"生生之谓易"的根本精神，其所蕴含的"中和"思想对《内经》理论产生了重要的影响，呈现出医易会通的理论特色。

第二节　天人观的医易会通

易学基于天地人三才观对于人与自然关系的论说深深影响着《内经》，成为《内经》阐释人体及人与自然关系的理论前提，由此建构了"天人合一"的理论框架。

一、人与天地相通应

《内经》认为，人是天地和合化生的产物，与天地存在着相通应的关系。

首先，人和自然界的万事万物一样，是天地精气和合化生的产物。

人是万物的一部分,同时又是最为宝贵的生命存在。无处不在、无时不有的天地、四时之气是万物形成的最初的物质基础,天地之气的和合生化造就了其所包藏的生生之机,成为生化人身的本元。

> 太虚寥廓,肇基化元,万物资始,五运终天。(《素问·天元纪大论》)

> 天覆地载,万物悉备,莫贵于人,人以天地之气生,四时之法成……夫人生于地,悬命于天,天地合气,命之曰人。(《素问·宝命全形论》)

王冰对于"人以天地之气生,四时之法成"的解释是:"天以德流,地以气化,德气相合,而乃生焉。《易》曰:'天地氤氲,万物化醇。'此之谓也。则假以温凉寒暑,生长收藏,四时运行而方成立。"[①]不仅进一步强调了天地化生万物的内在机理,而且表明《内经》与《易》的理论联系。

其次,天地为人的生命存在与发展提供着源源不断的物质滋养。《内经》认为,天地为人的生命提供"五气""五味"等物质基础。

> 天食人以五气,地食人以五味。五气入鼻,藏于心肺,上使五色修明,音声能彰。五味入口,藏于肠胃,味有所藏,以养五气,气和而生,津液相成,神乃自生。(《素问·六节脏象论》)

---

① 王冰:《重广补注黄帝内经素问》,范登脉校注,科学技术文献出版社 2011 年版,第 186 页。

　　"五气"入五脏，为人体提供生命动力，为天所赐；"五味"入五脏，为人体提供食物营养，为地所养。二者相生相伴，运化协同，共同为人体五脏生长与调和提供着滋养，保证人体气血、津液和精神的正常运转。正所谓："心荣面色，肺主音声，故气藏于心肺，上使五色修洁分明，音声彰著。气为水母，故味藏于肠胃，内养五气。五气和化，津液方生。津液与气相副化成，神气乃能生而宣化也。"①充分说明人不仅为天地所生，而且无时无刻不在接受着天地滋养与哺育。

　　再次，人与天地存在着相通相应相感和共生共变的内在联系。人由天地之气化生而成，故而与天地存在着相通应的关系。

　　　　故天有精，地有形，天有八纪，地有五理，故能为万物之父
　　母。（《素问·阴阳应象大论》）

　　所谓"八纪"是指立春、春分、立夏、夏至、立秋、秋分、立冬、冬至，是自然界气候变化的重要时间节点；"五理"即木火土金水"五行"，是构成自然界的五种最基本物质，二者的运动和演变对人体产生着重要影响，适时有序则人体康健，"失时反候"则可能引起人体的机能病变。不仅人体与天气相应，人体五脏六腑、四肢百骸皆与天气相通相感。

　　　　天地之间，六合之内，其气九州、九窍、五脏、十二节，皆通
　　乎天气。（《素问·生气通天论》）
　　　　天气通于肺，地气通于嗌，风气通于肝，雷气通于心，谷气

---

① 王冰：《重广补注黄帝内经素问》，范登脉校注，科学技术文献出版社2011年版，第77页。

通于脾,雨气通于肾。(《素问·阴阳应象大论》)

四经应四时,十二从应十二月,十二月应十二脉。(《素问·阴阳别论》)

毋庸讳言,这种对天人关系的认识有时存在着简单、表象和"比附"的思维倾向,但是作为认识世界和人体生命特征的基本手段,在古代生产能力和科学技术水平低下的语境中,还是为人们理解和认知天地人之玄妙多彩的渴望打开了一扇智慧之门。

《内经》认为人居于天地之中,不仅与天气相通相感,而且与地气也存在着相通相应的密切联系,从而将人体生理与地理方位、地理环境等联系起来进行论说,以自然现象说明人体生理病理功能、变化特征和防病法则。

天不足西北,故西北方阴也,而人右耳目不如左明也。地不满东南,故东南方阳也,而人左手足不如右强也。(《素问·阴阳应象大论》)

在论述肝藏象时说:

东方生风,风生木,木生酸,酸生肝,肝生筋,筋生心,肝主目。其在天为玄,在人为道,在地为化。化生五味,道生智,玄生神,神在天为风,在地为木,在体为筋,在脏为肝,在色为苍,在音为角,在声为呼,在变动为握,在窍为目,在味为酸,在志为怒。怒伤肝,悲胜怒;风伤筋,燥胜风;酸伤筋,辛胜酸。(《素问·阴阳应象大论》)

　　《内经》并依此模式依次推演出心、脾、肺、肾等五脏的不同征象，从而达到了以地理方位阐释五脏功能特征及生理病理变化的论说目的。对于人体经络的描述也是如此：

　　　　人亦有四海、十二经水。经水者，皆注于海。海有东西南北，命曰四海……人有髓海，有血海，有气海，有水谷之海，凡此四者，以应四海也。（《灵枢·海论》）

　　　　经脉十二者，外合于十二经水，而内属于五脏六腑。（《灵枢·经水》）

　　　　故天有宿度，地有经水，人有经脉。天地温和，则经水安静；天寒地冻，则经水凝泣；天暑地热，则经水沸溢；卒风暴起，则经水波涌而陇起。（《素问·离合真邪论》）

　　《内经》以当时地理学关于九州之中有东南西北四海及十二条河流的自然现象来推论人体也有四海、十二经脉，通过自然界江河湖海的变化特点来比类人体。不仅彰显了其天地人一体观的理论特征，而且展现出其取象比类的思维论说方法，"在经络学说中，《黄帝内经》也运用了取象思维来建构和阐释其理论"，其中很多论述都是"从天人合一的类比推理而来"。[①]

　　此外，《内经》还以自然界的物质结构如天圆地方、日月九州、高山深谷等比类人体五脏六腑、经络腧穴、皮肉筋脉等生理特征，呈现出天人相应、天人合一的精神意蕴。如借用自然界夏秋冬春四季气候、物候

---

①　邢玉瑞：《黄帝内经理论与方法论》，陕西科学技术出版社2005年版，第211页。

特点来推类说明心、肺、肾、肝的生理功能与特点,如对肾的论述:

> 肾者,主蛰,封藏之本 …… 为阴中之少阴,通于冬气。
> (《素问·六节脏象论》)

又如将人体的五脏、五官、五体、五声、五志、病变和自然界的五行、五方、气候、五味、五色、五音等一一比应,以推论五脏的藏象。

最后,人与天地"合德"。《内经》呼应《易传》"天地之大德曰生"的观点,认为人之所以"为天下贵",不仅因为人是天地合气而生,而且是天地合德而成,不仅具有生物特性,而且具有精神与思维特性,是区别于一般动物和禽兽的万物之灵。这一理念不仅将人从动物中分离开来,而且赋予了人的社会化性质,将人置于社会层面加以解读。

> 天之在我者德也,地之在我者气也,德流气薄而生者也
> ……(《灵枢·本神》)

对此,杨上善的解释是:"未形之分,授与我身,谓之德者,天之道也。故《庄子》曰:'未形之分,物得之以生,谓之德也。阴阳和气,质成我身者,地之道也'。"[1]张志聪进一步认为:"此言人之德气,受天地之德气所生,以生精气魂魄志意智虑。故智者能全此神智,以顺天地之性,而得养生之道焉。德者所得乎天,虚灵不昧,具众理应万事者也。目之视,耳之听,鼻之臭,口之味,手之舞,足之蹈,在地所生之形

---

[1] 杨上善:《黄帝内经太素》(修订版),王洪图、李云重校,科学技术文献出版社2013年版,第127页。

气也。乾知大始，坤作成物，德流气薄而生者也。"①说明人是天地之德性与精气和合所生，故有神、魂、魄、心、意、志、思、虑、智，能够出神明而任物，具备了精神、意志等人的主观能动性和社会性，从而探察到了人的本质。这一认识还可以从《内经》借用中国古代官制推类描述人体脏腑的生理功能以及五脏、六腑、奇恒之腑等各自的生理特点进一步加以说明。

> 心者，君主之官也，神明出焉……（《素问·灵兰秘典论》）

用中国古代的官制来比类人的十二脏腑的生理功能，以官制在社会管理中的不同地位来类推阐明各脏腑在人体生命中的不同地位、作用以及"十二脏之相使"的相互关系，说明五脏六腑是一个统一和谐的整体，可以说是对于天人关系认识的理论升华。

二、人与天地运行规律相统一

由"天地合德"的基本理念出发，易学建构了"天道""地道""人道"的思想体系，认为三者辩证统一，且符合"中和"这一共同规律。《内经》充分吸收了这一思想，强调人的生命存在与变化应与天地运行规律相一致，其根本与核心在于"中和"，即人与自然、社会应处于平衡统一的状态，人的行为如果违背天地之道，背离了一般规律，就容易产生"过"与"不及"的危害。

---

① 张志聪：《黄帝内经灵枢集注》，矫正强、王玉兴、王洪武校注，中医古籍出版社2012年版，第64—65页。

一方面,在自然状态下,健康人体处于脏腑阴阳气血的动态平衡调和过程,称为"平人"。

> 人一呼脉再动,一吸脉亦再动,呼吸定息脉五动,闰以太息,命曰平人。平人者,不病也。(《素问·平人气象论》)

因为自然界有着存在、变化、发展的内在规律,当顺应这一规律,符合常理、常态,达到"中和"状态时,自然界生长化收藏的功能与作用就能得到很好发挥,保持正常运转,为人提供充足的能量和营养物质。保持自然界这种生长收藏的能力处于"如环无端""终而复始"的状态就是自然的最佳状态,一旦破坏就可能带来灾难和伤害。

> 五运之始,如环无端,其太过、不及何如? 岐伯曰:五气更立,各有所胜,盛虚之变,此其常也。帝曰:平气何如? 岐伯曰:无过者也。(《素问·六节脏象论》)
>
> 清阳上天,浊阴归地,是故天地之动静,神明为之纲纪,故能以生长收藏,终而复始。(《素问·阴阳应象大论》)

所谓"过","过失之谓,凡太过不及皆为过也"[①],强调的是天地万物运动变化的"中和"原则,人必须时刻顺应而不可须臾悖逆。如春夏秋冬四时之应:

> 帝曰:何谓所胜? 岐伯曰:春胜长夏,长夏胜冬,冬胜夏,

---

① 张介宾撰:《类经》(下),中医古籍出版社 2016 年版,第 723 页。

夏胜秋，秋胜春，所谓得五行时之胜，各以气命其脏。帝曰：何以知其胜？岐伯曰：求其至也，皆归始春，未至而至，此谓太过，则薄所不胜，而乘所胜也，命曰气淫；至而不至，此谓不及，则所胜妄行，而所生受病，所不胜薄之也，命曰气迫。所谓求其至者，气至之时也，谨候其时，气可与期，失时反候，五治不分，邪僻内生，工不能禁也。（《素问·六节脏象论》）

春生、夏长、秋收、冬藏，是气之常也，人亦应之。（《灵枢·顺气一日分为四时》）

又如脏腑之应：

心者，生之本，神之处也，其华在面，其充在血脉，为阳中之太阳，通于夏气。（《素问·六节脏象论》）

又如经脉之应：

血和则孙脉先满溢，乃注于络脉，络脉皆盈，乃注于经脉。阴阳已张，因息乃行，行有经纪，周有道理，与天合同，不得休止。（《灵枢·痈疽》）

天地温和，则经水安静。（《素问·离合真邪论》）

再如汤液醪醴之应：

黄帝问曰：为五谷汤液及醪醴奈何？岐伯对曰：必以稻米，炊之稻薪，稻米者完，稻薪者坚。帝曰：何以然？岐伯曰：

此得天地之和，高下之宜，故能至完；伐取得时，故能至坚也。
（《素问·汤液醪醴论》）

可见，当脏腑和合于夏、秋、冬、春四季的气候、物候特点时，则其功能旺盛，《内经》由此提出夏季养心、秋季养肺、冬季养肾、春季养肝的养生方法；血脉和则人体经脉运行如大自然的河流，川流不息，不得休止；汤液醪醴和则"稻得春生夏长秋收冬藏之气，具天地阴阳之和者也，为中央之土谷，得五方高下之宜，故能至完，以养五脏，天地之政令"①。这都是因为人和天地自然规律相和合、相统一的结果。

另一方面，如果违背了天地自然规律又会怎么样呢？《内经》对此也进行了分析。

苍天之气，不得无常也。气之不袭，是谓非常，非常则变矣。帝曰：非常而变奈何？岐伯曰：变至则病，所胜则微，所不胜则甚，因而重感于邪，则死矣。故非其时则微，当其时则甚也。（《素问·六节脏象论》）

故春秋冬夏，四时阴阳，生病起于过用，此为常也。（《素问·经脉别论》）。

人的饮食起居、心理情志、劳逸动静等行为方式一旦违背了四时阴阳的基本规律，使用太过，超越常度，人体平衡就会被打破，生命体征不平衡，从而呈现病态或产生病变。

---

① 张志聪：《黄帝内经素问集注》，王宏利、吕凌校注，中国医药科技出版社 2014 年版，第 48 页。

由上，"天人合一"是基于"中和"的动态过程，要求始终将人与自然、社会置于一个有机整体中。故此，《内经》一再强调，人生于天地之间，与天地同源，人的行为方式必须始终遵循"中和"原则，达到与天地同体、同道、同德，不可须臾悖离。唯其如此，才能维持人体生命存在与生命活动的稳定、有序、协调、平衡，保持心身健康，从而真正达到"天人合一"的理想境界。

三、医者应把握天地人关系

《内经》倡导医者仁心仁术，因此对医者提出了很高的要求，其中很重要的一点就是要懂得"中和"之理。这是因为，医者诊治疾病首先要通过自己和病人进行比较，从而发现病之异同、病位所在和轻重缓急，以确立治则治法。如以自己的呼吸来测度病人的脉搏至数，这是诊脉的基本法则。

> 常以不病调病人，医不病，故为病人平息以调之为法。
> （《素问•平人气象论》）

病人要体悟阴阳平衡之理，医者要深刻洞察人与自然的关系，深切感受和体察人与自然的虚实顺逆之道，真正领会和把握天地人统一的客观规律，这是医者应当奉行的最高的道。如要求医者：

> 上知天文，下知地理，中知人事，可以长久。（《素问•气交变大论》）

同时,医者要善于把握疾病的变化之理,掌握"常"与"变"的辩证法,这和易学强调吉凶祸福应时而变的要求是一致的。

> 知变化之道者,其知神之所为乎?(《周易·系辞上》)

《内经》认为人的生命运动也是生生不息、不断变化的,强调通过运动变化来把握人的生命活动规律。此外,对医者把握天地四时"中和"之道也提出了具体要求。

> 吾得脉之大要,天下至数。《五色》《脉变》《揆度》《奇恒》,道在于一。神转不回,回则不转,乃失其机。至数之要,迫近以微,著之玉版,藏之藏府,每旦读之,名曰玉机。(《素问·玉机真脏论》)
>
> 人能应四时者,天地为之父母,知万物者,谓之天子。天有阴阳,人有十二节;天有寒暑,人有虚实。能经天地阴阳之化者,不失四时;知十二节之理者,圣智不能欺也;能存八动之变者,五胜更立;能达虚实之数者,独出独入,呿吟至微,秋毫在目。(《素问·宝命全形论》)

对此,王冰解释说:"人能应四时和气而养生者,天地恒畜养之,故为父母……知万物之根本者,天地常育养之,故谓曰天之子……能常应顺天地阴阳之道而修养者,则合四时生长之宜。"[①]张介宾也认为:"人能

---

① 王冰:《重广补注黄帝内经素问》,范登脉校注,科学技术文献出版社2011年版,第188页。

合于阴阳,调于四时,处天地之和以养生者,天必育之寿之,故为父母。"①说明把握天地四时和合的重要性。又如:

> 至道在微,变化无穷,孰知其原! 窘乎哉! 肖者瞿瞿,孰知其要! 闵闵之当,孰者为良! 恍惚之数,生于毫氂,毫氂之数,起于度量,千之万之,可以益大,推之大之,其形乃制。黄帝曰:善哉! 余闻精光之道,大圣之业,而宣明大道,非斋戒择吉日,不敢受也。黄帝乃择吉日良兆,而藏灵兰之室,以传保焉。(《素问·灵兰秘典论》)

何谓"至道"? "至道之用也,小之则微妙而细无不入,大之则广远而变化无穷,然其渊原谁所知察?"②如何才能把握"至道"呢? 这不仅是对一般人的要求,更是对医者的期冀。因为医者肩负着治病救人的重任,理应勤奋努力而不辍,不断完善自己的修养修为,否则就难以真正把握医理之真谛,贻误治病良机而反害人,其医道精神和人文关切十分显明。

人是同时具有自然属性和社会属性的生命体,在其生命存在与发展的过程中,不仅表现出生理活动,而且表现出精神活动。正因为此,《内经》要求医者不仅要洞悉医理,还要熟知哲理,不仅要具备完整的自然科学知识,而且要具备比较丰富的人文社会科学知识。这一点从《内经》理论体系结构便可略窥一斑。一是汲取中国古代哲学的一系列概

---

① 张介宾撰:《类经》(下),中医古籍出版社 2016 年版,第 586 页。

② 王冰:《重广补注黄帝内经素问》,范登脉校注,科学技术文献出版社 2011 年版,第 70 页。

念用以解说医学道理,在阐发医学理论时,站在朴素唯物主义和朴素辩证法的立场上,丰富和发展了中国古代哲学思想。二是涉及了大量古代自然科学知识与方法,如天文历法、地理、气象、数学等方面。三是广泛涉猎和应用了人文社会科学如社会学、教育学、语言学、心理学、人类学、民俗学乃至军事学的知识与方法,记载了大量关于社会经济状况、风土习俗、人情心理、社会地位变化与疾病的关系。

综上所述,《内经》天人观深受易学"中和"思想的影响,呈现出"天人合一""和谐共生"的医易会通的理论进路。

第三节 阴阳观的医易会通

"阴阳"是易学的基本范畴和理论精髓之一,通过对阴阳对立统一矛盾运动规律的探察,生发出阴阳象数与变易观,这也成为《内经》阐释医理的理论基础和主要思维方法。也有学者认为:"《内经》与《周易》都是采用了阴阳思维方式,这种思维方式又可称为'象数思维方式'或'太极思维方式'。"①根据对二者"阴阳"概念及其内涵的比较研究来看,有着共同的理论属性与基本特征:既是抽象的,又有具体的规定性;既是广泛的,又是相对的;既是动态的,又表现出一定的自我调适的特点,始终围绕着"中和""平衡"的主线而变化发展。总之,阴阳代表事物的两面,是统一于一个事物整体中的一对矛盾体,充分体现了中国古代哲学朴素辩证法的思维特征。

---

① 薛公忱:《儒道佛与中医药学》,中国书店 2002 年版,第 92 页。

一、阴阳观的医易互参

据学者们的研究和考证，阴阳观念萌生于上古伏羲、尧舜时代，殷周时期成为一种明确的观念和文化符号，到了春秋战国就已经发展为概念形态和哲学范畴，汉代以降发展至鼎盛。可以说，阴阳思想自肇始以来，就得到历朝历代思想家的高度重视并不断得到发挥和完善，其理论形态和内涵不断丰富，成为实体、形式、属性的统一和自然现象、行为义理、宇宙图式的统一，具有"可感而不可触""无形却有象""非动非静，亦动亦静""介于虚实之间、心物之间的特质，正是道器之间理想的、不可多得的中介物"。①

阴阳作为一种观念，最初来源于人们生产生活中的观察。尽管在《周易》的经文中没有"阴阳"二字，但其组成卦爻的基本符号显然反映了阴阳观念，并逐步成为中国古代"近取诸身，远取诸物"（《周易·系辞下》）的思辨成果和哲学范畴。

> 法象莫大乎天地；变通莫大乎四时；悬象著名莫大乎日月。（《周易·系辞上》）

人们为了生活、生产的需要，透过对天地日月、天象气候、地理地貌的长期观察，体悟到了万物的阴阳之分，对其相互关系也有了初步的体验与思考，呈现出从自然现象到其属性关系再到人本身的思维路径。中国古代作品中不仅有对于自然现象的观察，而且涉及到了对自然世

---

① 庞朴：《一分为三》，海天出版社1995年版，第57页。

界现象属性和关系的思考与说明。如：

> 阴，闇也。水之南、山之北也。从阜，阴声；阳，高明也。
> 从阜，易声。（《说文解字》）
> 既景乃冈，相其阴阳，观其流泉。（《诗经·大雅》）

此外，还有对男女两性关系的认知。人们从男女交合繁衍后代的体验中推己及物，不断深化着对自然万物阴阳关系的认识。如《易传》将两性生殖与天地乾坤联系起来阐明阴阳关系：

> 天地絪缊，万物化醇；男女构精，万物化生……乾，阳物
> 也；坤，阴物也。阴阳合德而刚柔有体。以体天地之撰，以通
> 神明之德。（《周易·系辞下》）

由此，人们将两性男女交合之道升华为天地阴阳之气相互交感而化生万物的思维成果，开启了阴阳学说从理论到实践的现实发展道路。诚如嵇文甫所言："男女一小天地也，天地一大男女也。乾完全是表示男性，坤完全是表示女性。由他们的交媾翕辟，万物就化生出来。这明明是把两性关系移到宇宙上，成为一种性的宇宙观。"[①]之所以如此，是因为在原始状态下人类弱小，且处于恶劣的生存境遇中，这种"对死亡现象恒常与固执的否定"[②]，使得初民基于自身生产的渴望对生殖崇拜变得异常突出。这不仅是世界各个文明起源的重要一面，在中国古代

---

① 嵇文甫：《嵇文甫文集》，河南人民出版社1985年版，第39页。
② 恩斯特·卡西尔：《人论》，甘阳译，上海译文出版社1985年版，第86页。

阴阳观念的形成中也起着重要作用。这也符合历史唯物主义的观点，即起着历史决定因素的人类生产有不可分割的两个方面，"一方面是生活资料即食物、衣服、住房以及为此所必需的工具的生产；另一方面是人自身的生产"①。正是在这种对人与自然观察和认识的基础上，《周易》提出了阴阳概念和"一阴一阳之谓道"的命题，而且指出天地化生万物的前提之一是"阴阳和合""阴阳合德"，否则，如果阴阳二气失调、违逆，则会出现升降不畅，周行不通，造成灾祸，难以达到"天地交泰"、化育万物的目的。

> 天地不交而万物不兴。（《周易·归妹》）
> 天地不交而万物不通。（《周易·否》）

由此可见，易学阴阳的理论核心在于：阴阳相合，互为根源，互相转化，体现着尚中贵和的基本原则，既标示万事万物存在与发展的根本属性，也成为宇宙生成、构成的基础和运行法则。正如张介宾所说："天地阴阳之道，本贵和平，则气令调而万物生，此造化生成之理也……阴根于阳，阳根于阴。"②作为中国古代最高水平的思维范畴，阴阳理论为古代哲学、社会政治理论以及自然科学等各个领域提供了指导思想和思维方法，而且从一开始就被自然而然地引入医学领域。

《内经》将阴阳概念引入理论体系，作为阐释生命现象、建构理论体系的基本概念和范畴，并赋予了其浓厚的医学特色，建构了独具传统意

---

① 中共中央马克思恩格斯列宁斯大林著作编译局编：《马克思恩格斯文集》（第4卷），人民出版社2009年版，第15—16页。

② 张介宾：《景岳全书》（上），李继明等整理，人民卫生出版社2017年版，第5页。

象性特色的阴阳理论,不仅标志着阴阳学说医学化的完成,而且有所创新和发展,如建立了脏腑阴阳、三阴三阳系统,使得阴阳理论的内容更加充实和丰沛。

（一）阴阳理论是世界观和方法论的统一

《内经》阴阳理论既是世界观又是方法论,是解说其生理、病理、诊断、治疗和养生等各个学说的理论基础。如指出:

> 阴阳者,天地之道也,万物之纲纪,变化之父母,生杀之本始,神明之府也。(《素问·阴阳应象大论》)
>
> 何谓日醒? 曰:明于阴阳,如惑之解,如醉之醒。(《灵枢·病传》)
>
> 升已而降,降者谓天;降已而升,升者谓地。天气下降,气流于地;地气上升,气腾于天。故高下相召,升降相因,而变作矣。(《素问·六微旨大论》)

《内经》强调了阴阳问题对于生命的重要性及其因极而变的基本规律。由此,张介宾对阴阳的含义和重要性进行了高度概括:"道者,阴阳之理也。阴阳者,一分为二也。"①可以说,阴阳是《内经》立论的最高理论基础和思维原则。

（二）将阴阳之气看作生命的根本

《内经》所论阴阳,其实就是人体阴阳二气的变化发展和对立统一。《内经》不仅接受了易学所谓的万事万物都是阴阳二气相互推动、相互

---

① 张介宾撰:《类经》(上),中医古籍出版社 2016 年版,第 13 页。

作用结果的思想,而且进一步强调了人的生命存在的根本也在于阴阳
二气的相互推动和相互作用;基于此对人体的阴阳进行了划分和具体
描述,这些论述不仅为脏腑阴阳理论的建立奠定了基础,而且为说明人
体构造,解释生理、病理变化和进行诊断、治疗提供了理论基础;同时,
《内经》还指出,治疗疾病的根本和养生的终极目标是阴阳平衡,从而凸
显了其阴阳"中和观"的核心所在。如其所论:

> 夫四时阴阳者,万物之根本也。(《素问·四气调神
> 大论》)
>
> 生之本,本于阴阳。(《素问·生气通天论》)
>
> 人生有形,不离阴阳。(《素问·宝命全形论》)
>
> 夫言人之阴阳,则外为阳,内为阴。言人身之阴阳,则背
> 为阳,腹为阴。言人身之脏腑中阴阳,则脏者为阴,腑者为阳
> ……此皆阴阳、表里、内外、雌雄相输应也,故以应天之阴阳
> 也。(《素问·金匮真言论》)
>
> 谨察阴阳所在而调之,以平为期。(《素问·至真要
> 大论》)

(三)对阴阳对立统一关系的认识更加深入具体

《内经》不仅揭示了阴阳二气既对立又统一、既相互依存又相互转
化的矛盾运动是生命存在和生息变化的根本,而且还从人体阴阳的不
同方面深入探讨了阴阳对立统一关系,极大地丰富了其阴阳理论和医
疗实践。一方面,由阴阳对立关系出发,阐述了阴阳相互交感、对立制
约、消长转化的特性。如既揭示了阴阳交感相错促进人体生化的道理,
又揭示了"阴阳相薄""阴阳复争"等阴阳反映在人体病理方面的相互制

约与对立,以阴阳消长形象地比应疾病的变化发展态势。

> 寒暑燥湿风火,天之阴阳也,三阴三阳上奉之。木火土金水火,地之阴阳也,生长化收藏下应之。天以阳生阴长,地以阳杀阴藏。天有阴阳,地亦有阴阳。故阳中有阴,阴中有阳。所以欲知天地之阴阳者,应天之气,动而不息,故五岁而右迁;应地之气,静而守位,故六期而环会。动静相召,上下相临,阴阳相错,而变由生也。(《素问·天元纪大论》)

> 阴不胜其阳,则脉流薄疾,并乃狂。阳不胜其阴,则五脏气争,九窍不通。(《素问·生气通天论》)

> 天地之变,阴阳之应,彼春之暖,为夏之暑,彼秋之忿,为冬之怒。(《素问·脉要精微论》)

另一方面,《内经》由阴阳统一关系出发,阐述了阴阳相互依存、相互为用、互含互藏、反照自和的特性。说明阴阳相互依存、相互包含、相生相成,任何一方都不能离开另一方而独立存在;不仅认识到阴阳相互转化的特点,而且意识到阴阳转化是有一定条件的规律性过程;探察到阴阳信息传变、相互反映,以阴知阳,以阳见阴的阴阳反照规律。这种建立在阴阳辩证理论基础上的间接认识方法,对于在解剖和实证科学匮乏的时代建立医学理论体系来说意义重大。

> 夫柔弱者,必有刚强。(《灵枢·五变》)
> 阴在内,阳之守也;阳在外,阴之使也。(《素问·阴阳应象大论》)
> 动复则静,阳极反阴。(《素问·六元正纪大论》)

> 四时之变，寒暑之胜，重阴必阳，重阳必阴，故阴主寒，阳主热，故寒甚则热，热甚则寒，故曰寒生热，热生寒，此阴阳之变也。（《灵枢·论疾诊尺》）

> 故远者司外揣内，近者司内揣外，是谓阴阳之极，天地之盖。（《灵枢·外揣》）

(四)更加强调阴阳的协调与统一

《内经》更加强调保持人体阴阳稳定和平衡状态，说明阴阳和合乃是生命存续及保持健康的必要条件。这是《内经》重视固养人体正气的内在根据之一。

> 夫阴阳之要，阳密乃固。两者不和，若春无秋，若冬无夏，因而和之，是谓圣度。（《素问·阴阳应象大论》）

受此影响，后世大医张仲景将由王充首次提出的"阴阳自和"的命题引进中医理论，以表述人体自身的抗病能力和某些疾病不治自愈的现象及其生理机制，对中医理论发展做出了贡献。"阴阳自和反映了阴阳的深层次运动规律，揭示了人体疾病自愈和治愈的机制，说明药物或其他方法技术治疗疾病，实际上是在调动和发挥机体内的阴阳双方的自和潜能和机体的修复、调节作用。"[①]这一理论与西医关于自身免疫力的研究有着异曲同工之妙。但比较来看，《内经》揭示的阴阳自和理论蕴含着更加强调辩证统一、和谐共生的文化理念，对于人类医学理论与

---

① 祝世讷：《阴阳自和是人身阴阳的深层规律》，《山东中医药大学学报》，1996年第3期。

实践具有普遍的借鉴意义。

二、变易观的医易互通

从自然历史的发展过程来看,事物总是在不断的发展变化中,因此人们的认识也在发展变化,人们的思维也必然随着事物、认识的变化而变化,不断地重新在变化了的场景中正确地做出判定。这种随着客观存在的变化而变化的思维与认识理念就是变易观,或称常变观。黑格尔曾说:"变易既是第一个具体的思想范畴,同时也是第一个真正的思想范畴。"[①]中国哲学认为变易是宇宙的根本法则,"变易是根本的,一切事物莫不在变易之中,而宇宙是一个变易不息的大流"[②];而且"中国传统变易思维具有生化日新、循环反复、阴阳调节的显著特点""为中医学恒动观的产生提供了思维基础"。[③]以变易的观点考察一切事物作为中国古代的主要思维方式,也是贯穿《内经》理论建构的基本思想。

变易观是易学认识人与自然、社会的主要思维工具之一,以此揭示和阐释宇宙万象发展变化的内在规律。"易道广大,无所不包,旁及天文、地理、乐律、兵法、韵学、算术,以逮方外之炉火,皆可援以为说。"(《四库全书总目提要》)程颐认为:"《易》之为书……皆所以顺性命之理,尽变化之道也。"[④]可以说,变易观是《周易》的灵魂。

---

① 黑格尔:《小逻辑》,贺麟译,商务印书馆 1980 年版,第 199 页。

② 张岱年:《中国哲学大纲》,中国社会科学出版社 1982 年版,第 94 页。

③ 邢玉瑞:《黄帝内经理论与方法论》,陕西科学技术出版社 2005 年版,第 92—93 页。

④ 程颢、程颐:《二程集》,王孝鱼点校,中华书局 2004 年版,第 667 页。

　　易穷则变，变则通，通则久。是以自天祐之，吉无不利。
（《周易·系辞下》）

　　从其卦象来看，阴阳六爻不仅处于不断变化之中，而且又各有时位，变化和则有利，不和则有害，需要在不断的调整中保持和谐。

　　乾道变化，各正性命。保合大和，乃利贞。（《周易·乾》）

　　这一强调"和则两利"的核心理念对《内经》产生了深刻影响，展现出相互会通的理论旨趣，形成了《内经》建立在常变观和执常达变认识方法基础上的变易思维。"《内经》中提到'常'与'变'字分别为160、190次，虽然没有专门讨论二者的关系，但在建构中医理论体系、归纳生命活动规律、总结医疗经验过程中，始终围绕着'常'与'变'的关系而展开，并在对'常'与'变'关系的把握中，充分体现了'常'与'变'之间对立统一的辩证关系以及以常知变的方法论特点。"①如《内经》指出：

　　苍天之气，不得无常也。气之不袭，是谓非常，非常则变矣。（《素问·六节脏象论》）
　　气实形实，气虚形虚，此其常也，反此者病。（《素问·刺志论》）

　　在由生理推测病理的过程中，往往以"气之逆顺""有余不足"作为推论的依据，以病人和医生之"常"为参照，以"之化之变"为靶向，将人

---

① 邢玉瑞：《黄帝内经理论与方法论》，陕西科学技术出版社2005年版，第73页。

的生命活动过程和气的升降出入运动变化过程联结起来，以此寻求生理病理变化的确定性联系，构建了基于恒动、常变的"气化论"人体观、生命观、疾病观和疾病诊治观。

（一）以变易思维阐明生命是生长壮老已的变化过程

在气的推动下，人的脏腑经络气血处于不断的升降出入运动之中，而且其运动变化是有序的，呈现出一定规律性。当这种有序受到外部或内部因素影响时，人体阴阳气血就会失衡，难以正常运转。要维持生命的正常运转，就必须通过各种手段进行不断的调整，使"从而顺"，不可"逆而乱"，也就是脏腑气血相辅相成，气机升降出入有序而不逆乱，营卫二气循环不止，各得其所，相得益彰，从而使人体保持动态平衡。在疾病预防和养生理论中，《内经》也运用了这种变易思维，强调通过提前预防使人体与天地阴阳变化相协调，达到防患于未然，保持自然健康和延年益寿的目的。

> 道之至数……神转不回，回则不转，乃失其机。（《素问·玉版论要》）
> 是以圣人陈阴阳，筋脉和同，骨髓坚固，气血皆从。如是则内外调和，邪不能害，耳目聪明，气立如故。（《素问·生气通天论》）

（二）以变易思维描述人体病理现象的变化发展

人体本身具有一定的抗病能力，当"外邪"即客观外在的致病因素和主观内在的致病因素超出人体自在的抵抗能力时，就会产生疾病。人体的抗病能力和致病因素之间始终处于对立胜复关系之中，《内经》

由此提出了"生病起于过用"的发病观，并阐明了"外邪"引起人体机能紊乱、气机失调的内在机制，又从气的升降出入来说明自然界的生化过程对人体生命过程的影响，从不同方面和不同层次论证了疾病发生、发展的内外联系和变化过程，体现了变易思维的典型特征。

> 正气存内，邪不可干。（《素问遗篇·刺法论》）
>
> 邪之所凑，其气必虚，阴虚者阳必凑之，故少气时热而汗出也。（《素问·评热病论》）
>
> 百病之生也，皆生于风寒暑湿燥火，以之化之变也。（《素问·至真要大论》）
>
> 出入废则神机化灭，升降息则气立孤危。故非出入，则无以生长壮老已；非升降，则无以生长化收藏。是以升降出入，无器不有。（《素问·六微旨大论》）

(三)以变易思维指导临床诊断和治疗

在变易思维方法指导下，《内经》提出了诊断、治疗的根本原则是先审阴阳、法随病变，认为不同病证尽管有不同的表现，但其实质或共性都是阴阳、表里、虚实、寒热、气血、水火、标本等诸多矛盾范畴对立统一和在一定条件下相互转化的结果，因此，不论是诊断还是治疗，都必须善于把握矛盾范畴的胜复变化，由此提出了一系列符合"中和"理念的治疗原则和治法，诸如治病求本、先后缓急、补虚泻实、因势利导、病治逆从、病治异同等，充分展现了其变易思维特征。

诚然，《内经》变易观是朴素而直观的，它所认识的事物变化是循环往复的封闭性过程，缺乏向更高层次发展的开放性，有时难免陷入简单机械的循环论和僵化、保守的一面。尽管如此，其理论建构所呈现的丰富的"中和"法则对后世医学甚或哲学都产生了深远影响，值得我们今天仍然不断地对其进行深入研究，以期对中医理论的当代解读和中医临床水平的提高有所补益。在文化全球化进程中，这种研究对于中医理论现代化及中西医交流沟通也是极有意义的。

三、象数观的医易互鉴

中国先秦思维模式的基本特征是建立在"取象""观物""察类""运数"基础上的"取象比类""援类而推"等方法，既重视各种"象"，又将各种各样的"象"通过"数"联结起来，以探寻天地自然的运行规律。王夫之认为："盈天下而皆象矣。《诗》之比兴，《书》之政事，《春秋》之名分，《礼》之仪，《乐》之律，莫非象也。"（《周易外传》卷六）"象"作为中国传统文化最基础、最源头的符号载体和思维素材，不仅成为中国传统思维须臾不可阙如的认识本体，也成为认识展开的元逻辑符号与基本范畴，由此引发的尚象思维在中国传统思维方式中占有较高的地位，在中国文化各领域中也得到了充分应用。可以说，"中国文化推重意象，即所谓'尚象'，这是每个接受过这一文化熏染的人都不难赞同的事实。《周易》以'观象制器'的命题来解说中国文化的起源；中国文字以'象形'为基础推衍出自己的构字法；中医倡言'臧象'之学；天文历法讲'观象授时'；中国美学以意象为中心范畴，将'意象具足'视为普遍的审美追求……意象，犹如一张巨网，笼括着中国文化的全幅领域"①。

象数观是易学和《内经》共有的思维认知方式之一，二者存在着继承与会通的逻辑关联性。这种认知模式不仅反映了当时人们对于自

① 汪裕雄：《意象探源》，人民出版社 2013 年版，第 2 页。

然、社会和人的存在与发展规律的认识水平,而且也是中国古代主要思维方式的形式表达,具有其内在的合理性和逻辑意义。这是因为:其一,"'象'是中国传统文化建构与发展史中的重要概念,取象比类的逻辑思维方法也是中国传统思维方式的源头基础"①,"这一判断从中国古代哲学源头《周易》及先秦诸子著作等古代典籍中不难得到证明"②。其二,"每一个时代的理论思维,包括我们这个时代的理论思维,都是一种历史的产物,它在不同的时代具有完全不同的形式,同时具有完全不同的内容。因此,关于思维的科学,也和其他各门科学一样,是一种历史的科学,是关于人的思维的历史发展的科学"③。这也是我们强调象数观的医易互鉴会通的内在理论根据。如易学象数观认为,天地间万事万物尽管错综复杂、变化无穷,但其基本规律是类似合一的,由此,《周易》从卦、爻象的主体框架出发,以形象直观的图像、符号和数字构建起象数符号系统,通过"取象比类"的象数思维方法,模拟、推演和认知宇宙万物的存在形式、结构、功能及其运动变化规律。何谓"象"?根据《周易》的阐述,象有两种含义:一是"见乃之象""天垂之象",即自然界表现出来的物象,人凭借感官可以直接把握到它们。二是"圣人象之""象其物宜",即对本然物象进行认识所获得的象,即卦象。如:

> 古者包牺氏之王天下也,仰则观象于天,俯则观法于地,

① 张晓芒:《中国古代逻辑方法论的源头——〈周易〉逻辑方法论探析》,《周易研究》,2006 年第 5 期。

② 张晓芒:《中国古代从类范畴到类法式的发展演进过程》,《逻辑学研究》,2010年第 1 期。

③ 中共中央马克思恩格斯列宁斯大林著作编译局编:《马克思恩格斯文集》(第 9卷),人民出版社 2009 年版,第 436 页。

观鸟兽之文，与地之宜，近取诸身，远取诸物，于是始作八卦，
以通神明之德，以类万物之情。(《周易·系辞下》)

可见，卦象是在观察客观事物基础上的"取象"过程，而由"取象"形成的卦象又与所取之物并不等同，物生于象前，象源于物意。《周易》由此又将"象"理解为事物之间的相似和文化符号，借用卦象、爻象、太极、阴阳之象、五行功能之象以"据象明理"。如：

《易》者，象也；象也者，像也。(《周易·系辞下》)
圣人立象以尽意，设卦以尽情伪。(《周易·系辞上》)

可以说，不论是自然界的山河日月，还是社会的人事风情，不论是人的气息脉搏，抑或代表万物本原的"道"，皆可谓之"象"。同时，在《周易》那里，"数"也代表着"象"，诸如"天地之数""大衍之数""乾坤策数"，天数为奇为阳，一、三、五、七、九，地数为偶为阴，二、四、六、八、十；"极其数""错综之数""参天两地而倚数""逆数"等，体现着"象""数"合一的认知思维模式。

《内经》深受易学象数观影响，其理论建构总是首先着眼于各种各样的"象"，通过"取象比类""援物比类"等思维模式将其与人体的形体官窍、生理病理功能联系起来，由此发现并建立起它们之间的各种具有确定性的联系，并从这一相互联系、相生相克的整体出发，对人体生长壮老已的自然规律和疾病的预测、发现、诊断、治疗、预后以及预防和养生等进行深入探讨，构建其独具特色的医学理论学说。

(一)《内经》的"象"具有丰富形态与内涵

在《内经》中，既有基于对自然界观察的物象，如天地、阴阳、四时、

五畜、五谷、五味及人体五色之象，又有基于对人体观察的脏腑气血之象，如阴阳、虚实、盛衰等；既有个别的、感性的表象，如风寒暑湿燥火等六淫之象，又有能动的、理性的意象，如水火木金土五行之象；既有反映事物本体的客观之象，如喜怒忧思悲恐惊等七情五志之象，又有反映主体思维的主观之象，如"心主血脉"等五脏藏象，由此建立了人体与自然界密切关联、相互映照的庞大的"象"系统。如藏象学说对"心"藏象的论述，依据阴阳理论建构人体阴阳之象等，不仅为脏腑阴阳理论的建立奠定了基础，而且为说明人体构造、解释生理、病理变化和进行诊断、治疗提供了理论基础。此外，《内经》通过观察发现人在不同的季节会出现不同的脉象，是由于人体气血对春夏秋冬气候变化所做出的自发的适应性反应，从而将人的脉象区分为春弦、夏洪、秋毛、冬石等不同的象；借用自然界四季气候、物候之象建构的五脏生理功能与特点之象；还有人体气血津液之象，基于此提出了人体的气血循环理论。

（二）建构了"数"的思维模型

《内经》以天地之至数论述三部九候、九窍、九脏、九针，以"六"的位数论述三阴三阳；以五行生成数与九宫数论证藏象学说；以"男八女七"周期数论述男女生理生长节律；等等。如对于天地至数的描述：

> 天地之至数，始于一，终于九焉。一者天，二者地，三者人，因而三之，三三者九，以应九野。故人有三部，部有三候，以决死生，以处百病，以调虚实，而除邪疾。（《素问·三部九候论》）

> 九针者，天地之大数也，始于一而终于九。故曰：一以法天，二以法地，三以法人，四以法四时，五以法五音，六以法六律，七以法七星，八以法八风，九以法九野。（《灵枢·九

针论》)

夫六六之节,九九制会者,所以正天之度,气之数也。
(《素问·六节脏象论》)

又如对五数配五脏的描述:

东方青色,入通于肝,开窍于目,藏精于肝,其病发惊骇,
其味酸,其类草木,其畜鸡,其谷麦,其应四时,上为岁星,是以
春气在头也,其音角,其数八,是以知病之在筋也,其臭臊。南
方赤色……其数七,其臭焦。中央黄色……其数五,其臭香。
西方白色……其数九,其臭腥。北方黑色……其数六,其臭
腐。故善为脉者,谨察五脏六腑,一逆一从,阴阳、表里、雌雄
之纪,藏之心意,合心于精,非其人勿教,非其真勿授,是谓得
道。(《素问·金匮真言论》)

再如对男女生长发育周期数的论述,体认出男女生长周期性生理
变化规律,至今仍然具有临床与养生意义。

女子七岁,肾气盛,齿更发长。二七而天癸至,任脉通,太
冲脉盛,月事以时下,故有子……丈夫八岁,肾气实,发长齿
更。二八,肾气盛,天癸至,精气溢泻,阴阳和,故能有子……
八八,天癸竭,精少,肾脏衰,形体皆极,则齿发去。(《素问·
上古天真论》)

(三)《内经》象数思维的基本模式

《内经》基于"象""数"系统的思维模式具体表现在三个方面。

一是取物象思维。借用自然界常见的事物形象以"观象明理"。如借用水火、阴阳、柔刚之象说明人体阴阳特征；借用江河日月之象说明人体气血运行状况与规律等。这种思维符合传统易学思维定式，所谓"天行健，君子以自强不息""地势坤，君子以厚德载物"，以天之刚健、地之柔顺来说明天体生生不息的运行规律和君子的德行修养。如《内经》常以水火之象说明人体的生理病理现象，"火为阳"，其象炎上，主升发；"水为阴"，其象沉静，主闭藏，就是通过物象进行说理的实例，表达了人们由物生象、据象达义的主观感受。

二是取意象思维。通过对于事物动态形象的概括达到对于事物特定功能和动作方式的言说和意象表述。如认为：

> 阴阳者，不以数推，以象之谓也。(《素问·五运行大论》)
> 木得金而伐，火得水而灭，土得木而达，金得火而缺，水得土而绝，万物尽然，不可胜竭。(《素问·宝命全形论》)

这里的五行，已不再是五种物质材料，而是表达五种功能属性的象征性意象或形象化符号。这种通过形象性的概念和符号来理解对象世界的抽象意义的意象思维活动，为通过外在直观认识内在联系的推类法式提供了逻辑前提。

三是取数思维，即取象运数思维。这是取具有抽象意义的易数推演事物运动变化规律的方法。《内经》主要是取阴阳卦爻数、天干地支数、五行生成数与九宫数(即河图洛书)来推类五脏应四时五行的规律。如用五、六、七、八、九说明"五脏应四时，各有收受"的整体联系；以"太过者其数成,不及者其数生,土常以生也"以及数的生克胜复之理阐释五运六气的常变规律;还有用干支数通过取数比类推测六十年气候变化规律及其与人体疾病的关联性;又以"女七男八"的阴阳进退之数推类人体发育和生殖基数。这种运数方法的根据其实也是一种象,其本质也是取象思维。

象数思维在经由观察获得的直接经验的基础上,通过比类、推演、象征、联想等方法,体悟、揭示事物的普遍联系和内在本质,在思维过程中,思维主体凭借对事物的各种外在表现的敏锐观察以及既往经验、知识甚至思维主体自身的人格情感等因素,仰观俯察,旁征博引,将天下万物统一于思维之中,借助直觉体悟,揭示事物内在本质。尽管不可避免其简单直观的内在缺陷,但却极富创造力和开放性。这种重视思维主体的自身体验、始终关注思维对象的整体关系和动态平衡的极富想象力和创造力的整体思维模式,对中国古代的科学、文化、生活、艺术等各个领域都产生了重要影响,形成了不同于西方文化的基于问题的发现、提问和回答的独特方式。《内经》医学理论尽管囿于历史条件尤其是科技条件的限制,还缺乏直接观察、认识人体内部结构及其变化机制的有效手段,但仍然通过"有诸内必形诸于外"的思维路径对医学实践中的观察和感悟进行由此推彼、触类旁通的认知体验,从而发现和发明了一系列人体生理病理规律和诊疗方法,不断丰富着自己的医学理论。

第四节 "生生精神"的医易会通

"生生精神"是易学的基本精神,揭示了人与自然"生生不息"的基本存在方式和运动变化规律,描摹了人与自然不断生成、创造和变化发展的生命之道和生存变化之理。

> 生生之谓易，成象之谓乾，效法之谓坤……夫《易》，圣人
> 所以崇德而广业也。（《周易·系辞上》）
> 天地之大德曰生……《易》之为书也，不可远，为道也屡
> 迁，变动不居，周流六虚，上下无常，刚柔相易，不可为典要，唯
> 变所适。（《周易·系辞下》）

对此，古今中外众多学者进行了研究、阐发与解读。如：宋代俞琰
认为"阴生阳，阳生阴，阴阳相生其变无穷。故曰生生之谓易"（《周易集
说》卷二十九系辞上传二）；董楷认为"生生之谓易，是天之所以为道也。
天以生为道，继此生理者，即是善也""生生之谓易，生生之用则神也"
"生生之谓易，理自然如此"（《周易传义附录》卷十上系辞上）。黑格尔
认为："变易既是第一个具体的思想范畴，同时也是第一个真正的思想
范畴……在生命里，我们便得到一个变易深化其自身的范畴。生命是
变易，但变易的概念并不能穷尽生命的意义。在较高的形式里，我们还
可见到在精神中的变易。精神也是一变易，但较之单纯的逻辑的变易，
却更为丰富与充实。构成精神的统一的各环节，并不是有与无的单纯
抽象概念，而是逻辑理念和自然的体系。"[1]对此，贺麟进一步解释说：
"《小逻辑》里'变易'一词和《易经》一书中的'易'字有近似的含意，后者
包含有'变易、简易、不易'等意义，但主要是变易的意思。它是有与无
的统一。"[2]可见，"生生之谓易"包含着生生之道、生生之变、生生之用，

---

[1] 黑格尔：《小逻辑》，贺麟译，商务印书馆1980年版，第199—200页。
[2] 黑格尔：《小逻辑》，贺麟译，商务印书馆1980年版，新版序言第18页。

涵盖了生命、生存与变化之学,反映着古人对于生命本体的本质、功能与趋向、万物化生的基本规律以及天道与人文和谐统一、共变共生的理性认识与精神,其基本规则在于"推天道以明人事",强调和顺、节制与谦和,从整体、宏观上把握万事万物的内在联系,把握人与自然和谐相处的生命智慧。《内经》秉承这一思想,确立了具有人文医学特色和丰富精神内涵的"生生之道"的思想体系。

一、以生生之气为根本

《内经》认为人秉受天地生生之气而生,唯气存而生命不已。同时,人不断地将天地之气化生为人体之气,以此维护着生命存在、变化及人类繁衍。如:

> 人以天地之气生,四时之法成……人生于地,悬命于天,天地合气,命之曰人。(《素问·宝命全形论》)

为此,《内经》特别强调肾气,认为人身肾中精气就是生生之气的产物,是先天之本,人的生长、发育有赖于肾气的化生,肾气衰竭则生命终止,因此屡屡强调要保养和固护肾气以藏精。如《素问·上古天真论》所说:女子七岁肾气盛,十四岁月经来潮,至二十一岁肾气充满;男子八岁肾气充实,十六岁肾气旺盛,精气满溢,至二十四岁肾气充满。也就是说男女生长发育周期有所差异,男子十六岁、女子十四岁就具备了生育的机能,男子二十四岁、女子二十一岁是人体机能最为强健的年龄。这和现代医学对人体生殖功能的认识高度契合。有学者对"不同国家经过父母同意的青年结婚最低年龄分布情况"进行了统计比较,得出的结论是：当前大多数国家的婚姻法所规定的青年结婚年龄，男青年比女青年一般都要大 2—3 岁；在 118 个国家中，有 60 个国家将男子结婚年龄确定为 16 岁，占比 50.8%；在 123 个国家中，有 15 个国家将女子结婚年龄确定为 14 岁，占比 12.2%，有 79 个国家将女子结婚年龄确定为 15—16 岁，占比 64.3%。[①] 可资佐证。

二、以生生之用为主旨

据史料记载，最早提及《内经》的是东汉班固撰写的《汉书·艺文志·方技略》，将中医归属于"方技"一脉，且认为"方技者，皆生生之具也"。也就是说，《内经》理论是诊治疾病的技术与工具范畴，其作用与功能是维护人的健康，维持生命的生生不息。那么，医者的主要职责就是利用自然的生生之气以助人之生生之气，借此对人的机体进行调节，从而实现"阴平阳秘"的健康目的。为此，中医治疗不仅仅是祛除疾病，而且更加观照通过"和""调"以养生及"治未病"使人体达到并保持阴阳平衡的健康状态，这无疑体现着《内经》"生生之道"的医道本质和重视生命的内在诉求。

三、以生生之理为核心

人秉天地之气生，人与天地自然生生之气是彼此息息相通的，人的脏腑气血会随着自然界四季更替而产生相应变化，所以人的生命活动、饮食起居、劳逸动静等必须遵循自然界的运动变化规律，否则就会导致

---

① 邓希泉：《青年结婚年龄的国际比较研究》，《北京青年研究》，2017 年第 4 期。

机体的病变。

> 春生、夏长、秋收、冬藏,是气之常也,人亦应之。(《灵枢·顺气一日分为四时》)

> 东风生于春,病在肝,俞在颈项。南风生于夏,病在心,俞在胸胁。西风生于秋,病在肺,俞在肩背。北风生于冬,病在肾,俞在腰股。中央为土,病在脾,俞在脊。故春气者,病在头。夏气者,病在脏。秋气者,病在肩背。冬气者,病在四支。(《素问·金匮真言论》)

同时,人们要遵循自然规律,努力践行"生生之德"。因为"天覆地载,万物悉备,莫贵于人",人不仅是"生生之气"的产物,也是天地"生生之德"的产物。正如张介宾所强调的:"夫生者,天地之大德也。医者,赞天地之生者也。"①不论是医者还是人类个体或群体,皆须"赞天地之化育",将"天地之大德"融入人生对于真理、意义与价值的追求中,以达到弘扬和发散人与自然、社会共生共在、中和协调的客观规律及其所蕴含的文化精神内涵。

综上所论,医易会通所昭示的"天人合一""和谐共生""阴阳平衡""过与不及""知常达变""生生不息"等核心理念,所彰显的关注人的生命与健康的根本精神和辩证智慧,为人们关注人与自然乃至人生终极思考提供了思想养分和理论遵循,无疑值得引起人们的深思。正如恩格斯所指出:"世界不是既成事物的集合体,而是过程的集合体,其中各个似乎稳定的事物同它们在我们头脑中的思想映象即概念一样都处在

---

① 张介宾:《类经图翼(附:类经附翼)》,人民卫生出版社1965年版,第5页。

生成和灭亡的不断变化中,在这种变化中,尽管有种种表面的偶然性,尽管有种种暂时的倒退,前进的发展终究会实现。"①天地万物皆是在普遍联系和不断推进的动态过程中实现自身发展的,既具有运动形式、形态、结构、功能和相互关系等不断更新的内容,又具有时间的持续性和空间的广延性等不断交替的形式,这个过程始终遵循着辩证法的基本规律。易学的根本精神和辩证智慧尽管是朴素的,但是作为古代认识世界的世界观和方法论,也无疑有其合理性和内在价值,期望也能为人们深刻理解《内经》中和观理论内涵与文化精神本质提供思想方法与行为自觉。

---

① 中共中央马克思恩格斯列宁斯大林著作编译局编:《马克思恩格斯文集》(第 4 卷),人民出版社 2009 年版,第 298 页。

第八章 《黄帝内经》中和思想的医儒会通

经世致用和治国安民是中国传统儒家思想的重要旨归,并时常将对生命的关注作为其理论建构的基点之一,由此使得其理论阐释往往带有浓厚的中国传统医学色彩;而作为研究人体生命存在与发展规律的中国传统医学,则侧重于对人体健康与疾病的调节与治理。尽管二者在本质上是有差别的,但作为奠基传统医学理论之圭臬的《内经》深受儒家思想的濡染与滋养,其理论形态呈现出与儒家思想相互交融、兼容并蓄的显明特征。二者在阐释各自学说的过程中,不仅具有共同的理论基础,而且都强调"中和"这一首要的、基本的原则,使得"中和观"成为其理念与方法的共同本质和重要方面。深入探察医、儒"中和观"理论会通的本质与特征,对于深刻发掘和把握儒家思想和中医理论的内在价值,从而发散与传承中国优秀传统文化具有一定的理论与实践意义。

第一节 理论基础的融贯互参

气、阴阳、五行理论是儒家思想和《内经》的共同理论基础,尽管理论的侧重点各有不同,但在理论本质上存在着融贯互参的内在连贯,对此进行比较分析有助于增强对于医儒中和观理论会通的理解。

一、儒家的中和思想

在历史发展进程中，儒家始终将《易经》奉为经典，进行了充分借鉴、继承与发挥。相传儒家创始人孔子亲作《易传》："孔子晚而喜〈易〉，序象、系、象、说卦、文言。读〈易〉，韦编三绝。曰：'假我数年，若是，我于〈易〉则彬彬矣。'"（《史记·孔子世家》）春秋末年，孔子提出了"中庸"的命题，经其弟子及再传弟子的阐释与发挥，逐步形成了比较系统的中道、中庸思想，使得长期以来广泛流传的"尚中"思想进一步发展上升到由形下到形上的更高的哲学层面，成为系统化的理论形态，不仅体现着思想家的哲学思考及其重要性，而且成为了中华民族对待家国天下的民族心理基础。从其体系构成来看，儒家中和思想蕴含着丰富的理论内涵。

（一）中和是认识事物的根本法则

儒家将"中和"作为对事物本质、规律认识与把握的一个根本法则。如：

君子务本，本立而道生。（《论语·学而》）

这里的本与道就是"中""和"。对"中""和"意义的分析与解读十分丰富，但其本质理解是比较一致的。从基本概念来看，如："所谓'中''和'，'中'指适度、合理、持中，'和'则指和谐、稳定、均衡，'中''和'联在一起，意味着以'无过不及'的持中态度处理一切事物，使事物达到均衡稳定的最佳状态。"①从其形成与意义来看,如:"经过先秦以孔子为代表的哲学家的进一步抽象,才形成了哲学意义上的'中',形成了'中庸''中道'这些重要的哲学观念。实现了'中'的意义由'形下'到'形上'的飞跃,而实现这种飞跃的民族心理机制就是中国人对'中'的崇拜和敬仰""'和'是指不同事物之间相承相继,相互适应,最终达到多样性的统一,它并不否认矛盾,承认事物在相互矛盾的过程中能够促进发展,并最终达到事物的协调统一。"②

在儒家那里,"中""和"既是世界观又是方法论,"中"与"和"互为体用,具有共同的基点、目的与方法,有了"中"才能得到"和","中和"共同构成了天地自然、人类社会和生命个体的恒常存在与变化状态,这是一种不偏不倚、中正和谐、真善美融为一体的存在与变化的理想状态与动态过程。

(二)中和是人的行为规范和政治伦理思想的核心

孔子有言:

> 中庸之为德也,其至矣乎! 民鲜久矣。(《论语·雍也》)

从字面看,似乎孔子强调的"中庸"是一种高尚的道德,但仔细体味孔子思想的内在逻辑,不难看出,"中庸"思想不断得以扩展和发挥,其实表达着孔子看待自然与社会发展规律乃至治国理政的核心理念与思

---

① 文选德、周建刚:《"中""和"思想:特质、传承与当代价值》,《求索》,2014 年第 11 期。
② 陈道德、高涌瀚:《"中"字意义的嬗变:从"形下"到"形上"》,《湖北大学学报(哲学社会科学版)》,2016 年第 1 期。

维方法。

一方面，"中庸"即"用中"，如《中庸》所说，应"执其两端，用其中于民"，强调为人处事应做到不偏不倚，不可"过"亦不可"不及"，反对偏执一方，走向极端。正确的态度是唯中道是用，"允执其中"；同时，既反对自高自大，一味用强，也反对谨厚有余，一味退避，"狂者"与"狷者"皆不足取。

> 子贡问："师与商也孰贤？"子曰："师也过，商也不及。"曰："然则师愈与？"子曰："过犹不及。"(《论语·先进》)
>
> 子曰："不得中行而与之，必也狂狷乎！狂者进取，狷者有所不为也。"(《论语·子路》)
>
> 尧曰："咨！尔舜！天之历数在尔躬，允执其中。四海困穷，天禄永终。"(《论语·尧曰》)

另一方面，提出了"礼之用，和为贵"的修齐之道，不仅引入了"和"的概念，而且对"中"与"和"的辩证关系进行了理论阐释，"和"是动态的"中"，是对立双方相互联结、渗透、调和的过程，从而形成了"致中和"的哲学命题。

> 有子曰："礼之用，和为贵。先王之道，斯为美，小大由之。"(《论语·学而》)
>
> 喜怒哀乐之未发，谓之中；发而皆中节，谓之和。中也者，天下之大本也；和也者，天下之达道也。致中和，天地位焉，万物育焉。(《中庸·一章》)

据此,儒学不但进一步深化了对"中"的本质的认识,而且为"中"的存在和变化发展找寻到了实现路径,即"中和"。就自然而言,天地运行的法则是阴阳二气相互推动、相互调和,从而孕育和化生万物;就人的行为而言,应该不急不缓,"从容而不迫"(《朱熹论语集注》卷一);就人的生命存在而言,人的喜怒哀乐、七情六欲也必须处在内在调和平衡的状态。唯其如此,才能实现和保持天地人存在与发展的"致中和"的"大本"与"大道",这也是天下无处不在、无时不有、不可须臾阙如的普遍规律,一旦离开就会偏离自然规律。即如孔子所说:

> 道也者,不可须臾离也,可离非道也。(《中庸·一章》)

毋庸讳言,"中庸之道"已然超越了单纯的道德层面,成为了普遍的理论原则和思想方法,"称中庸之道为儒家的矛盾观或发展观,比起称它为伦理学说来,更能抓住问题的实质"[①]。

二、理论基础的医儒互参

儒家将"中和"思想贯彻于气、阴阳、五行理论,深深影响着传统医学,奠基了医儒融贯互参的理论基础。

(一)对"气"理论的认识

"气"是中国古代哲学中最为重要的范畴之一,古往今来的众多思想家均十分重视对"气"的研究,他们对"气"的本质、现象、形态、功能及变化规律进行过无数的研究和描述,提出了各种各样的学说与观点,由

---

① 庞朴:《"中庸"平议》,《中国社会科学》,1980 年第 1 期。

此积淀而逐步形成了"气一元论"的哲学形态。可以说，物质性的"气"概念和"气一元论"思想奠基了中国古代哲学朴素唯物主义和朴素辩证法的理论品质。儒家"气"思想存在着由自然之"气"上升为本体之"气"的内在逻辑理路。在孔子那里，"气"不仅是一种客观存在，是构成天地万物的始基物质，而且还是一种精神状态和道德境界。如孔子最初提到"气"时说：

> 摄齐升堂，鞠躬如也，屏气似不息者。（《论语·乡党》）

这无疑是指人的自然呼吸之气。及至孟子、荀子，则将气提升为一个哲学概念，并开始赋予其本体的意味。如孟子提出"浩然之气"的概念：

> 夫志，气之帅也；气，体之充也……志壹则动气，气壹则动志也。今夫蹶者趋者，是气也，而反动其心……我善养吾浩然之气……其为气也，至大至刚，以直养而无害，则塞于天地之间。其为气也，配义与道。（《孟子·公孙丑上》）

这里的"气"已然不是具体的存在物，而是塞于天地之间无形无象的绝对本体。而且孟子还将"气"与"志"联系起来，从人体的功能上进行述说。《内经》关于人的情志及精气神学说与这一思想十分接近。

荀子则将"气"作为天地万物的统一本体和人体生命与意识的物质基础，认为：

> 水火有气而无生，草木有生而无知，禽兽有知而无义，人

有气、有生、有知,亦且有义,故最为天下贵也。(《荀子·王制》)

也就是说,万物虽各异,但"气"是其存在的共同基础。这种作为万物始基或道德精神的"气"有动静、聚散、流动,处于能动的变化和转化运动之中,而其变化规律在于阴阳二气的调和与平衡,所谓:

> 春秋冬夏,阴阳之推移也;时之长短,阴阳之利用也;日夜之易,阴阳之化也。然则阴阳正矣,虽不正,有余不可损,不足不可益也。(《管子·乘马》)

(二)对阴阳理论的认识

阴阳是儒家的重要传统,所谓"一阴一阳之谓道"。阴阳作为一种观念,来源于人们生产生活中的观察,而作为哲学范畴,则是儒家"近取诸身,远取诸物"的思辨成果。如:

> 法象莫大乎天地;变通莫大乎四时;悬象著名莫大乎日月。(《周易·系辞上》)
> 君子之道,造端乎夫妇,及其至也,察乎天地。(《礼记·中庸》)

儒家阴阳学说的理论核心在于:阴阳互为根源、互相转化,既标示万事万物存在与发展的根本属性,也成为宇宙生成、构成的基础和运行法则。即所谓:

> 吾有知乎哉？无知也。有鄙夫问于我，空空如也。我叩
> 其两端而竭焉。(《论语·子罕》)

这一"叩其两端"的中和理念，为古代哲学、社会政治理论以及自然科学等各个领域提供了指导思想和思维方法，而且从一开始就被自然而然地引入医学领域，成为《内经》阐释生命现象、建构理论体系的基本概念和范畴。

(三)对五行理论的认识

五行学说也是儒家阐发宇宙秩序和万事万物间普遍联系的基本理论。顾颉刚认为："五行，是中国人的思想律，是中国人对于宇宙系统的信仰；二千余年来，它有极强固的势力。"①它不仅推动着中国思维水平的发展，而且对于古代自然科学的发展也产生了重要影响。最早对五行进行的系统论述出现在《尚书·洪范》中：

> 天乃锡禹洪范九畴，彝伦攸叙。初一日五行……一日水，
> 二日火，三日木，四日金，五日土。水日润下，火日炎上，木日
> 曲直，金日从革，土爱稼穑。润下作咸，炎上作苦，曲直作酸，
> 从革作辛，稼穑作甘。(《尚书·洪范》)

这段论述不仅分析了五行各自的性质特征，而且对于五行的认识从五种物质材料和五种物质形态上升为五种功能属性，由此出发探寻事物的内在规律，演绎出"五纪""五事""五福"等观念形态，具有了思维上的直观普遍性，是自然界客观事物内部运动变化的五种状态的抽象，

---

① 顾颉刚：《古史辨自序》(下册)，商务印书馆 2011 年版，第 451 页。

它们相互作用、生克制化,勾画出自然界各种事物和现象普遍联系、变化发展以及多样性统一的自然图景。五行学说着眼于事物的矛盾运动,这一矛盾运动构成了相互联系的五个系统,成为大千世界变动不居的统一法则。同时,按照天人交相生胜的规律,人也处于五行运动变化的系统之中,并表现出与自然五行运动的对应关系,所谓"人在天中,天在人中,你中有我,我中有你,生息不已"。由此,五行学说具有了朴素的唯物论和丰富的辩证法思想,不仅成为儒家认识和解释世界万事万物发生发展过程及规律的思维法则,而且为《内经》建构其五脏构成、生克制化、五运六气"太过""不及"等整体医学理论提供了有效论证。"五行用'象征的相互联系'将许多其他由'五'组成的各类自然现象联系起来。这些概念被人们以非常系统的方式用于解释人体的结构和功能。"[①]

由上,儒家的气、阴阳、五行"中和"思想不仅是其理论建构的基础与法则,而且已经化为医家的人生态度和行为准则,得到了《内经》的深入阐发。"在关于气的理论上,《内经》构成了从先秦诸子到王充、范缜之间的一个重要发展环节。在先秦至两汉的现有史料中,没有哪一部著作象《内经》那样,用唯物主义观点对阴阳五行理论做出了那么系统而深刻的阐发。"[②]循着这一理论前提和思想脉络,《内经》在建构其医学学说的过程中,十分重视"中和"思维,广泛吸收借鉴了儒家"中和"思想,形成了特色鲜明的追求人体生理的内外调和、"阴平阳秘"、天人和谐的医学"中和观",并将其作为阐释医理的基本法则。《内经》的"中

---

① 李约瑟:《李约瑟中国科学技术史》(第 6 卷,生物学及相关技术,第 6 分册,医学),刘巍译,科学出版社 2013 年版,第 40 页。

② 刘长林:《内经的哲学和中医学的方法》,科学出版社 1982 年版,第 2 页。

和"思想也得到后世医家的不断发挥，与儒家"中和"思想在方法论原则上具有高度的洽适性，抑或说，医家阴阳调和的医学思想就是中庸之道的具体应用。

第二节　国与身相统一的医儒会通

古代儒家与医家在实践中都将治国与治身联系起来，往往以国喻身，或以身喻国。在治国与治身中，执两用中，用中为常道，中和可常行，以"用中"保持国与身的恒常状态，将"中和"作为国与身理想存在状态及实现途径，将"执中"作为治世愈疾的根本原则，呈现出融汇互参、相映成趣的理论进路。

在中国古代思想家那里，家国天下是最为关注的永恒主题。就儒家而言，治国立身是其庞大理论体系诉诸于实践的核心；就医家来说，对生命个体存在规律的探索从来也没有离开心身与国家社会的交通。从理论旨归看，国与身的状态如何是其探察的共同对象；从实践指向看，治世愈疾是其追求的共同目标；从思维方法看，二者又都受中国传统"取象比类""能见取譬"等思维和论说方式的影响，互相借喻、类比，从而使国与身、治世与愈疾在内容和形式上具有了一定的统一性，中国古代众多"儒医"的出现即是这一统一性的鲜明例证。

一、国与身相统一的医儒融贯互参

将国与身这对范畴统一起来的是春秋末年的医和，他首次提出了"上医医国"的论断并流传后世。

（晋）平公（公元前 557—前 532 年在位）有疾,秦景公（公元前 576—前 537 年在位）使医和视之……（赵）文子曰:"医及国家乎?"对曰:"上医医国,其次疾人,固医官也。"（《国语·晋语》）

医和将身与国进行类比,认为治身犹如治国,能治身者即能治国。汉代王符接受了医和的说法,指出:

上医医国,其次下医医疾。夫人治国,固治身之象。疾者身之病,乱者国之病也。身之病待医而愈,国之乱待贤而治。治身有黄帝之术,治世有孔子之经。（《潜夫论·思贤》）

在此,王符不仅将治国与治身的人、术进行了区分,而且进一步将"孔子之经"和"黄帝之术"作为治国与治身的工具理念,使儒与医在理论上内在联系了起来。

随着儒家学说的建立与发展,为了宣扬其修齐治平主张及天理人欲学说,大批儒生涌入医家队伍,广泛向医药领域渗透,形成了绵延两千多年的儒医群体,借医喻国,论证儒理,宣传其政治主张。

南人有言曰:"人而无恒,不可以作巫医。"善夫!"不恒其德,或承之羞"。（《论语集注·子路》）

孔子此言乃是借巫医之名阐明恒德乃是君子应有之德,以此劝导弟子有德有恒方能成为真正的儒者。北宋程颢、程颐也有类似主张:

"医家以不认痛痒谓之不仁，人以不知觉不认义理为不仁，譬最近。"①二程以病理上对麻木状态的不知不觉譬喻思想上的"不认义理"，生动形象地说明了儒家义理的重要意义。这一以医理比类儒理的言说方式成为儒家论说方式的一种基本形态。究其原因，一是人们防病愈疾离不开医药知识；二是医药的社会功能与儒家教义相契合，通过行医施药可以修身养性，做到仁爱有德，扶危济困；三是借医药以弘扬儒家思想。中国医药学不仅是技术，而且具有深广的文化影响力和思想内涵，更容易为社会大众所接受。大量"道医""佛医"的存在也是这个道理。

与此相呼应，古代医家也时常以医理喻儒理，以医学之义阐明治国理政之要。据有关史料记载，早在殷商时期，一些医家即以医理论国事。如伊尹与汤王商讨国策时，就曾经借"太素""上皇"及"九主"治国之事，以医为喻，宣陈他的治国之道：

> 用其新，弃其陈，腠理遂通，精气日新，邪气尽去，及其天年。（《史记·殷本记》）

受其影响，《内经》在论证其医理时，也时常将人身之象与国家、社会之象做类比。如将人之一身脏腑功能喻作一国：

> 心者，君主之官也，神明出焉。肺者，相傅之官，治节出焉。肝者，将军之官，谋虑出焉。胆者，中正之官，决断出焉。膻中者，臣使之官，喜乐出焉。脾胃者，仓廪之官，五味出焉。大肠者，传道之官，变化出焉。小肠者，受盛之官，化物出焉。

---

① 程颢、程颐：《二程集》，王孝鱼点校，中华书局2004年版，第33页。

肾者，作强之官，伎巧出焉。三焦者，决渎之官，水道出焉。膀
胱者，州都之官，津液藏焉，气化则能出矣。（《素问·灵兰秘
典论》）

在《内经》那里，人的全身器官俨然是一个封建朝廷的官吏系统，这
一思想和论说方法深深影响着后世医家和儒家。唐代孙思邈即继承了
这一传统，他说：

古之善为医者，上医医国，中医医人，下医医病。（《备急
千金要方·诊候》）

一流的医者应该把刻苦钻研医道，济世救人乃至治国作为人格价
值的最高追求。清代大医徐大椿撰有"医道通治道论"一文，专门探讨
了治病人之法与治国之术的相参相应："治身犹治天下也。天下之乱，
有由乎天者，有由乎人者。由乎天者，如夏商水旱之灾是也。由乎人
者，如历代季世之变是也。而人之病，有由乎先天者，有由乎后天者
……先天之病，非其人之善养与服大药，不能免于夭折，犹之天生之乱，
非大圣大贤，不能平也。"[①]以人的先天、后天之病与天下治乱的复杂因
素相类比，形象地说明了依靠大圣大贤治国平乱的深刻道理。

由上不难看出，儒家和医家都将治国与治身联系起来，以国喻身，
以身喻国，从而使其"中和观"的融贯会通具有了共同的思想基础。

---

① 徐灵胎：《医学源流论》，古求知校注，中国医药科技出版社2011年版，第38页。

二、保持国与身恒常状态的医儒融贯互参

孔子所谓"中庸"，从字面看就是"用中"，不仅有前述之"允执厥中"、不可偏执之意，而且还蕴含着平常之"正道"，平常之"定理"，是"极高明而道中庸"（《礼记·中庸》）的无所不在、无时不有的平常之道，是看似平常又需要时时呵护、须臾不可缺离的普遍存在状态。这一"不用之用"其实是大用，相对于"变"而言它是恒常不变的客观存在。正因为此，"用中"就需要时时刻刻本之于常理，遵循于常道，既不能主观随意设定，亦不能径情任性而为。正如"治大国如烹小鲜"，一旦国与身偏离了其恒常状态，就会出现病与乱。同时，正因为其平常，那么，只要保持一颗平常心，时时处处遵守法度，不妄作为，即便是普通人也能到达"用中"的精神境界；反之，一旦妄为作劳，不能"守中""使失其序"，就会打破这个恒常状态，给国与身带来危害。

按事物运动的对立统一法则，国与身也处于一个平衡—不平衡—平衡的矛盾运动过程，为此事物的两端也处于不断的内在调和即"中和"的动态过程，从而使国与身的诸多方面相互协调、相互适应，到达最佳的存在状态。如此循环往复，不断地达到更高的"中和"。在此，"中和"表达的既是一种状态，也是一种手段和运动过程。春秋末年的著名政治家晏子曾以调制羹汤为喻阐明了这个道理：

> 齐侯至自田，晏子侍于遄台，子犹驰而造焉。公曰："唯据与我和夫！"晏子对曰："据亦同也，焉得为和？"公曰："和与同异乎？"对曰："异。和如羹焉，水、火、醯、醢、盐、梅，以烹鱼肉，燀之以薪，宰夫和之，齐之以味，济其不及，以泄其过。君子食

之,以平其心。君臣亦然。君所谓可而有否焉,臣献其否以成
其可;君所谓否而有可焉,臣献其可以去其否。是以政平而不
干,民无争心……今据不然。君所谓可,据亦曰可;君所谓否,
据亦曰否。若以水济水,谁能食之? 若琴瑟之专一,谁能听
之? 同之不可也如是。"(《左传·昭公二十年》)

在此,晏子提出了"和"与"同"这对范畴,认为"和"是事物各个方面
和各种因素互补互济、相互调和而不断达到新境界的过程,而"同"只是
单一的或数量上的增减,朝廷君主与臣子之间的关系应是"和"而不单
单是"同",已然具有了质变量变的意味,将对"和"的认识引向了深入。

周太史史伯也有类似的思想,提出了"和实生物,同则不继"的
命题:

夫和实生物,同则不继。以他平他谓之和,故能丰长而物
归之。若以同裨同,尽乃弃矣。故先王以土与金、木、水、火
杂,以成百物。是以和五味以调口,刚四肢以卫体,和六律以
聪耳,正七体以役心,平八索以成人,建九纪以立纯德,合十数
以训百体……夫如是,和之至也……声一无听,物一无文,味
一无果,物一不讲。王将弃是类也,而与专同。天夺之明,欲
无弊,得乎? (《国语·郑语》)

正如"以水济水"不能得到美味,中和六律才能听到美妙的音乐一
样,君主必须多听各方面的意见,避免"去和而取同",才能减少失误,政
治公平,达到"政平而不干,民无争心"的政治生态的理想境界。

晏子、史伯的上述思想得到了孔子及其后学的极力推崇,将其作为

修德正身处世的基本准则。孔子指出：

> 君子和而不同，小人同而不和。(《论语·子路》)

　　强调君子之德在于"和"而非"同"，并最终升华为"致中和"的哲学命题，丰富了儒家"中和观"的思想内涵。受此影响，董仲舒进一步提出了"德莫大于和，而道莫正于中""天地交泰"(《春秋繁露·循天之道》)等命题，不仅发挥了孔子的思想，将"中""和"视为天下之正道，天下之至德，认为治理国家必须刚柔中和，才能"其德大盛"，其道大行，国家大治；而且认为人的寿命也取决于心身的"中和"，所谓"天地交泰"的中和之道，其实就是医家所说的阴阳之平，阴阳和调。对此，《内经》又是怎么认识的呢？

　　(一)强调重视自然养生，保持"无过无不及"

　　在自然状态下，人体全身的阴阳气血处于一个动态平衡状态，达到这种状态的人称作"平人"，"平人"气血调和，呼吸匀称，健康无病。养生防病的关键在于适时地调和阴阳，使饮食有节，起居有常，清心寡欲，精神内守，使人与自然、社会保持和谐统一。

> 人一呼脉再动，一吸脉亦再动，呼吸定息脉五动，闰以太息，命曰平人。平人者，不病也。(《素问·平人气象论》)
>
> 余闻上古之人，春秋皆度百岁，而动作不衰；今时之人，年半百而动作皆衰者，时世异耶，将人失之耶？岐伯对曰：上古之人，其知道者，法于阴阳，和于术数，食饮有节，起居有常，不妄作劳，故能形与神俱，而尽终其天年，度百岁乃去；今时之人不然也，以酒为浆，以妄为常，醉以入房，以欲竭其精，以耗散

其真,不知持满,不时御神,务快其心,逆于生乐,起居无节,故
半百而衰也。(《素问•上古天真论》)

《内经》对调理阴阳来养生的论述,归纳了上古"真人、至人、圣人、
贤人"等得道之人之所以在养生方面取得成就,是因为他们都善于理解
和把握阴阳之理,所以才能够自觉做到"合于道":

恬惔虚无,真气从之,精神内守,病安从来。是以志闲而
少欲,心安而不惧,形劳而不倦,气从以顺,各从其欲,皆得所
愿。(《素问•上古天真论》)

只有"法于阴阳,和于术数"才能"合于道",这个"道"就是平常之
道,自然之道,其关键在于把握阴阳,使阴阳相和合;如果违背或偏离了
"道",这种平衡状态就会被打破,就导致人体生命体征的不平衡,从而
呈现病态或产生病变。《内经》的这一结论是有说服力的。

故饮食饱甚,汗出于胃。惊而夺精,汗出于心。持重远
行,汗出于肾。疾走恐惧,汗出于肝。摇体劳苦,汗出于脾。
故春秋冬夏,四时阴阳,生病起于过用,此为常也。(《素问•
经脉别论》)

此外,如前所述,《内经》对时、情、味、体"过用"致病的病因和四时
养生也进行了归纳分析。"《内经》对于'过用'思想的认识,是以'本'为

旨归，以'过'与'不及'共在同生的动态辩证过程。"①它从人与自然关系出发论证了"过用"的本质，认为人与自然是一个统一整体，相互间存在相参相应、信息传变的互动关系，自然界天地之气、春夏秋冬升降轮回对生命活动时刻产生着重要影响。

(二)强调阴阳调和，保持人体的动态平衡

人的各方面阴阳关系处于内外调和的动态平衡状态时，才能健康无病，因此《内经》将阴阳调和看作治病之大本。

> 阴阳者，天地之道也，万物之纲纪，变化之父母，生杀之本始，神明之府也，治病必求于本。(《素问·阴阳应象大论》)
> 是以圣人陈阴阳，筋脉和同，骨髓坚固，气血皆从。如是则内外调和，邪不能害，耳目聪明，气立如故……凡阴阳之要，阳密乃固，两者不和，若春无秋，若冬无夏，因而和之，是谓圣度。(《素问·生气通天论》)

也就是说，阴阳偏盛偏衰都可能引发疾病，必须根据不同情况进行调理，使之达到中和状态，如果阴阳不平衡又不能及时进行调和，就会加重病情甚至危及生命。

(三)阐发了"和"与"同"的理论内涵

《内经》提出了"智者察同，愚者察异"的重要命题，深化和拓展了"中和"方法的理论内涵。

---

① 孙可兴：《〈黄帝内经〉之辩：中医思维方法探原》，郑州大学出版社 2017 年版，第 126 页。

知之则强,不知则老,故同出而名异耳。智者察同,愚者察异,愚者不足,智者有余,有余则耳目聪明,身体轻强,老者复壮,壮者益治。(《素问·阴阳应象大论》)

对此,历代医家进行了深入解读。如杨上善认为"察,观也,智者反物观道,愚者反道观物"[1];王冰认为"智者察同欲之间而能性道,愚者见形容别异方乃效之。自性,则道益有余;放效,则治生不足"[2];吴昆认为"智者察于其同,先期而知持满;愚者察于其异,耗竭而后修为"[3];张介宾认为"智者所见,皆合于道,故察同。愚者闻道则笑,而各是其是,故察异"[4];张志聪认为"智者省察其阴阳,同出于天真,不妄作劳,则阳完而阴亦固矣……愚者止知名之有异……不知阳为阴之固,阴为阳之根"[5];李中梓认为"智者洞明阴阳之故,故曰察同。愚者徒知强老之形,故曰察异"[6];张琦认为"智者察同,则知损益之原,愚者察异,但观老壮之节"[7]。可谓见仁见智,异彩纷呈。

按照上述医家的解释,似乎察同为上,即寻找的是"皆合于道"的"阴阳之故""损益之源",是带有规律性的东西;而察异为下,即只关注

① 杨上善:《黄帝内经太素》(修订版),王洪图、李云重校,科学技术文献出版社2013年版,第57页。
② 王冰:《重广补注黄帝内经素问》,范登脉校注,科学技术文献出版社2011年版,第50页。
③ 吴昆注:《黄帝内经素问吴注》,孙国中、方向红点校,学苑出版社2012年版,第35页。
④ 张介宾撰:《类经》(上),中医古籍出版社2016年版,第22页。
⑤ 张志聪:《黄帝内经素问集注》,王宏利、吕凌校注,中国医药科技出版社2014年版,第23页。
⑥ 李中梓辑注:《内经知要》,胡晓峰整理,人民卫生出版社2007年版,第9页。
⑦ 张琦:《素问释义》(一),宛邻书屋复印本,第15页。

具体的细枝末叶的东西。这有一定的道理。但从《内经》的相关论述看，其实察同和察异应该是没有高下之分的。因为没有比较就没有鉴别，没有具体就没有抽象。因此，"同""异"皆为道。如果不知阴阳之变、阴阳之化，不了解"阴中之阳""阳中之阴""阴中之至阳""阳中之至阴"，那么，阴阳就会变成一潭死水，对于人的养生来讲又有什么意义呢？其实，"同"与"异"是事物不可分割的两方面，只有了解了各种"异"，才能发现其中的"同"；只有把握了事物的"同"，才能具体认识各种"异"。"异"是"同"的前提和基础，"同"是"异"的总结和升华。联系《内经》的上下文及其他篇章看，不仅有智者懂得运用普遍规律合理摄生保持健康，愚者则只看表面、局部，抓住一点不及其余而盲目行动的意思，而且还有更深的一层意味，那就是智者善于比较和类比，在差别还没有显现的时候就能敏锐地发现事物的细微变化，根据需要及时进行调整；而愚钝之人往往等到矛盾暴露、激化时才进行补救，为时已晚。对于医生来说也是这样，高明的医生往往不仅能见其同，即异中求同，发现生命变化的一般规律；而且能观其异，即同中察异，发现生命变化的特殊规律；不仅能发现和利用大同中的小异，而且能发现和利用小异中的大同，所谓：

> 故圣人自治于未有形也，愚者遭其已成也。（《灵枢·玉版》）

只有抓住细小的同异，才能取得良好的预防和治疗效果。否则，只知察同，就难以发现个体特征和新的病变；只知察异，就会在复杂的病情面前束手无策，或眉毛胡子一把抓，难以确立准确的治疗方案，贻误治疗良机。《内经》也由此提出了早诊断、早治疗、防患于未然的医学原则,对后世医学影响深远。

　　事物的差异和同一往往不仅表现在现象上而且表现在本质上,表面现象上相似的事物可能本质恰恰相反,而表面上看起来似乎毫不相干的事物又可能本质是相同的,因此随着认识的深化,必然有一个从表面现象深入本质的过程。对此黑格尔曾经有一段精彩的论述:"假如一个人能看出当前即显而易见的差别,譬如,能区别一枝笔与一头骆驼,我们不会说这人有了不起的聪明。同样,另一方面,一个人能比较两个近似的东西,如橡树与槐树,或寺院与教堂,而知其相似,我们也不能说他有很高的比较能力。我们所要求的,是要能看出异中之同和同中之异。但在经验科学领域内对于这两个范畴,时常是注重其一便忘记其他,这样,科学的兴趣总是这一次仅仅在当前的差别中去追溯同一,另一次则又以同样的片面的方式在同一中去寻求新的差别。这种情形在自然科学里特别显著。"[1]科学的方法要求做到发现异中之同和同中之异,要善于从现象上升为本质。《内经》的"察同""察异"说基本符合了黑格尔善于发现"异中之同和同中之异"的要求,也深化了其"中和观"的思想内涵。

　　《内经》的阴阳调和思想得到后世医家的不断继承与发挥。如医圣张仲景把人体的阴阳调和机能作为疾病向愈的根本,认为"凡病若发汗、若吐、若下、若亡血、亡津液、阴阳自和者,必自愈"[2];杨上善则强调阴阳的相对平衡,"故阴阳相得,不可偏盛也"[3];孙思邈则将阴阳调和看

①　黑格尔:《小逻辑》,贺麟译,商务印书馆 1980 年版,第 253—254 页。
②　张仲景述、王叔和撰次:《伤寒论》,钱超尘、郝万山整理,人民卫生出版社 2005 年版,第 40 页。
③　杨上善:《黄帝内经太素》(修订版),王洪图、李云重校,科学技术文献出版社 2013 年版,第 74 页。

作人体健康的生理前提，"味辛甘发散为阳，酸苦涌泄为阴；阴胜则阳病，阳盛则阴病；阴阳调和，人则平安"①；张介宾更加强调阴阳相须、相依的"平和"关系，指出"天地阴阳之道，本贵和平，则气令调而万物生，此造化生成之理也"②"阴内阳外，气欲和平，不和则病""阴阳表里，原自相依，不惟阳密足以固阴，而阴强乃能壮阳也"③。可见，儒者和医者在关于国与身的论述中，尽管目标各异，但却具有了"中和"这一共同的方法论原则。

三、治世愈疾根本原则的医儒会通

既然"中和"是国与身的理想状态和实现途径，那么，在实现和保持这一理想状态中应该坚持什么样的原则呢？对此，儒家和医家提出了各种方法和原则，最根本的原则就是"执中"。

在儒家看来，事物都有其相互对立的两方面，要想使对立的两方面达到统一，就必须善于"执其两端"，即"执中"，这才是"大知"。孔子指出：

> 舜其大知也与！舜好问而好察迩言，隐恶而扬善，执其两端，用其中于民，其斯以为舜乎！（《中庸·六章》）

朱熹对此有过解释，认为任何事物都有"两端"，孔子所论"两端"有

---

① 张印生、韩学杰主编：《孙思邈医学全书》，中国中医药出版社 2015 年版，第 473 页。

② 张介宾：《景岳全书》（上），李继明等整理，人民卫生出版社 2017 年版，第 5 页。

③ 张介宾撰：《类经》（上），中医古籍出版社 2016 年版，第 359—362 页。

两个含义，一是指事物相互对立的两个方面，如长短大小厚薄等；二是指尖锐对立的两种言论。"'两端'谓众论不同之极致，盖凡物皆有两端，如小大厚薄之类。于善之中又执其两端，而量度以取中，然后用之。则择之审而行之至矣。然非在我之权度精切不差，何以与此？此知之所以无过不及而道之所以行也。"(《四书集注》)在中国历史上，尧、舜、禹禅位时都谆谆教诲后者要"允执其中"。这得到了儒家的高度赞扬，认为"允，信也；中者，无过、不及之名"(《四书集注》)。"执中"是尧、舜、禹授受的"心法"，只有如此才可以治国平天下。孟子不但强调"执中"，还主张权变，反对"执一"，认为"执一"势必"废百"，有害于道，所谓"执中无权，犹执一也"(《孟子·尽心上》)。荀子认为"行事失中谓之奸事"(《荀子·儒效》)，因此君子在治理国家、管理社会的活动中，不可"失中"，应"比中而行"，把握好事物两端的界限，适可而止，无过无不及，既坚持基本原则，又灵活处理矛盾和纠纷，做到"宽而不慢，庸而不烈，辩而不争，察而不激，直立而不胜，坚强而不暴，柔从而不流，恭敬谨慎而容：夫是之谓之文"(《荀子·不苟》)。上述思想在后世儒家那里得到了广泛接受与传承，也成为医家防治疾病不可违背的根本法则。

《内经》认为，人的疾病与不病最核心的是阴阳是否平衡，这是最根本的道理和方法。如言：

> 阴阳者，数之可十，推之可百，数之可千，推之可万，万之大，不可胜数，然其要一也。(《素问·阴阳离合论》)
> 从阴阳则生，逆之则死，从之则治，逆之则乱。(《素问·四气调神大论》)

因此在预防和养生方面，要"从阴阳""法四时""谨和五味"，能知

"七损八益"的道理,始终将"以平为期"作为防治疾病的总体目标和基本方法,通过调理达到阴阳的"中和"状态。据此,提出了一系列具体的调节方法,如"寒者热之,热者寒之""燥者润之,急者缓之""有余折之,不足补之""盛者泻之,虚者补之",等等。

《内经》将"过用"与"不及"看作打破人体阴阳气血平衡的一对矛盾范畴,凡论"过用"之处,都有改进的办法,但改进"失度"又可能产生"矫枉过正",所以又说一切皆有所"本",阴阳平和,纲纪务本,其实就是"执中",就是围绕着"度"进行调节,使阴阳两平,未有偏盛,形成了独具特色的疾病防治理论体系,与儒家"执中""用中"思想是一脉相承的。

后世医家遵循和阐发《内经》医理,创造了许许多多防病愈疾的方式方法,但都没有偏离调和、"执中"这一根本法则。如张仲景将调节人体阴阳、脏腑、津液、营卫之"和"作为其施治立方的根本宗旨,"百合病见于阴者,以阳法救之;见于阳者,以阴法救之。见阳攻阴,复发其汗,此为逆,见阴攻阳,乃复下之,此亦为逆"①等,体现了《内经》"用阳和阴,用阴和阳"的基本法则。王冰强调"执其两端,而用其中",指出"益火之源,以消阴翳;壮水之主,以制阳光",目的也是调节人体阴阳、脏腑之"和",避免偏执之害:"夫粗工褊浅,学未精深,以热攻寒,以寒疗热,治热未已,而冷疾已生,攻寒日深,而热病更起……人之死者,岂谓命,不谓方士愚昧而杀之耶?"②李东垣、张景岳、汪昂等历代大医都将"取其中""得其中""执中用两"的法则作为古今医理和治法之要,传承和贯彻了《内经》"中和观"的理论精髓,推动着传统医学的理论建构和临床实

① 何任主编:《金匮要略校注》,人民卫生出版社 2013 年版,第 27 页。
② 王冰:《重广补注黄帝内经素问》,范登脉校注,科学技术文献出版社 2011 年版,第 609 页。

践,也推动着儒家治国立身理论与实践的发展。

由上,儒家和医家"用中""中和""执中"的"中和观"呈现出融会贯通的理论进路。

第三节 医患关系的医儒会通

由上述分析不难看出,儒与医对待生命个体的基本立场和维系健康和谐的医患关系方面也是融贯会通的。儒者以经世致用为崇高理想,并将对生命的关注贯彻始终;而医者在疗疾愈身的过程中,也时刻不忘以身喻国,追求心与身、人与自然、社会的和谐与平衡,所谓"上医医国,其次疾人,固医官也",呈现出医儒交融的理论气象,由此,"不为良相,便为良医",产生了一代代的"儒医"团队。

随着我国社会主要矛盾的变化,人们的健康需求愈来愈强烈,对医生提出了更高的要求。但人们的健康理念、生活习惯、行为方式、自我调控等还存在着一定偏差,对生命科学规律的认识、对医学与医生的尊重、对自我健康的呵护等方面还有待进一步提高。正是由于这两个方面还存在着不协调、不平衡,所以出现了医疗纠纷和医患矛盾。尽管这只是个别现象,但其不良影响人所共见,切不可等闲视之,需要自觉从《内经》中汲取智慧,形成"儒医"与"儒患"之间关爱、信任的良性互动。

一、医者要有儒家情怀

医者若想成为儒医,需要达到很高的要求。如《内经》提出,医者不仅要"专于技",更要"恒于德"。学医的人要"诵、解、别、明、彰",知天文、晓地理、通人事。既要参透医理，又要联系实际；既要知道自然的春秋冬夏、燥湿寒暑，又要明了患者的饮食居处、喜怒哀乐；既要全面了解病情，辨证论治，更要视患者如亲人，充分体现仁心、仁德、仁术。所谓"大医精诚"说的就是这个道理。

古往今来，历代名医大家弘扬儒道情怀，心系患者，治病救人，终身践行着医者的信念与责任。神农尝百草，置个人安危于不顾；医圣张仲景精究方术，"上以疗君亲之疾，下以救贫贱之厄"；葛洪弃官隐居，遍寻医书，著成《肘后备急方》；孙思邈视医学为忠孝之术、至精至微之论，成就一代"药王"；李时珍为医为药亲征亲为，重实践又尚革新，写就《本草纲目》，登上了古代药物学的巅峰……一代代的医者用他们的仁心仁术，为后人留下了一笔笔宝贵的医学与精神财富。

孔子认为"人而无恒，不可以作巫医"，要求医者应懂得恒常之理，具备儒家之德。无独有偶，与孔子几乎同时代的古希腊医学家希波克拉底，在其著名的《希波克拉底誓言》中，向医学界提出了遵守行业道德的倡议，要求医者坚守医学的纯洁与神圣精神，视患者如父母、儿女、兄弟，终身尽己所能为患者谋利益，不可有丝毫害人之心和恶劣行为，自觉为患者保守秘密。这一振聋发聩的誓言成为每一位医学生的第一课，不仅彰显了医者的信念与责任，而且透射出中西方对于生命本质与人文关怀的内在关联和逻辑共同性。

二、事亲者知医做儒患

医生有了儒家情怀，受益最大的当然是患者。那么，对患者有没有一定的要求呢？答案是肯定的。所谓"儒患"，就是要求患者也要有儒家情怀，爱人之心。要珍爱生命，关注自身的健康；多学习和了解一些医学常识,把握人与自然的基本规律,正确看待自己的疾病;还要充分尊重和信任医护人员,积极配合治疗。

《内经》认为,生病起于"过用",人们应恬淡安然,起居有常,食饮有节,谨和五味,不妄作劳。"夫热中消中者,皆富贵人也",说的是生活条件富足的人饮食无度,容易导致内热疾病,也就是现代人们常说的"富贵病"。随着经济社会的快速发展,人们的生活水平不断提高,追求更高品质的生活方式本来无可厚非。但是在现实生活中,有人却背离了健康的生活方式,食则大鱼大肉,偏嗜过激,完全不顾寒热温凉,四气五味,生病就找医生,病愈则将医嘱忘于脑后,毫不检视自己,甚至得了病却埋怨医生。现代医学研究也证明,一些常见多发病如肥胖症、心脑血管病、肿瘤等均与饮食不节、吸烟、饮酒等不良生活习惯有关。又如,很多家长"关爱"孩子,食则不忌饱,衣则不避暖,殊不知"过爱反害"。小儿为纯阳之体,脾胃虚弱,食过饱则伤脾胃,穿过暖则汗出易得风寒,再加上饮食偏嗜,营养搭配不合理,径情任性,不知节制,所以屡屡生病却不知其中缘由。新型冠状病毒肺炎的全球流行,从医学角度看,是一种生物学意义的客观存在,但如果从人与自然、社会关系的视域来看,无疑也暴露出许多问题与困境。以上种种都应该引起深思。

金代名医张从正著有《儒门事亲》一书,他对书名的解释是:"惟儒者能明其理,而事亲者当知医。"①清代医家邵辅对此解释说:"名书之义,盖以医家奥旨,非儒不能明;药品酒食,非孝不能备也。故曰:为人子者,不可不知医。"②清代医家吴鞠通也说:"人受天之仁,受地之信,备

---

① 张从正:《儒门事亲》,王雅丽校注,中国医药科技出版社 2011 年版,提要页。
② 转引自张从正:《儒门事亲》,王雅丽校注,中国医药科技出版社 2011 年版,原序页。

健顺五常之德,而有精神魂魄,心意志思智虑,以行孝悌忠信,以期不负天地付界之重,自别于麟凤龟龙之属。故孟子曰:万物皆备于我矣。又曰:惟圣人然后可以践行。《孝经》曰:天地之道,人为贵。人可不识人之形体以为生哉! 医可不识人之形体以为治哉!"①这不仅指出医者应性情中正平和,体现仁心仁术;而且要求"知医为孝",为人子女者要学习一些医学知识,多了解长辈和家庭成员的健康状况,唯其如此,才能常备"五常之德",常行"孝悌忠信",使家人和自己都得到健康。

诚然,要达到上述境界也是不容易的。对医者而言,需要将儒家情怀和仁心仁术结合起来,努力求索。如清代医家章楠所论:"然非格致诚正之功,不能通医之理,则医固儒者之事也。"②吴鞠通又说:"格致之难也。儒者不能格致,则无以穷理尽性以至于命,是负天之所生;医者不能格致,则无以处方用法,生物生人,日从事于轩岐之书,亦犹是瞑行而索途耳。盖人之自生,与生人之生,异出同原,皆赖此一点不忍之心为之,所谓仁也。"③这都是对医者的要求。对患者而言,也理应具备此"不忍之心",力求"穷理尽性",要理解、尊重和信任医生,同时还要全面了解自己的健康、疾病情况,谨遵医嘱,积极配合治疗,做到"无过无不及"。否则,就会事倍功半,甚至产生不必要的矛盾和医患纠纷,最终给自己的健康带来损害。

三、医患友爱久久为功

在人类文明的历史长河中,对生命与健康的追求亘古而永恒。正

---

① 吴鞠通:《温病条辨》,中国医药科技出版社 2011 年版,第 163 页。
② 章楠:《医门棒喝》,李玉清等校注,中国医药科技出版社 2011 年版,自序页。
③ 吴鞠通:《温病条辨》,中国医药科技出版社 2011 年版,第 163—164 页。

是由于对生命与健康的渴望与探索，人类创造了医学。从此，在医学与疾病的互动中，在医生与患者的相互观照下，面对层出不穷的可怕疾病，一代又一代医者直面危险，攻坚克难，逆行而上，久久为功，和患者一起为了共同的目标相携前行，不断完成着对疾病的认知、防控与征服。由此，多少医学的难题被攻克，多少危殆的生命得以延续，多少人的健康得以保障，医学由此获得了不断发展与进步，为人类文明谱写出一曲曲与时偕行的生命赞歌。

　　然而，由于医学面临的是人这一最为复杂的社会存在，所以还有许多难题有待解决。一方面，医学的发展是无止境的。随着自然与社会的发展，致病因素与人类疾病谱不断发生着变化，各种自然的、生物的、社会的因素都会影响到人们的健康，诸如环境、气候、工作压力、认知能力等，不一而足。医学在探索和解决这些问题的过程中，仍会面临许多难题。医生作为医学的实践者，也存在着知识水平、职业技能、经历阅历、道德水准的差异，在繁重复杂的临床工作中也难免出现偏差。另一方面，社会中的每一个人都是具体的，就病人而言更是如此。

　　解决这一问题的关键，不仅要求不断完善医疗卫生条件，提高医疗技术和服务水平，而且要形成"儒医"与"儒患"这二者之间相互关爱、相互信任的良性互动。这是因为，医学、医生、病人与疾病之间是一个密不可分的统一体。在这一统一体中，医生和病人不是一对矛盾，医学与疾病才是一对矛盾。社会应以理性与包容之心对待医者，为他们创造更为协调的环境，激励和帮助他们不断攻克医学难题；同时，不断深化医疗体制改革，为广大患者提供更加精准的医疗技术，更加温馨的就医环境，更加贴心的医疗服务，从而在"医"与"患"的良性互动中，共同促进健康水平的不断提高。

第九章　《黄帝内经》中和思想的医道会通

　　道学是由老子创立的以"道"为万事万物本原和最高哲学范畴的学说,在不断的发展过程中逐步形成了以老庄思想为主体,包含黄老之学、魏晋玄学及道教文化在内的丰富的思想体系。它以"道"统摄自然、人生与社会的自然和谐、无为而治的基本精神,长期以来深深影响着中国古代人的思维方式、行为习惯、民族心理、风俗人情等社会生活的方方面面,对中医药学的形成与发展也产生了深远影响,二者之间存在着融贯互参、相互为用的理论会通。从理论形成来看,道学形成与发展的历史时期正是《内经》形成的重要阶段;从理论内涵与目标追求方面来看,二者相互借鉴、相互为用,存在着诸多的相似性;从流传下来的典籍来看,在先秦、两汉的道家著作中包含许多关于医药与养生的论述,而在两汉的医药学著作中也包含着丰富的道家思想成分;此外,在千年"儒医"流传的同时,"道医"团队也蔚为壮观。中国自古就有"医道通仙道""十道九医"的俗语,所谓"古之修道者莫不兼修医术";而习医之人也始终将儒道情怀作为医生的必修课孜孜以求,形成了千百年来流行不息的道者"尚医"、以医驭道,医者"尚道"、以道驭医,共同追求济世利民的学术气象。《内经》与道家"中和观"的理论会通主要体现在道、气本体论、辩证法、认识论等方面。

第一节 道家的中和思想

道家学说以"道"为核心探讨万事万物存在、运动与变化的内在规律,这不仅包含着对自然本质、规律的追寻,也凝聚着对人与社会终极关怀的探索。在这一追寻与探索中,始终将"中和"作为基本法则,实现了"中""和"概念互通、相互为用的理论架构。

一、以"道"为本体的中和自然观

老子认为"道"是宇宙万事万物的总根源、总规律,是自然界和人类社会发展变化的根本法则。

首先,这一法则是独立于人和自然的客观存在,是"有"而"无"、"虚"而"实"、可言又不可言,需要"独悟独明"的超然存在。

> 道可道,非常道;名可名,非常名。(《老子·一章》)
>
> 天下万物生于有,有生于无。(《老子·四十章》)

其次,"道"化生万物,既是一种本然的自然而然的存在状态,又有其自在的规律,故此人与自然万物都须时刻遵从而不可违背,应顺其自然,虚静不盈,无偏无过,笃守其"中",处理好"无为"和"有为"的辩证关系,"无为"方能"有为"。

> 多言数穷,不如守中。(《老子·五章》)

生之畜之，生而不有，为而不恃，长而不宰，是谓玄德。（《老子·十章》）

人法地，地法天，天法道，道法自然。（《老子·二十五章》）

道常无为，而无不为。（《老子·三十七章》）

最后，正是"道"的这种"自然"存在状态才使得"中和"成为可能，或者说，"道"的核心本质是"中和"，无论是"天道"还是"人道"，其本质内涵都贵在"中和"，这种"中和"以气、阴阳的和谐平衡为载体，这是人与自然、社会存在发展的理论前提和终极目标。

道冲，而用之或不盈。（《老子·四章》）

天得一以清，地得一以宁，神得一以灵，谷得一以盈，侯王得一以为天下正。（《老子·三十九章》）

万物负阴而抱阳，冲气以为和。（《老子·四十二章》）

大成若缺，其用不弊。大盈若冲，其用不穷。大直若屈，大巧若拙，大辩若讷。躁胜寒，静胜热。清静为天下正。（《老子·四十五章》）

万物之始在于"一"，这个"一"最初是宇宙中的混沌之气，气分阴阳，阴阳二气冲和而化生万物。只有具备了或者说正因为有了"和"这一先决条件，所谓的"一"才能够幻化出"清""宁""灵""盈""生""正"等诸多成果。因此，"道生一"，而且"道在于一"，抑或也可以认为这个"一"就是"中和"之道。只有懂得了这个道理，才能始终保有若虚、若冲、若屈、若讷的良好心态，做到守中持虚，锋芒不外露而用之不尽，从而达到所追求的更高成就和理想效果。

对此,庄子进行了继承与发挥。而且庄子论和,从其文字表达上看,不仅在数量上比老子更多,有些比老子更为直接,并往往有新的见解:

> 枢始得其环中,以应无穷。(《庄子·齐物论》)
>
> 无声之中,独闻和焉。(《庄子·天地》)
>
> 与人和者,谓之人乐;与天和者,谓之天乐。(《庄子·天道》)
>
> 一清一浊,阴阳调和,流光其声。(《庄子·天运》)
>
> 阴阳和静,鬼神不扰,四时得节,万物不伤,群生不夭。
> (《庄子·缮性》)
>
> 肃肃出乎天(地),赫赫发乎地(天),两者交通成和而物生焉。(《庄子·田子方》)

其所说的"环中""和静""调和""成和""人和""天和""闻和"以及"协和""中和""和谐""炀和""德和""处和""守一"等,使得"中和"意旨与逻辑指向更加明确和丰富。

老子的得意弟子,与孔子同时代的道家学派之翘楚文子深受老子思想的影响,也多有"尚中"之见:

> 得道之统,立于中央……和阴阳,节四时,调五行……中之得也,五脏宁,思虑平,筋骨劲强,耳目聪明。(《文子·道原》)[①]

---

① 《文子》,原文选自《文子校释》,李定生、徐慧君校释,上海古籍出版社 2016 年版。

> 万物负阴而抱阳，冲气以为和，和居中央。(《文子·上德》)
>
> 阴阳和，万物生矣。(《文子·精诚》)
>
> 天地之气，莫大于和。和者，阴阳调，日夜分，故万物春分而生，秋分而成，生与成，必得和之精。故积阴不生，积阳不化，阴阳交接，乃能成和。(《文子·上仁》)

不仅强调"道"的本质在于"中"，得出"和居中央"的新见解，而且重视四时阴阳五行之和，并由自然而推及人体，将人的气血阴阳、五脏情志之"和"作为其"中和"论说的理论素材，如强调人的形体当其五脏、情志、阴阳气血处于调和、平和的状态时，人的筋骨就会强劲有力，耳聪目明，健康无病，从而进一步丰富了"中和"的思想内涵。

老子将"中和"之道应用于为政为民的政治与社会生活层面，强调治国安民的"中和"之道、"中和"之德：

> 不尚贤，使民不争；不贵难得之货，使民不为盗；不见可欲，使民心不乱……为无为，则无不治。(《老子·三章》)
>
> 我无为，而民自化；我好静，而民自正；我无事，而民自富；我无欲，而民自朴。(《老子·五十七章》)
>
> 治大国，若烹小鲜。(《老子·六十章》)

可见，在治国理政方面，老子力主自然，"无为""无欲""不争"，采取"中和"的办法而行事，如此则可以保持"自然""自正""自化""自朴"的自然理想状态。同时又进一步指出"自然"非人力所能左右,一切以自然而然的存在最为宝贵。为此举下雨和婴儿啼哭的例子加以论证。如:

> 天地相合,以降甘露,民莫之令而自均。(《老子·三十二章》)
>
> 终日号而不嗄,和之至也。和曰常,知和曰明。(《老子·五十五章》)

老子所处的时代,天灾多发,战祸频仍。面对这些矛盾与冲突,老子寻求到的最为根本的解决办法就是自然"中和",做到了这些,则社会就会远离灾害和战争,百姓也会乐于过着简朴自然的生活,呈现出君主和人民所共同期盼的"上下同欲"的和谐式生活。如其所言:

> 挫其锐,解其纷,和其光,同其尘。(《老子·四章》)
>
> 甘其食,美其服,安其居,乐其俗。(《老子·八十章》)

对此,庄子、文子都予以了高度认同。如庄子所言:

> 醇天地,育万物,和天下,泽及百姓。(《庄子·天下》)
>
> 中和民意,以安四乡。(《庄子·说剑》)

天下和顺则必然百姓和顺,百姓就会自觉遵守"天德""天道"。文子也进一步发挥说:

> 是以圣人之道,宽而栗,严而温,柔而直,猛而仁。夫太刚则折,太柔则卷,道正在于刚柔之间……是以贵和也。(《文子·上仁》)

> 故大人与天地合德,与日月合明,与鬼神合灵,与四时合信,怀天心,抱地气,执冲含和。(《文子·精诚》)

> 上唱下和,四海之内,一心同归。(《文子·上礼》)

文子可谓淋漓尽致地表达了"和"与"不和"的辩证法。他强调"道正在于刚柔之间",只有做到"宽而栗,严而温,柔而直,猛而仁"才能达到"和",出现合德、合明、合灵、合信的祥和安定之气;如果一味地加以"恩推""严推""爱推""刑推",则必然"失和",导致灾祸,尤其是君臣不和,其害最为严重。因此,不论是为政者还是百姓苍生,为人处世都须谨而慎之,取其中道,以和为贵,凡事不可太过,所谓"和"则两利,"不和"则两害,需要时刻遵循,不可逾越乖逆。

诚然,道家基于自然之道也描述了"小国寡民"的政治理想和所谓的"愚民"倾向,这有一定的消极意义。但是从总体上看,其所强调的"中和"之道、中和之旨所包含的核心精神,无疑有着内涵丰富的合理性,对《内经》理论建构产生了积极而深刻的影响。

二、"反者道之动"的中和辩证观

关于事物矛盾法则的认识是道家对中国古代哲学思想的重要贡献之一。老子从对自然界和社会万事万物存在与变化的观察与认识过程中发现,矛盾是自然界和人类社会普遍存在的现象,并内含着运动、变化、发展规律,由此对其进行了哲学概括,蕴含着朴素而丰富的辩证法思想。

(一)认识矛盾范畴的多样性

老子从各种现象出发,提出了一系列矛盾范畴。从宇宙自然特征的维度来看,有天地、阴阳、有无、水火、生死、动静、吉凶、盈缺等;从时间和空间维度来看,有古今、始终、高下、左右、前后等;从物质结构维度来看,有多少、大小、长短、坚脆、粗细、软硬、厚薄、轻重、冷热等;从物质属性与功能维度来看,有正奇、正反、予夺、强弱、损益、刚柔、难易、进退、顺逆等;从人的属性特征维度来看,有美丑、智愚、巧拙、高矮、肥瘦、祸福、荣辱、成败、亲疏、贵贱等;诸如此类。由此可知,事物的矛盾是无处不在、无时不有、不可逃避的,揭示出矛盾的客观性与普遍性特征。

(二)提出"反者道之动"的理论命题

老子揭示了矛盾双方相互依存、相互转化的运动本质与规律,其核心在于"反者道之动"。矛盾不仅是无处不在、无时不有的,而且双方既对立又斗争,始终处于一个统一体中,一方总是以另一方为自己的存在条件与前提,并向相反的另一方进行转化,缺一不可;这种转化不是一次完成的,而是处于不断地由不平衡到平衡的运动过程,其自身有着自我调节平衡的内在机制。

> 故有无相生,难易相成,长短相形,高下相倾,音声相和,前后相随。(《老子·二章》)
> 天之道,其犹张弓与?高者抑之,下者举之;有余者损之,不足者补之。(《老子·七十七章》)
> 祸兮,福之所倚;福兮,祸之所伏。(《老子·五十八章》)

"反者道之动"的命题将自然界和人类社会的矛盾运动看作普遍法则，揭示了事物向相反方面转化的合规律性，强调否定在事物变化发展中的意义，蕴含着"否定是发展的必然环节"的唯物辩证法思想。

(三)提出"物极必反"原则

老子认为事物在一定条件下的转化是合理的，但是，一旦不加以限制，任由其向一个方向发展，超越了常度，则会物极必反，绝对对立，走向事物的反面，其害无穷。

> 物壮则老。(《老子·五十五章》)
> 是以兵强则灭，木强则折。强大处下，柔弱处上。(《老子·七十六章》)

庄子也说：

> 剋核大至，则必有不肖之心应之，而不知其然也。(《庄子·人间世》)

文子也说：

> 天地之道，极则反，益则损。(《文子·上礼》)

也就是说，事物一旦违背了正常的转化规律，必然导致物极必反之害。因为这种转化是被动的，是不知其然而然的。比如为政者如果不懂得与民生息之理，对百姓的限制或压迫太过，则人难免有不肖之心，一旦揭竿而起，必然对国家与社会产生危害。因此，事物的转化也应以

"中和"为度,适事而化,适时而变,因势而为,如此才能保证事物的积极变化,避免激烈的不可调和的矛盾冲突。

三、顺势静观的中和认识论

认识论是人类由万事万物纷繁复杂的现象出发探寻事物本质与规律的思想方法。一般认为,老子的认识论是直觉主义的认识论,甚至带有某种神秘主义色彩,这有一定的道理。然而,随着当今自然科学尤其是宇宙空间理论的飞速发展,人们的认识范围愈来愈大,认识对象愈来愈复杂,面对许多难以理解的自然存在及其变化,单靠传统经验的、实证的所谓"理性"的认识方法显然很难给出一个满意的答案。如"自然选择"理论与"人择原理"的出现,科学家对"暗物质"和"暗能量"的探寻等。由此,人们在对现代"科学主义"认识方法的反思中,将目光投向古代,试图找寻出更加有价值的理念与方法,这也是中国先秦思想包括老子思想愈来愈受到重视的内在理由。

老子的认识论内涵十分丰富,可以说代表了中国古代认识方法的较高水平,其思想内涵和认识方法具有极其强大的思维张力和逻辑发散性,尤其是其"玄览静观""顺势而为"、注重"中和"的思维方法对《内经》理论体系建构产生了重要影响。

老子主张从本体与现象两个维度认识世界,由此将人的认识活动区分为"为道"和"为学"两个层面。"为学"是对具体事物的认识过程,"为道"则是把握世界万物本原和根本法则的认识过程。从表面上来看,似乎老子将二者看作了相互对立的认识活动,认为关于具体事物的知识越多,就越是难以认识和把握"道",只有摒除了人们获得一般知识的思维和认识机制这一屏障,通过直觉主义的方法才能够真正认识和

把握"道"。如提出:

> 为学日益,为道日损。损之又损,以至于无为。无为而无
> 不为。(《老子·四十八章》)

其实,老子所强调的认识机制有更深的一层意蕴。一般人认识"道",大都是从具体的事物出发,难以超越事物具体属性的限制,难以突破现实知识的屏蔽与羁绊,因而最多只能认识一般的可以具体言说的道,即"可道"之道。老子所要认识和把握的道是什么呢?是"天道""大道""恒道",是宇宙万物的本原、本体,是生成宇宙万物的本体及其运动性和规律性,是集时间和空间的无限性为一体的宇宙。正如:

> 有物混成,先天地生。寂兮寥兮!独立而不改,周行而不
> 殆,可以为天地母。吾不知其名,字之曰道,强为之名曰大。
> 大曰逝,逝曰远,远曰反。(《老子·二十五章》)

也就是说,宇宙起源于处于原始混沌状态的混成之物,在"天地"产生以前就已经自我生成了。人们所能感受到的宇宙只不过是"有",在此之前那个还没有产生天体的宇宙才是"无","有"是万物的根基,"无"是万物的肇始。因此说:

> 天下万物生于有,有生于无。(《老子·四十章》)

要想真正认识和把握这样的"恒道"和"大道氾兮"之"道",探索宇宙起源和演化的奥秘,仅仅靠从具体事物出发认识具体的"道"这种简

易的办法是不行的,必须舍弃掉实有事物的一切具体属性,也就是"为道日损,损之又损"才能达到。老子使用的方法是:自今及古,以古御今。即从考察现实的实有事物入手,不脱离具体的名物,依据它们的现状追溯远古,从而认识宇宙万物的本始状态的情形。之所以采取这样的方法,是因为人不可能亲历宇宙早期的演化进程,但只要能够把握住先前早已存在的"道",并以此来统驭现有的一切具体事物,就一定能够认识宇宙的源起,这其实也就是"道"的本质和规律。故此:

> 执古之道,以御今之有。能知古始,是谓道纪。(《老子·十四章》)
>
> 自古及今,其名不去,以阅众甫。吾何以知众甫之状哉?以此。(《老子·二十一章》)
>
> 天下有始,以为天下母。既得其母,以知其子;既知其子,复守其母,没身不殆。(《老子·五十二章》)

老子的认识论将宇宙本始作为产生万物的总根源,即母体之道,认识到总根源就能认识万物,而认识了万物就更能加深对总根源的认识,这构成了一个永不止息、循环往复的双向认识过程,如"由母及子、由子及母""由道及万物、由万物及道",由一般到特殊、由特殊到一般,由普遍到具体、由具体到普遍等,从而构划出一幅从现象到本质又从本质到现象的丰富多姿的认识图景。对老子的这种认识论、方法论原则与方法,庄子进行了积极回应,不仅高度认同"古今"的认识方法,而且对有形之物产生于无形的思维过程进行了理论发挥,借孔子之言提出了"内化""外化"的认识方法:

古犹今也……古之人外化而内不化，今之人内化而外不化。与物化者，一不化者也。（《庄子·知北游》）

即是说，要懂得有形之物产生于无形之物的道理，就必须知道作为母体的"道"具有普遍性、绝对性和无限性，和具体的事物是不同的。这就要求在认识过程中，既有抽象的思维过程即"内化"，又有以概念涵盖客观事物的过程即"外化"，只有将"内化"和"外化"这两个思维过程有机统一起来，才能够真正把握"道"而没有偏失，始终保持内在的天性。

基于上述分析，老子进一步提出了顺势静观的思维和认识方法。在老子看来，人们依靠经验或正常的理性思维只能获得对于具体事物的认识，而对"道"的认识和把握则需要采取"涤除玄览"的认识方法，也就是"静观"和"内心直观"的方法。这一方法要求人们在认识的过程中，将内心关于物质世界的各种各样的认识打扫干净，就像一面清澈幽深的镜子一样，使万物自然而然地呈现出来，再通过内心直观的方法，在对万事万物的冷静观察与领悟中认识和把握"道"这一万物的根源及其规律。

致虚极，守静笃。万物并作，吾以观其复。（《老子·十六章》）

在这样的认识理念指导下，老子进一步提出了"无为而治"的政治观和倡导人人自化、自正、自朴的和谐社会生态观，以及道法自然、随机应变、顺势行事、"贵柔居下"的中和方法论原则与方法。如认为水性至柔向下，有利于万物而不争，而且甘愿处于众人不愿的下位，这是守中取和的最高境界。由此，老子始终倡导人们遵循"中和"之旨，反对太过,并提出了"知足论"。

> 上善若水,水善利万物而不争。处众人之所恶,故几于
> 道。(《老子·八章》)
> 故知足不辱,知止不殆,可以长久。(《老子·四十四章》)
> 果而勿矜,果而勿伐,果而勿骄,果而不得已,果而勿强。
> (《老子·三十章》)

这种道法自然、顺势行事的"中和"理念,既强调一切应顺其自然,又强调诸事应善于把握时机,中道而行,颇具"时中"的哲理。

庄子继承了老子取中贵和思想,而且以更加超然物外的态度予以发挥和发散,认为天下之事应顺势顺时而为,"以和为量",为则有度,太过则害,无过则利,并从养生出发,认为人的形体与情志过喜伤阳,过怒伤阴,对脏腑都有害。同时,人身应自然,自然界的四时寒暑太过也会使人喜怒失常,思绪纷乱,甚至失去方寸,出现奸诈、乖戾等异常行为。

> 人大喜邪,毗于阳;大怒邪,毗于阴。阴阳并毗,四时不
> 至,寒暑之和不成,其反伤人之形乎! 使人喜怒失位,居处无
> 常,思虑不自得,中道不成章,于是乎天下始乔诘卓鸷。(《庄
> 子·在宥》)

正确的养生方法是不要使劳动形体太过而耗损精气,如此才可长有生命,具体的方法在于"守一",这与老子所强调的"抱一"有异曲同工之处。庄子把"一"分为三等,即"大一""一""小一","一"居于大一和小一之间。"守一"也就是"守中",其中和、中道意义十分鲜明。

从实践上来看，这种"抱一"守中的认识方法，对于人们善于把握事物的度，遇事积极应对，随机应变，顺势而为，乃至养成良好的行为方式和生活习惯，合理摄生都具有积极的指导意义。

由上，道家对于从本体与现象两个维度认识世界的论说，其实涵盖了跳出世界看世界，既置身事中又置身事外、主客观双向互动而又统一的理论精髓。这种试图超越感性认识和理性认识的相对性与有限性来把握世界真实存在的思维路径，无疑是人类认识史上的积极探索。同时，老子认为天道规律皆出于自然，而且具有自身内在的自然调控规律，其根本法则在于"中和"；庄子更是将"中"与"和"融合为一，并将其作为保持人体心身健康的基本法则。这些思想不仅在先秦时代大放异彩，而且对《内经》理论建构产生了深远而直接的影响，为我们深入探察医道会通的理论旨趣留下了巨大的发散空间。

第二节　生命理论的医道会通

生命问题是道家关注的核心问题之一，道家对生命的起源、存在和发展进行了十分丰富的阐释，为《内经》生命学说提供了认识方法和思想基础，二者存在着相互渗透、融贯会通的理论旨趣。

一、生命本原的融贯互参

在道家学说中，"道"是万事万物的本原，也是生命的本原。老子不仅指出"道"的本原性特征，而且描述了"道"化生万物的全过程，即由"道"化为气，也就是有了万物之始的"一"；这个宇宙中最初的混沌之气经过演化,逐渐变为"二",即阴阳二气;阴阳二气经历了负抱冲和,又变化为"三",即阴、阳、和三种气;这些气经过不断的涌摇激荡最终化生了万物,当自然界的各种气达到和合的理想境界时,生命就产生了,于是人也随之产生了。在这个过程中,"道"是本原,气是由"道"而生的始基物质,而阴阳也成为了"道"的载体和承载生命的死生之本。对于阴阳的关系及其功能属性,老子也进行了阐述,借用"玄牝"类比"道",以母性比作"阴",揭示了宇宙本根的基本特征。

> 谷神不死,是为玄牝。玄牝之门,是谓天地根。绵绵若存,用之不勤。(《老子·六章》)

庄子承袭了老子的思想,认为人的生命之源在于气,气分阴阳,并进一步阐明了阴阳是人体生命存在的根本,就像人由父母所生一样。而且强调了"和"是阴阳之气化生生命的基本条件。

> 人之生,气之聚也;聚则为生,散则为死……通天下一气耳。(《庄子·知北游》)

《内经》借鉴并系统总结了道家的"道""气""阴阳"思想,而且援道入医,形成了富有医学特色的道、气、阴阳理论,成为阐述人体生命和医学学说的核心理论。《内经》关于"道"的论述十分丰富,俯拾皆是,呈现出理论的递进性和完整性。

(一)关于万事万物本原的普遍性的"道"

《内经》认为,贯穿于天地万物之中,具有最广阔普遍性的根本之道是支配一切的,任何人都不可违背;这种道只可领悟而不可直观。如果医者仅仅明白了一些防治疾病的一般道理,就认为自己通晓了道,那就只能使人晦暗不明。这和老子的"有""无"之说有一定相通之处,也就是不仅知其然还要知其所以然,按照逻辑学的说法就是知其"应然"与"当然"。这是《内经》对于本原之道的理解。

> 窈窈冥冥,孰知其道?! 道之大者,拟于天地,配于四海,汝不知道之谕,受以明为晦。(《素问·征四失论》)

(二)反映人的生命与疾病防治普遍规律的"道"

强调疾病的形成与痊愈有一定内在规律,能够全面把握这个规律就等于把握了生命之宝。那么,防治疾病的根本规律、根本之道是什么呢?《内经》将其厘定为"一",反复强调"道在于一",这显然也是道家思想启发的结果。

> 有道以来,有道以去,审知其道,是谓身宝。(《灵枢·五乱》)
> 请言道之至数,《五色》《脉变》《揆度》《奇恒》,道在于一。(《素问·玉版论要》)
> 得一之情,以知死生。(《素问·脉要精微论》)
> 知其要者,一言而终,不知其要,流散无穷……夫标本之道,要而博,小而大,可以言一而知百病之害。言标与本,易而勿损,察本与标,气可令调,明知胜复,为万民式。天之道毕矣。(《素问·至真要大论》)

天地大道无处不在、无时不有,人人都要自觉遵循,只有把握了根本之道才能正确地认识事物及其规律,防治疾病也是如此,要善于通过现象把握本质,抓住最为根本的"道"。这个最为根本的"道"又是什么呢?《内经》认为是"逆顺"之道,顺则"合于道",逆则必然导致"失",即失败与过错,从而阐明了"道"只可顺而不可逆的道理,而且贯彻于其理论建构的始终。

> 故治不法天之纪,不用地之理,则灾害至矣。(《素问·阴阳应象大论》)

> 夫治民与自治,治彼与治此,治小与治大,治国与治家,未有逆而能治之也,夫惟顺而已矣。顺着,非独阴阳脉论气之逆顺也,百姓人民,皆欲顺其志也。(《灵枢·师传》)

> 顺天之时,而病可与期。顺者为工,逆者为粗。(《灵枢·顺气一日分为四时》)

> 顺者得复,逆者必败。(《灵枢·海论》)

(三)反映不同范围、不同层面客观规律的"道"

此类"道"不具备世界本原的意义,反映的是某一方面的规律。如:天地之道、阴阳之道、升降之道、标本之道、同异之道、调和之道、医工之道、养长之道、养收之道、养藏之道、营气之道、卫气之道、持脉之道、针刺之道等。

《内经》关于"道"的论述还有很多,其核心思想均在于顺应和把握自然规律,达到"中和"、调和、平衡的状态。

二、道家精气学说与中医气学理论

"气一元论"思想是贯穿中国古代哲学发展史的一条理论主线。张岱年认为中国哲学的本体论就是气论："在中国哲学中，注重物质，以物的范畴解说一切之本根论，乃是气论。中国哲学中所谓气，可以说是最细微最流动的物质。"①《内经》吸取了先秦"气"思想，形成了立足于"气一元论"基础上的比较系统的关于生命医学的气学理论，对中国古代哲学发展做出了积极的贡献。《内经》气学理论与道家的"精气说"有着内在的逻辑继承性。

老子既讲"气"也讲"精"，其理论指向往往是从宇宙本原的自然角度或人的生命立场上展开的，没有将其合而为一；庄子以"气"来发挥老子的"道"，提出"气"是构成万物的一种精微物质，从而以"气"为载体使得"道"具有了物质性的涵义。同时，庄子从其气化论出发，认为人也是气化的产物，气之聚产生人，人的生命过程就是"气"的聚散过程。

> 中国有人焉，非阴非阳，处于天地之间，直且为人，将反于宗。自本观之，生者，喑醷物也。虽有寿夭，相去几何？（《庄子·知北游》）

稷下道家学者将老子的"道"进一步具体化，于《管子》一书中最早提出了"精气"的概念，并进行了具体的阐述。

---

① 张岱年：《中国哲学大纲》，中国社会科学出版社1982年版，第39页。

凡物之精,此则为生。下生五谷,上为列星。流于天地之间,谓之鬼神;藏于胸中,谓之圣人。是故民气,杲乎如登于天,杳乎如入于渊,淖乎如在于海,卒乎如在于己。是故此气也,不可止以力,而可安以德;不可呼以声,而可迎以意……精也者,气之精者也。气,道乃生,生乃思,思乃知,知乃止矣……凡人之生也,天出其精,地出其形,合此以为人。和乃生,不和不生。(《管子·内业》)

这些论述说明,一者,精即气,是气的精微部分和构成万物的物质材料,精与气结合起来就能产生万物。二者,精是气的精微部分,是生命物质,人体"精气"充盈,生命就旺盛,所谓"寿敝天地""德被四海";"精"亡"气"散则生命即会终结。三者,把"精"看作人的思想和智慧的源泉。天之"精气"和地之"形气"和合才有了人的生命,进而才有人的思维与智慧,即所谓"德成而智出"。

"精气说"的提出,可以说是"力图穷尽物质世界深微处的一种反映"[①]。尽管如恩格斯所说,像古希腊罗马哲学这种原始的自发的唯物主义一样,"它没有能力弄清思维对物质的关系"[②],但它将人体内在的生命运动乃至思维都纳入了"气"的范畴,使得古代"气"思想前进了一步。同时,又与当时的医学紧密关联,探讨了养生防病的医学课题,不仅使得"精气"一元论世界观具有了自然科学基础,而且对《内经》气学理论产生了重要影响。《内经》发挥了"精气说",建构了具有医学特色

---

① 肖萐父、李锦全主编:《中国哲学史》(上卷),人民出版社1982年版,第162页。
② 中共中央马克思恩格斯列宁斯大林著作编译局编:《马克思恩格斯文集》(第9卷),人民出版社2009年版,第146页。

的气学理论或气化理论。

(一)天地万物之气具有共同规律

天地万物都是天地之气的聚合、流散和转化的结果,有着共同的规律。自然界的生、长、化、收、藏和人体的生、长、壮、老、已是相生相应的。

> 气始而生化,气散而有形,气布而蕃育,气终而象变,其致一也。(《素问·五常政大论》)
> 天有四时五行,以生长收藏,以生寒暑燥湿风,人有五脏化五气,以生喜怒悲忧恐。(《素问·阴阳应象大论》)

气的发动、流散、布化、收藏是导致自然万象变化的基本因素,人的五脏之气与天地相和合,则人体就能够保持健康,反之就会出现病变。"始,谓始发动。散,谓流散于物中。布,谓布化于结成之形。所终亟于收藏之用也。故始动而生化,流散而有形,布化而成结,终极而万象皆变也。"[1]"五藏,谓肝心脾肺肾。五气,谓喜怒悲忧恐。然是五气更伤五藏之和气矣。"[2]

(二)"精气"是生命的原初物质

"精气"既是天地间的精微物质,又是构成和维持人体生命的精微物质,也是合成人的生命个体的最初物质,即男女之精。

---

[1] 王冰:《重广补注黄帝内经素问》,范登脉校注,科学技术文献出版社2011年版,第519页。
[2] 王冰:《重广补注黄帝内经素问》,范登脉校注,科学技术文献出版社2011年版,第41页。

夫精者,身之本也。(《素问·金匮真言论》)

所谓五脏者,藏精气而不泻也。(《素问·五脏别论》)

暴乐暴苦,始乐后苦,皆伤精气,精气竭绝,形态毁沮。
(《素问·疏五过论》)

调阴与阳,精气乃光。(《灵枢·根结》)

可见,精气是人身之本,五谷的精微和营卫之气都是精气的组成部分,这些精气为人体生命活动所独有,其功能发挥有赖于五脏的藏泻能力和阴阳调和,如果伤了五脏之气,则精气就容易受到损害。同时,"精"还是人体特定的精气,即男女之精,是人的生命的发源地。

故生之来谓之精,两精相搏谓之神。(《灵枢·本神》)

两神相搏,合而成形,常先身生,是谓精。(《灵枢·决气》)

(三)精、气、神的辩证统一

《内经》提出了人体生命存在的"精气神"理论,将人的自然形体与内在的精神、思维联系成为一个统一整体,并阐明了其辩证关系。《内经》认为,精、气、神为人身之"三宝",是人生命的根本,三者既处于一个不可分割的统一体中,又有着不同的功能特征,相互联系,相互为用,相生相胜。如:五脏藏精,精为神之宅,有精则有神,故而积精可以全神,精伤则神无所舍,是为失守;精又为气之母,精充则气足,精伤则无气,无气则死矣。气能生精,气虚则精衰。精、气、神三位一体,不可分离,存则俱存,充则俱充,衰则俱衰,亡则俱亡。因此,精脱者死,气脱者死,失神者亦死。所以,精、气、神三者的充、旺、衰、脱、损是人的生命存亡、身体健康的关键所在,必须时刻重视三者的颐养调摄,使其处于平衡协调、相互为用的和合状态,从而发挥其最大功能,这是养生的基础和根本环节,也是《内经》反复强调、高度重视的重要法则。

> 余闻上古有真人者,提挈天地,把握阴阳,呼吸精气,独立守神,肌肉若一,故能寿敝天地,无有终时,此其道生。中古之时,有至人者,淳德全道,和于阴阳,调于四时,去世离俗,积精全神,游行天地之间,视听八达之外。(《素问·上古天真论》)
>
> 形不足者,温之以气;精不足者,补之以味。(《素问·阴阳应象大论》)
>
> 夫上古圣人之教下也,皆谓之虚邪贼风,避之有时,恬惔虚无,真气从之,精神内守,病安从来。(《素问·上古天真论》)

这些论述深切地提示人们:要时时刻刻使心与气、气与神相和合,充分呼吸精气,独立守神,达到"肌肤若冰雪,绰约如处子"[①]的境界,方能体同于道,寿与道同,"无有终时而寿尽天地",其最为重要的是要使人的行为方式及人体机能变化"和于阴阳,调于四时""形不足者,温之以气;精不足者,补之以味",主动避开"虚邪贼风"的侵扰,动静劳逸自觉适宜、适中于自然界阴阳寒暑升降、四时生长收藏的节律,心灵远离尘世之纷争俗习,慎重其"中",不可须臾偏过。唯其如此,才能既达到"积精全神"、精神旺盛、肢体强健的健康目标,又能真正做到"恬淡虚无,精神内守",清静自然,从而达到"德形俱全"的圣人之道。

---

① 王冰:《重广补注黄帝内经素问》,范登脉校注,科学技术文献出版社2011年版,第8页。

三、生命存在与变化规律的相参相应

人的生命存在与变化发展受到多种因素的影响和制约,但是最为核心的是,生命现象的运动变化是阴阳相互作用的结果,因此生命变化遵循阴阳之道。在这个问题上,《内经》的认识与道家思想也有着高度的洽适性。

老子所揭示的生命的阴阳运动形式在于阴阳相互作用及阴阳"和合"状态。

> 万物负阴而抱阳,冲气以为和。(《老子·四十二章》)

一方面,宇宙间的任何事物都包含着相互对立的阴阳二气,它们的相互作用维系着生命的存在与变化。另一方面,阴阳二气的作用形式是"冲和"。所谓"冲",蕴含着阴阳相抱、紧密关联的思想,所谓"和",则表达了阴阳作用的理想状态。"冲"而"和","和"而"冲",循环往复,不断地达到阴阳和合、和谐、中和状态,这是阴阳经过复杂的交合运动过程后的充满生机的完美状态。反过来看,阴阳和合也成为了一切生命运动的基本法则。

庄子紧步其后,从朴素的运动与静止的理论视域出发,探察了阴阳彼此相因、相互依存、变化有序的运动状态及规律,阐明了有形之物往往是运动不已的阴阳二气在相对静止状态下产生的,从而发现了阴阳一动一静,亦动亦静,动静相宜,动静有序的存在与变化机制。

> 留动而生物,物成生理,谓之形。(《庄子·天地》)

阴阳四时运行,各得其序。(《庄子·知北游》)

阴阳者,气之大者也……阴阳相照,相盖相治;四时相代,相生相杀。欲恶去就,于是桥起;雌雄片合,于是庸有。(《庄子·则阳》)

"留动"二字极富深意。"动"为阳,"留"为阴,阳则动,阴则静,阳动阴静,阳生阴成而化生万物。一如自然界春夏秋冬四季变换、轮回更替那样,阴阳二气不断地交流消长,融合贯通,构成了自然万物生、长、衰、杀的由盛而衰、由衰而盛的运行进程。对此,《内经》亦有深刻的认识。

(一)阴阳之道是生命变化的基本规律

《内经》认为,人的生命存在与变化符合天地、四时、阴阳消长变化的运动规律,所以人们应时刻注意认识和把握阴阳之道、阴阳之理,始终遵循生命的运动变化规律,不可须臾违背,一旦违背就会扰乱天地阴阳的自然规律。

故阴阳四时者,万物之终始也,死生之本也。(《素问·四气调神大论》)

阴阳者,天地之道也,万物之纲纪,变化之父母,生杀之本始。(《素问·阴阳应象大论》)

道者,圣人行之,愚者佩之。从阴阳则生,逆之则死,从之则治,逆之则乱,反顺为逆,是谓内格。(《素问·四气调神大论》)

有假者反之,此其道也。反是者,乱天地之经,扰阴阳之纪也。(《素问·六元正纪大论》)

(二)人体阴阳二气对立统一

人的生命存在的根本在于阴阳二气的相互推动和相互作用,《内经》对人体进行了比较详细的阴阳划分,不仅为脏腑阴阳理论的建立奠定了基础,而且为说明人体构造,解释生理、病理变化和进行诊断、治疗提供了理论基础。

> 夫言人之阴阳,则外为阳,内为阴。言人身之阴阳,则背为阳,腹为阴。言人身之脏腑中阴阳,则脏者为阴,腑者为阳,肝、心、脾、肺、肾五脏皆为阴,胆、胃、大肠、小肠、膀胱、三焦六腑皆为阳。(《素问·金匮真言论》)

(三)更加重视阴阳统一

《内经》更为重视阴阳"中和"统一,强调保持人体阴阳的稳定和平衡状态的重要性。

> 和于阴阳,调于四时。(《素问·上古天真论》)
> 夫阴阳之要,阳密乃固。两者不和,若春无秋,若冬无夏,因而和之,是谓圣度。(《素问·阴阳应象大论》)
> 从阴阳则生,逆之则死。(《素问·四气调神大论》)

由此,《内经》发挥了道家"阴阳和"的思想,说明阴阳和合乃是生命存续及保持健康的必要条件,强调人体必须以固养正气为重。可以说,《内经》的阴阳理论通过对自然界各种具体矛盾进行总结和抽象,形成了其认识生命规律的集世界观与方法论为一体的思维框架,成为其解说人体生理、病理、诊断、治疗和养生等各个学说最基本的逻辑推理模式,为有效指导临床诊断、治疗和防病保健提供了规律性认识,不仅对中医理论发展做出了贡献,而且对于人类医学理论与实践也具有普遍的借鉴意义。

第三节　辩证思维的医道会通

在思维方法上,道家哲学最为可贵之处在于对矛盾的普遍性、规律性的认识,彰显了对于自然、社会和人生变化规律深刻细致的观察、思考与凝练,展现出中国古代思辨水平的理论高度,其辩证法思想对《内经》理论建构提供了丰富的思想认识基础。

一、矛盾普遍性存在的理论一致性

老子处于周室衰微、天道废弛、战争频仍、人心浮动的历史时期,这是一个社会剧烈变动、各种矛盾交缠的时代,所谓"社稷无常奉,君臣无常位,自古以然。故《诗》曰:'高岸为谷,深谷为陵。'三后之姓,于今为庶"(《左传·昭公三十二年》)。老子以哲人的锐利眼光、智慧和情怀将自己的深切体验与感受进行了理论总结,述作《道德经》,揭示了自然、社会、人生都处于不断运动、变化、发展过程这一总规律。庄子继承和发挥了这一思想,使得道家辩证法思想完整地展现出来。

从现象上看,事物的矛盾是普遍存在的,变化是宇宙的普遍规律。

> 希言自然。故飘风不终朝,骤雨不终日。孰为此者? 天

地。天地尚不能久,而况于人乎?(《老子·二十三章》)

宇宙中从来没有一成不变的事物,万物皆变,天地在变,人也在变,就连"道"也在变,也逃不开"逝、远、返"的变化规律,天地不能久,万物皆变化才是常道。对此,庄子也有深刻的认识和精彩的描述:

> 若人之形者,万化而未始有极也。(《庄子·大宗师》)
> 夫水行莫如用舟,而陆行莫如用车。以舟之可行于水也,而求推之于陆,则没世不行寻常。古今非水陆与?周鲁非舟车与?今蕲行周于鲁,是犹推舟于陆也,劳而无功,身必有殃。彼未知夫无方之传,应物而不穷者也。(《庄子·天运》)
> 道无终始,物有死生,不恃其成。一虚一满,不位乎其形。年不可举,时不可止。消息盈虚,终则有始。是所以语大义之方,论万物之理也。物之生也,若骤若驰,无动而不变,无时而不移。(《庄子·秋水》)

可见,庄子认为自然界是变化的,人类社会和人生都是不断发展变化的,所以要求人们要不断地与所处的外界条件相适应,应时顺变,不可执拗死守。此外,老子和庄子也都认为万事万物乃至生命的变化之道在于阴阳矛盾运动。

《内经》汲取了这些思想,提出"天人相应"的理论观点,认为人和自然、社会处于一个辩证统一的矛盾体中,始终受天地四时变化的影响;人体自身也是一个矛盾体,阴阳二气的矛盾运动是人体生命运动变化的总规律。同时指出,人的生命运动又有着独特的方式,以人体及其脏腑组织为物质基础,即所谓"器",以阴阳二气的升降出入为表现形式,由此建构了气—阴阳—五行运动变化模式，成为指导医疗实践的基本法则。

> 是以升降出入，无器不有。故器者，生化之宇，器散则分之，生化息矣。故无不出入，无不升降。（《素问·六微旨大论》）

> 故清阳为天，浊阴为地。地气上为云，天气下为雨，雨出地气，云出天气。故清阳出上窍，浊阴出下窍；清阳发腠理，浊阴走五脏；清阳实四支，浊阴归六腑。（《素问·阴阳应象大论》）

二、事物矛盾变化的内在关联性

老子认为万事万物之所以存在矛盾变化，是因为都具有对立统一的关系，既相互对立、斗争，又相互联结、渗透、依存和转化，相反而相成。为此列举了自然界与社会中存在的诸多矛盾范畴，并将其延展到自然科学如数学、物理、天文、地理、气象，社会科学如经济、政治、军事乃至生命科学如生物、医学等领域，构建出"万物负阴而抱阳"的"有无""动静""虚实"对立统一的矛盾集合。

庄子也深刻认识到事物运动变化的原因，并引出"彼此"的矛盾范畴以说明事物存在形式、性质的内在根据，阐明事物变化发展的根本原因在于事物的自身矛盾，这是事物运动变化的"本根"，强调万物应遵循矛盾法则，为人处世应循道而行，不可逆道妄为。

物无非彼,物无非是。自彼则不见,自知则知之。故曰彼出于是,是亦因彼。(《庄子·齐物论》)

六合为巨,未离其内;秋豪为小,待之成体。天下莫不沉浮,终身不故;阴阳四时运行,各得其序。惛然若亡而存,油然不形而神,万物畜而不知。此之谓本根,可以观于天矣。(《庄子·知北游》)

且道者,万物之所由也,庶物失之者死,得之者生,为事逆之则败,顺之则成。(《庄子·渔父》)

《内经》基于矛盾存在的原因,将人体生命存在概括为阴阳的对立与统一,对人体、五脏六腑、气血津液等进行了详细的阴阳划分,并将阴阳看作人体变化的"根本",建构了阴阳相互包含、互根互用、变化转归的理论体系。这一理论得到后世医家的高度重视,成为中医治疗学的根本遵循。如王冰深刻认识到"以从其根"的重要性:"阳气根于阴,阴气根于阳。无阴,则阳无以生;无阳,则阴无以化。全阴,则阳气不极;全阳,则阴气不穷。春食凉,夏食寒,以养于阳;秋食温,冬食热,以养于阴。滋苗者,必固其根;伐下者,必枯其上。故以斯调节从顺其根。二气常存,盖由根固。百刻晓暮,食亦宜然。"[①]

更为可贵的是,《内经》从阴阳对立统一的内在理由出发,提出了"未病先防,既病防变"的"治未病"思想,成为中国传统医学理论百花园的一朵奇葩和世界预防医学的先驱。抑或可以说,"治未病"理念不仅是《内经》医学理论的一部分,而且蕴含着一种基于"预想""预设""预

---

① 王冰:《重广补注黄帝内经素问》,范登脉校注,科学技术文献出版社2011年版,第17页。

判"的"超前思维"的理论品质，不啻为中国人对于生命规律的一个发现与创造。随着大众对于生命与健康关注度的不断提高和西医预防医学的不断发展，人们对于健康的理念与思维方式正在发生着革命性转变，对于中医整体辨证养生与治疗方法的合理性和有效性越来越看重，这同样也应当成为我们进一步从哲学与文化的视角解读中医理论，以期建构中医文化及其精神形态的重要素材。

三、事物运动变化法则的贯通性

老子在对事物矛盾运动的深刻体悟中，逐步认识到事物的矛盾双方具有反向运动的规律，探察到了矛盾双方在一定条件下向自己的对立面转化这一基本特征，由此提出了"反者道之动"这一著名的蕴含着"否定之否定"的事物运动变化的辩证法法则，揭示了事物如何运动变化的具体机制。

所谓"反"，其实包含两种表现形态：一是对立转化，即对立的双方在相互消长、自我否定的过程中不断地向着相反的方向运动，待到发展到极端，就会走向它的反面，从而彻底地否定自己，即"物极必反"；二是返回复初，即对立双方的转化不是一次完成的，而是终而复始、循环往复地由"逝"而"远"、由"远"而"反"的"周行"过程。

> 正复为奇，善复为妖。(《老子·五十八章》)
>
> 万物并作，吾以观其复。夫物芸芸，各复归其根。(《老子·十六章》)
>
> 周行而不殆……大曰逝，逝曰远，远曰反。(《老子·二十五章》)

尽管老子对于矛盾转化的认识带有一定程度的循环论倾向，但是对于矛盾双方既对立又统一的认识还是达到了一定的理论高度。正是基于此，老子提出了"贵柔居下""贵和有度"的"中和"理念，认为人们应把握"物极必反"的道理，取得一点成就时切勿自满，身处逆境时也无需自薄，凡事按规律办事，注重保持事物的内部平衡，避免走极端。在人生观方面，倡导"致虚极，守静笃""不盈""不争"，从而达到"无为而无不为"的人生境界。如其所谓：

处其厚，不居其薄，处其实，不居其华。（《老子·三十八章》）

老子关于辩证法规律的阐述对《内经》产生了重要影响，直接体现在《内经》的阴阳和合理论中。《内经》以阴阳概念为逻辑起点，通过对病因病机、诊断治疗、养生、药物性味归经等的比较、分析、归纳和演绎，建构起了富有特色的阴阳理论，呈现出丰富而深刻的辨证论治的医学特色和辩证思维方法。

（一）建立起"逐级分析式"的阴阳概念系统，发挥其理论核心、桥梁和纽结作用

《内经》将阴阳作为言说医理的最基本概念和思维工具，也可以说是其辨证论治学说体系的元逻辑符号。其阴阳之大、之多、之化、之变、之体、之用的内涵与外延的确定性和灵活性，从其对阴阳的多层次分类便可略窥一斑。之大者有天地四时之阴阳；之多者有人体脏腑、气血、津液之阴阳；之化之变者有经脉的去至、动静、迟数、气血营卫的盛衰、升降、出入之阴阳；之体之用者有水火、七情、六淫之阴阳。观察人体生

理病理变化要了解人身及脏腑之阴阳;把握病气传变规律要区分三阴三阳;进行诊断和治疗也同样要"别阴阳""察阴阳"。唯其如此,才能达到阴阳平衡的目的。所谓:

> 人生有形,不离阴阳。(《素问·宝命全形论》)
>
> 阴阳者,数之可十,推之可百;数之可千,推之可万,万之大,不可胜数。(《素问·阴阳离合论》)
>
> 阴平阳秘,精神乃治。(《素问·生气通天论》)

此外,在《内经》中,阴阳的本质属性是气,一切变化都来源于阴阳二气的"移易交争"。气分阴阳,阴阳变化又离不开气的推动,阴阳二气推动着阴阳的互根互用、互制互动、交感转化、争扰胜复。如气血循环理论,即强调人体血液的流动有赖于气的推动,"血为气之海,气为血之帅"。同时,五行也分阴阳,阴阳二气的变化又推动着五行之间的生克、制化、乘侮、胜复,由此构成了气、阴阳、五行运动变化的生动画面。在这一画面中,阴阳无疑成为了联系和交通的纽结。

(二)阴阳概念具有抽象与具体、绝对与相对以及自我调适的特性

一是抽象与具体的统一。阴阳概念是从生活中的自然现象如昼夜、寒暑、生死、男女等抽象出来的用来表示事物功能动态的范畴,它是对事物的属性特征和内在关系进行解说的抽象概念,并不代表某个具体的事物。但同时它又有确定性的逻辑指向,以水火之阴阳为例,火为阳,水为阴,各自有各自的特定内涵,绝不可相互替代或反称。

> 且夫阴阳者,有名而无形。(《灵枢·阴阳系日月》)

二是绝对与相对的统一。从其标示的概念指归而言,它是绝对的,如天乾地坤、冬寒夏暑、昼朗夜黑、阴降晴升之类。同时,它又是相对的,互含互藏、离合转化、层层可分、层层递进。阴阳是可分的,不是单一的凝固不变的,而是相对的和灵活的,其阴阳的划分是按层次不断递进的。"这种阴阳离合互含递进的模式反映了中国古人辩证思维的能力,展示了矛盾双方的互容性、层次性和普遍性"[①],反映了其相互转化的相对性。

三是阴阳具有自我调适性。二者既相互制约,即当一方偏盛时,与之相对的另一方就会抑制和抵消其盛;又相互为用,即当一方偏衰时,与之相对的另一方会促进其偏衰的生成,使得阴得阳助,阳得阴助,泉源不竭,生化无穷。通过这样一次一次的自我调节,维持阴阳平衡和有序稳定。阴阳的这种自我调适的特性是人体适应自然变化和机体自身抗病能力的内在根据。

> 阴者,藏精而起亟也;阳者,卫外而为固也。(《素问·生气通天论》)

(三)阴阳概念与矛盾范畴的区别与联系

《内经》阴阳理论是从认识事物的对立统一关系出发的,因此其阴阳概念包含着对立制约、互根互用的相互依存又相互转化的矛盾范畴的逻辑特征。同时,二者又有不同。一是阴阳概念有其特殊的质的属性的规定性和认识范围的直观性、联想性的局限,不具有矛盾范畴关于世界万物的最高抽象的逻辑本质。二是《内经》阴阳概念始终和气概念

---

① 邢玉瑞:《黄帝内经理论与方法论》,陕西科学技术出版社 2005 年版,第 110 页。

结合在一起,具有一定的实体范畴的特征,带有具体科学范畴的逻辑特征和理论品质,与矛盾范畴纯粹表达事物关系的特征有所区别。三是矛盾范畴的理性价值旨归在于其斗争的无条件性和绝对性,而阴阳范畴则更加注重调和、中和的统一性。由此不难看出,二者的关系其实是"和谐化辩证法"和"冲突辩证法"①的关系。

(四)对疾病诊治的意义

就具体的疾病诊治来看,《内经》认为人体机能平衡与否在于阴阳双方的共存、共生、共变的矛盾运动正常与反常,因此对于疾病的发生发展、诊断治疗具有指导意义。

一是阴阳失调是疾病发生、发展的主要机理。如认为人体的阴阳寒热如果达到了一定的度就会引发疾病,所谓"寒极生热,热极生寒",由此提出了诸如"有余泻之,不足补之""热者寒之,寒者热之""益火之源,以消阴翳""壮水之主,以制阳光"的顺应自然、平衡阴阳的治则治法。还以阴阳失调阐述病理变化,说明阴阳失调既有机体内的气血失调,也有人体正气与邪气的"移易交争"造成的阴阳失调;同时阴阳的偏盛偏衰在一定条件下又是相互转化的,这是疾病发生与变化的内在机理。

> 阴不胜其阳,则脉流薄疾,并乃狂。阳不胜其阴,则五脏气争,九窍不通……阴阳离决,精气乃绝。(《素问·生气通天论》)
>
> 阴胜则阳病,阳胜则阴病,阳胜则热,阴胜则寒。重寒则

---

① 参见成中英:《论中西哲学精神》,李志林编,东方出版中心1991年版,第182—186页。

热,重热则寒……此阴阳更胜之变,病之形能也。(《素问·阴
阳应象大论》)

二是疾病诊断的总纲领在于把握阴阳变化。应通过医者的望、闻、
问、切,根据机体的阴阳盛衰、脏腑气血功能的亢奋减退、病邪的阴阳性
质、病证的寒热虚实、脉象的沉浮迟数等具体情况进行综合诊断。为
此,《内经》按照阴阳原则及其属性特征将疾病证候分为阳证和阴证两
大类,在表、在上、热性、功能亢奋、脉数实有力者具有阳性特征,证属
阳;在里、在下、寒性、功能减退、脉虚无力者具有阴性特征,证属阴,以
此首先确定病证的基本特征和性质分属,从而为其他指标的确定提供
判断标准和前提。

善诊者,察色按脉,先别阴阳。(《素问·阴阳应象大论》)

三是疾病治疗的根本指导思想在于协调阴阳使之平衡。以阴阳平
衡为标准,围绕阴阳变化的"中""和""平""度"进行调理和治疗。

谨察阴阳所在而调之,以平为期。(《素问·至真要大论》)
阳病治阴,阴病治阳。(《素问·阴阳应象大论》)
补其不足,泻其有余。(《灵枢·邪客》)
实则泻之,虚则补之。(《素问·三部九候论》)

四是用药也要把握阴阳法则。《内经》根据药物的性味归经和功能
将药物区分为阴阳两类,用于分类治疗各种阴阳盛衰引起的相应疾病。
如从性味上说有:

阳为气，阴为味。(《素问·阴阳应象大论》)

辛甘发散为阳，酸苦涌泄为阴，咸味涌泄为阴，淡味渗泄为阳。(《素问·至真要大论》)

从功能上说有：

六者或收或散，或缓或急，或燥或润，或软或坚，以所利而行之，调其气使其平也。(《素问·至真要大论》)

可见，不论是诊断还是治疗用药，其核心标准都是一个"平"字，即始终强调应注重平调，根据病人的个体特征把握好分寸、时机和火候，使偏阴偏阳、偏盛偏衰、偏实偏虚、偏热偏寒、偏燥偏湿之气归于协调统一，同时还要注重调理人体阴阳的自我修复和调节功能与机制，从而保证人体的整体平衡状态。这不正是《内经》"中和观"的具体体现吗？

需要进一步指出的是，《内经》的阴阳概念与辩证逻辑的矛盾范畴相比，尽管都反映事物的对立统一关系，却存在着诸多差别。辩证逻辑强调概念的内在运动，其矛盾范畴是动态的，随着客观事物的变化而不断变化、丰富和发展。它认为"人的概念不是不动的，而是永恒运动的，相互过渡的，往返流动的；否则，它们就不能反映活生生的生活。对概念的分析、研究，'运用概念的艺术'(恩格斯)，始终要求研究概念的运动、它们的联系、它们的相互过渡"①。《内经》的阴阳概念是从中国古代

---

① 中共中央马克思恩格斯列宁斯大林著作编译局编译：《列宁全集》(第 55 卷)，人民出版社 2017 年版，第 213 页。

哲学中移植而来的,是用来解说它的医学理论的,更注重实用性,因此其内涵和外延具有"多样性"和"开放性",其把阴阳的对立制约依存互根等作为思维规律控制的概念分析,是自觉的;而其系统的、确定的对于概念范畴的建构和理论分析,往往又是直观的而不是客观的,是自发的而不是自觉的,其思维中概念的模糊性和主观随意性又是难以避免的。

即便如此,我们还是可以认为,《内经》的阴阳理论以自然界的阴阳升降来推论人体阴阳二气的升降出入运动,通过对人体阴阳偏盛偏衰的归纳分析认识病变的"太过"与"不及",以此建构了生命观、人体观、生理、病理、诊断、治疗理论,具有一定的独创性,对于依据阴阳之理来认识疾病及其诊断、治疗具有方法论意义,显示了当时人们较高的逻辑思维能力,对于这种思维方式的不断应用推动了中医学的持续发展。

第四节　自然养生的医道会通

在中国古代哲学与文化的历史发展中,养生是思想家对于人的存在、发展的理解与诉求的追问与探索,自先秦至汉代已经形成了比较系统的、丰富多彩的理论与实践体系,并在其后的学术与实践发展中不断得到继承和完善,贯通了易、儒、道、佛、医等学术领域,形成了中国两千多年思想史上延绵不息、蔚为大观的学术生态与气象。

中国古代的养生理论,不仅包含着颐养生命的物质范畴,而且融会着陶冶性情的精神范畴;不仅包含着人对于自身的理解与把握,而且融会着人对于自然、社会的认知与思考;不仅包含着人对于自我心身健康的关注与重视,而且融会着人对于自然与社会和谐的关切与追求。由此不难看出,养生理论其实涵盖了养生、养命、养性、养德等多重内涵,其所蕴含的健康理念、人生智慧、文化精神与思维张力孕育着广阔开放的中国思想与文化的发展空间。

中国古代养生理念深刻的内在价值与丰富的实践方法,时至今日,依然深深地影响着中国人的生命智慧、思维习惯和行为方式,也逐渐被世界范围的人们关注、认同和接受。可以这么说,养生理念及其实践已然渗透到人们的日常生活中,成为中国人所创造的世界文化遗产的重要方面。从道家和《内经》的养生学说与实践来看,二者存在着理念、原则与方法的融贯与会通关系。

一、养生观的融贯统一

养生理论是道家思想中十分重要的部分,有着十分丰富的内容,对《内经》产生着重要的影响。从养生观来看,道家不仅极为关注自然界,也同样极为关注生命,认为生命是最为宝贵的,需要时时予以把握和呵护。因为人的生命源于"道",故此道家养生观所强调的核心理念就是"道法自然",认为人们应将"自然"作为为人处世的根本法则贯穿于一切活动之中。

老子以"道"作为万物的本原,构建了基于道、天、地、人一体及阴阳"冲和"平衡的宇宙演化模式和生命本源论,由此提出了"道法自然""无为无不为"的生命观或养生观。从老子的诸多论述中可以看出,其所谓"无为"其实并不是毫不作为,而是提倡人们敬重自然规律,摒弃破坏自然的肆意"妄为",按照"无为"的原则以辅助自然运行,按照天地万物的自然法则采取适应性行为,从而达到"无不为"的状态。这和孔子所说的"随心所欲不逾矩"有异曲同工的意味。基于这样的认识,老子将"和"作为事物的恒常状态和标尺,形成了"贵和持中"的养生观,提出了清静寡欲、居下不争的养生原则。

庄子的养生观与老子高度一致,提出了"依乎天理",守之以"一",养之以"和"的养生观,强调养生必须遵循"道"。因为"道"是生命的本原,又自为本根,无形而有信验,可感而不可见,可心传而不可口授,要想维护好生命就必须领悟道的奥妙,遵从道的根本法则,自觉达到人与自然和谐,与阴阳和调。为了说明养生应"依乎天理"的道理,庄子还借庖丁解牛的故事为喻加以说明。

除庄子外,老子的养生思想受到如稷下学派等诸多学者的推崇,得到了继承和发挥,他们提出了丰富多样的养生原则与方法,其中主要有《黄老帛书》《淮南子》《老子指归》《老子河上公章句》等。如《黄老帛书》的著者以唯物主义立场观察和体认养生问题,从正反两方面总结了养生的基本经验。指出:人是天地的产物,天地四时循环,寒热之变,有生有杀,有德有刑,故人应"以天为父,以地为母",养生必须顺应天地四时的规律,不可违抗。否则,"违天"就会失却正常的精神状态,"违地"就会失去赖以生存的物质基础,"违四时"就会罹患疾病。诸如:

> 四时有度,天地之理也。日月星辰有数,天地之纪也。三时成功,一时刑杀,天地之道也。(《经法·论约》)
>
> 因天之生也以养生,谓之文,因天之杀以伐死,谓之武。(《经法·君正》)
>
> 顺天者昌,逆天者亡。毋逆天道,则不失所守。(《十大经·姓争》)
>
> 春夏为德,秋冬为刑。先德后刑以养生。(《十大经·观》)

> 夫民仰天而生,待地而食。以天为父,以地为母。(《十大
> 经·果童》)

养生学说是《内经》关于生命盛衰机理和增强体质、预防疾病、颐养生命的原理、原则和方法的认识,有着比较系统的学说与实践方法,建构起了中医养生学理论体系,对后世影响很大。《内经》养生观与道家的上述思想不无关系,其基本内涵是融贯统一的。

(一)养生的根本在于把握自然规律

《内经》从"天人合一"出发,认为人的生命根源于天地四时阴阳之气,所以养生必须与天地之道相和合,善于把握自然规律。

> 天之道可得闻乎……此因天之序,盛衰之时也……谨候
> 其时,气可与期……与道合同,惟真人也。(《素问·六微旨
> 大论》)

也就是说,既然人由天地所生,所以人的生理与精神意志的活动必须顺应外在环境,符合天地自然规律,通过适应四季气候的变化对五脏神志进行调节,使人体脏腑器官的功能与外在环境协调一致,从而保证心身健康。即以"中和"之道为大本,使养生之道顺应自然之道。《内经》将擅长养生的人归纳为真人、至人、圣人、贤人,他们的养生之道都在于善于把握天地、日月、四时、阴阳的客观规律,懂得和合于道,与天地"淳和""合德",与四时"合序",与形体精神"和于清净",自然调适阴阳寒暑升降动静,故而能够"寿敝天地,无有终时"。

(二)养生重在把握阴阳之道

由"治病必求于本"出发,强调养生的关键也在于求本,即把握其根

本规律。什么是本？本就是阴阳之道。对此，王冰阐释为："两，谓阴阳。和，谓和合，则交会也。若，如也。言绝阴阳和合之道者，如天四时有春无秋，有冬无夏也。所以然者，绝废于生成也。故圣人不绝和合之道，但贵于闭密以守固天真法也。"所谓"阴阳者，天地之道"，乃"谓变化生成之道也。《老子》曰：'万物负阴而抱阳，冲气以为和。'《易·系辞》曰：'一阴一阳之谓道。'此之谓也"；所谓"神明之府"，则"府，宫府也。言所以生杀变化之多端者何哉？以神明居其中也"；所谓"治病必求于本"，即"阴阳与万类生杀变化犹然在于人身，同相参合，故治病之道必先求之"。[①] 可见，阴阳之道即是天地之道，也是人身之本，只有把握好阴阳辩证统一的基本法则，才能达到健康长寿的养生目标。同时，阴阳之道，"和合"为本，《内经》的阴阳之道和老子的"冲和"之道是相参相应、融合贯通的。

（三）养生应把握生命周期的变化规律

《内经》从人的生命成长周期出发，揭示人的生命有着自身的规律，要根据生命不同阶段的生理特点进行养生，并处理好"先天"与"后天"的关系。人的生命是一个自然过程，从出生、成长、壮盛到衰老、死亡有其自身的内在规律。所以，每个阶段都应有相应的养生方式，不可违背也不可强求。如儿童为"纯阳"之体，阳气旺盛，所以食不可过饱，衣不可过暖，否则必然伤其脾胃津液而发病；青年人身体强健，思维活跃，但从进入青春期以后，容易性情多变，行为过激，应注意调适和引导；老年人体弱多病，机能退化，行动不便，易受"外淫六邪"侵扰，因此要注意保暖，合理饮食，根据身体状况采取适合的行为方式，凡事不可强为。同

---

① 王冰：《重广补注黄帝内经素问》，范登脉校注，科学技术文献出版社2011年版，第25、38页。

时,在每个人"生长壮老已"的生命历程中,又存在着体质强弱与寿命长短的差异。这是因为:一是男女性别不同,其生理周期的表现有差别;二是每个人的先天禀赋有差别,这在某些方面与遗传有关;三是与是否重视和善于养生有密切关系,善养生者懂得顺应自然规律,可"皆度百岁而动作不衰",不善养生者常常违背自然与生命法则,导致"年半百而动作皆衰",甚至多病或夭折。此外,《内经》还提出人的脏腑功能有"先天"和"后天"之别,如肾为先天之本,脾胃为后天之本,要注意根据其不同的特点进行保护和滋养。总之,不管是男女老幼,也不管是"先天""后天",最为关键的是要遵循自然与人体的变化规律,勤于"修养天真至道",不仅养体,而且养性,和合为度,合理摄生,切勿强力妄为,从而保持身体机能的协调平衡和生命的健康,真正做到"恬惔虚无,真气从之,精神内守,病安从来"。

二、养生原则与方法的融贯参照

基于道法自然的养生观,道家在养生理论与实践的发展过程中,总结出一系列养生原则与方法。如老子认为,自然法则是客观存在的,天道不可违,顺之则生,逆之则亡,因此强调阴阳和合、贵和有度、贵柔居下。而且强调养生的最大敌人是人的放纵嗜欲和争强好胜之心,不使灾祸凶险加身的最好办法是远离和避让,故此倡导对待生命的基本准则是清静寡欲,退让不争。如说:

> 盖闻善摄生者,陆行不辟兕虎,入军不被甲兵;兕无所投其角,虎无所用其爪,兵无所容其刃。夫何故? 以其无死地焉。(《老子·五十章》)

勇于敢者则杀,勇于不敢者则活。此两者,或利或害。
(《老子·七十三章》)

也就是说,善于养生的人懂得避让风险,因此即便身处其中,凶恶的老虎和凶牛也不会攻击他,锋利的兵刃也不会指向他。以此形象地说明清净退让是自我保护的基本原则,是养生的法宝,这与老子时常强调的逆顺刚柔思想也是一致的。清静寡欲是老子"玄览静观"认识论在养生原则上的表现。如:

是以圣人之治,虚其心,实其腹,弱其志,强其骨。(《老子·三章》)

五色令人目盲,五音令人耳聋,五味令人口爽,驰骋畋猎令人心发狂,难得之货令人行妨。是以圣人为腹不为目,故去彼取此。(《老子·十二章》)

致虚极,守静笃……归根曰静,是谓复命。(《老子·十六章》)

躁胜寒,静胜热。清静为天下正。(《老子·四十五章》)

自然的本性在于清净,人的生命之本也是清净。人生于世,难免有欲望、有嗜好、有追求,但都应该把握住一个"度",如果不能常常自求温饱安和而过于追求声色犬马之娱,不能时时注意强健身体而一味纵容感官刺激之快,不能自觉保持知足常乐心态而过分追求物欲满足之乐,就必然会因为违背自然之道、生命之本给自己的心身健康带来危害。因此,切实保持自然心境,努力追求心灵虚寂,使心身回归自然与生命的本真,才是人们应该效法和遵循的养生准则。

人的社会性决定了人的生命过程不仅是形体的存在，而且面临着纷繁复杂的人际关系、社会关系，这也是关系到人的生死存亡、不可回避的更为根本的问题。对待这些问题的基本原则是什么呢？老子的答案是退让不争。如：

> 上善若水，水善利万物而不争。处众人之所恶，故几于道。（《老子·八章》）
>
> 载营魄抱一，能无离乎？专气致柔，能如婴儿乎？（《老子·十章》）
>
> 人之生也柔弱，其死也坚强；草木之生也柔脆，其死也枯槁。故曰坚强者死之徒，柔弱者生之徒。（《老子·七十六章》）
>
> 天下莫柔弱于水，而攻坚强者莫之能胜，以其无以易之。弱之胜强，柔之胜刚，天下莫不知，莫能行。（《老子·七十八章》）

老子贵柔，故尚水。因为在老子那里，水是有德性的，反映着天地大道。就像天地大道生化万物却从不显示自己那样，水滋养万物却从不与万物争高下，常处于低处却又能盈满高岗；水是最柔弱的，却又是最具伟力的，大至洪水泛滥摧毁地面一切，小至滴水穿石展现柔韧之功，森林草木靠水无私滋养，燎原大火唯水方能扑灭。人难道不是也像水一样吗？人的牙齿坚硬，却不如舌头的柔韧，人的骨骼挺拔，却离不开肌肉皮肤的包护，人生则身体柔软温暖，人死则四肢僵硬冰凉。草木亦然，生则柔嫩充满生机，死则枯槁灰焦腐烂。故此，人要保持生机活力，延长生命周期，就应该像婴儿那样，道法自然，颐养天真，无知无欲，浑然天成，虽结精聚齐以致柔软，却形神合一坚忍不拔。所谓"永葆天真、返老还童"，不正是自然养生的生动写照吗？

值得深入探讨的是,老子的养生原则既包含生理形体层面,又包含人生社会层面,强调人们既要注重养形体,又要积极养精神,这是物质世界与精神世界的有机统一,是摆脱人类心身疾病与一切世间痛苦的法宝,是真正的养生真谛。从现实实践中看,经济社会的高速发展带来了物质财富的极大丰富,人们的物质需要和生理欲望越来越容易得到满足,但人们对功名利禄的欲望和追求却永无止境,难以保持内心的安详与超越。对此,老子又将养生提升到了更高的层面,以求得其道法自然的生命与社会、哲学与文化理想的彻底实现。

> 不尚贤,使民不争;不贵难得之货,使民不为盗;不见可
> 欲,使民心不乱。(《老子·三章》)

好一句"使民心不乱"! 这不仅是老子政治主张的最高追求,也是儒家一贯追求的政治理想,更彰显着中国古代众多思想家的博大情怀。

除老子外,道家学者将养生之道拓展到了多个领域,提出了诸多原则与方法,呈现出多姿多彩的理论特色。如庄子从"依乎天理"的理念出发,提出了"聚气养气""不伤阴阳""节欲去害"的养生原则,又结合自己的实践提出了"坐忘""心斋"等养生方法;稷下学者高度重视"心""精"在养生中的积极作用,认为这是生命的根本,提出了"心治""节欲""精存"等养生方法;《黄老帛书》以"顺天道"为基本立场,提出了"戒过极""贵清净"的原则与方法;《淮南子》提出了"太上养神""无以生为""治无病之病"的原则与方法;《老子指归》提出了"自生自化""超然生死""绝名除利""养神存身""治之未然"的根本原则与方法;《老子河上公章句》提出了"养精神""除情欲""爱精气"的养生原则与方法。值得一提的是,以上有很多内容都涉及医学领域。这些原则与方法尽管各

有特色，各有侧重，但其理论主线都始终围绕着"中""和""柔""顺"立意，其理论核心都强调法自然、贵清净、少欲多忘、自我修养等，显示出道家思想一以贯之的理论本色，对丰富《内经》养生理论提供了理论厚土和思想启迪。

中医养生既是提示人们保养正气、未病防病的医学思想，也是指导人们通过各种方法，颐养生命、增强体质、预防疾病从而达到远离疾病、延年益寿目的的医事活动。《内经》在养生观方面，充分汲取了道家养生思想，确立了"道在于一""道法自然""阴阳和合""中和平衡"的养生理念。在养生原则方面，制定了天人合一、顺应自然、治病求本、"过与不及""治未病"、先天后天并重、惜精固本、内外兼养、形神共养、动静结合、综合调理等诸多原则。在养生方法方面，总结出法于阴阳、和于术数、饮食有节、起居有常、不妄作劳、恬淡虚无、精神内守、及时避祛邪毒等基本方法，从而使得养生有了最基本的理论规范。

《内经》对于这些养生原则与具体养生方法进行了详细的论述。如形体之养须做到"虚邪贼风，避之有时""饮食有节，起居有常，不妄作劳"及节欲保精等；精神之养须做到"恬淡虚无""和于喜怒""无为惧惧，无为欣欣"以及及时消除不良刺激、保持情绪稳定等；具体规定了四季养生方法及适量运动、节欲房事，养成良好的生活习惯等；提出了"生病起于过用"和"治未病"的预防医学思想，由此形成了其完整的养生学说，深化了人们对于疾病和健康的认识。可以说，养生学说体现了《内经》医学思想的本旨，其理论意义和实践意义越来越受到人们的重视和尊崇。

三、理论本质的融贯会通

纵观以上所论,《内经》养生理论与道家养生思想在本质上是融贯会通的。从总体上来看,道家所谓的"道",应该至少有三方面的含义。一是天道自然,简单地说就是宇宙万物发生发展的基本规律和状态,如气、阴阳、四时等有着自己的客观运动变化规律。二是人道自然,主要是指人与自然、社会的关系及其一般规律。三是医道自然,即人的生命存在及其运动变化的基本规律。所谓"自然",至少也有三方面的含义。一是指多姿多彩、千差万别、纷繁复杂的自然界。二是指自然万物、人和社会的本然和本能状态,是客观形成的非人力所能改变的自然情形。举例说,就如人一出生即所处的环境,君臣、父子关系等。三是指人的自然生活状态和生命变化规律,如人的生死等。

从道家与《内经》养生观的内涵与宗旨看,不论天道、人道还是医道,抑或是自然、社会和人,其存在、运动、变化都有着客观形成的规律,这一规律是不可违背的,人只能在顺应的前提下才能进行各种活动。进一步说,人只有在不破坏天地自然的整体性,不悖谬客观存在的总规律的基础上才能有所作为。

从养生原则和具体的养生方法上来看也是如此。二者都是围绕着"中和"这一主线,强调"无过无不及",把握好事物的"度",这应该就是"道法自然"养生观的理论本质、真实意义和价值所在,也无疑是《内经》养生思想与道家学说能够进行深层次对话和理论沟通的内在理由。

第十章 《黄帝内经》的中和文化精神

《内经》医学理论建构中所展现的"中和"理念与方法,透射出内涵丰富的中和文化精神,不仅统一于中国文化精神的理论指向,而且体现着关于医学与人文的义理与思考,蕴含着对人与自然、社会的关系乃至人自身存在与发展规律的反思与追问。这一精神犹如一张巨网,笼括着古代医家探索生命意义与价值的全幅领域。在前面各章研究的基础上,本章对《内经》中和文化精神进行集中解读与概括,以期挖掘和总结其意义框架下的内涵、实质与理性,为深刻理解中华民族的文化自信增添一抹亮色,这也是本书写作的原动力和题中应有之义。

第一节 文化与文化精神

意欲探寻和阐释《内经》中和文化精神的内涵与本质,需要首先明晰文化和文化精神的概念与内涵,探察《内经》文化精神与中国传统文化精神的理论契合,从而明确理论分析与展扩的逻辑进入点,以此观照《内经》文化精神的理论内涵与特色。

一、文化的概念

文化问题自古至今都是一个十分复杂的问题。究竟"文化是什么"或"什么是文化",学界迄今为止也并没有完全一致的看法,难以给定一个简明、确切、统一的定义。尽管人们对文化的认识往往是各抒己见,莫衷一是,见仁见智,但是,随着研究的不断深入,人们对文化的内涵、地位、功能的理解与认识越来越全面、具体和深入,逐步形成了具有比较确定意义的理论形态。

在西方文化研究史中,传统的实证哲学与思辨哲学分庭抗礼,曾经发生过关于"文化"和"文明"的论争。以英美为代表的社会学派常常以"文明"(civilization)指称文化,认为文化是一切人类创造的、既成事实的物质与精神形态的全部成果;以德国为代表的历史哲学学派则常常使用"文化"(culture)一词,将文化理解为一种自然的生命或生活的样态,认为如果非得用所谓的模式、形态、制度来框定文化,就会导致文化的死亡,出现了所谓"文化是活着的文明,文明是死了的文化"的观点。①应该说,这两种观点都具有合理性,并对其后的研究乃至中国文化研究学界产生了深远的影响。还需要提及的,是英国伯明翰学派代表人物威廉斯所理解的"文化"。他认为要完整地理解"文化"的内涵,至少要把握三层含义:首先是"理想的"文化定义,也即"就某些绝对或普遍价值而言,文化是人类完善的一种状态或过程";其次是"文献式"文化定义,也即"文化是知性和想象作品的整体,这些作品以不同的方式详细地记录了人类的思想和经验";最后是"社会性"定义,也即"文化是一种

---

① 参见张岱年、程宜山:《中国文化精神》,北京大学出版社2015年版,第1—2页。

特殊生活方式的描述"。① 可见，西方对于文化的理解是多方面的。

"文化"一词在中国由来已久，且呈现出由"文""化"二字的单独使用，到"文化"二字的联用，由本义到引申义，再到作为独立的理论形态的漫长的演变与生长过程，形成了强调文治教化、伦理修养的集美、善、德于一身的理论与实践内涵。

在中国古代，"文""化"二字最初是单独使用的。"文"的本义是各色交错的纹理。"物相杂，故曰文"（《周易·系辞下》），"五色成文而不乱"（《礼记·乐记》），"文，错画也，象交文"（《说文解字》）。后经引申，包括语言文字在内的各种象征符号和文物典籍、礼乐制度。伏羲画八卦、造书契，则"由是文籍生焉"（《文选·序》），"文王既没，文不在兹乎"（《论语·子罕》）。又经引申，由伦理之说引出文治与人为修养，诸如"经纬天地曰文"（《尚书·舜典》），"质胜文则野，文胜质则史，文质彬彬，然后君子"（《论语·雍也》）；"礼减而进，以进为文"（《礼记·乐记》），对此郑玄注曰"文犹美也，善也""文命敷于四海，祗承于帝"（《尚书·大禹谟》）。凡此种种，通过对"文"与"行"、"文"与"质"、"文"与"礼（理）"、"文"与"美"相互对应、统一关系的揭示，赋予其美、善、德行的意味。

"化"的本义是造化、改易、生成。"化而为鸟，其名曰鹏"（《庄子·逍遥游》），"男女构精，万物化生"（《周易·系辞下》），"化不可代，时不可违"（《素问·五常政大论》），"可以赞天地之化育"（《礼记·中庸》）。可以看出，"化"指的是事物形态或性质的改变，以此引申出改行迁善的意思。

---

① 转引自罗钢、刘象愚主编：《文化研究读本》，中国社会科学出版社2000年版，第125页。

　　"文"与"化"的并联使用始于战国。"刚柔交错,天文也。文明以止,人文也。观乎天文,以察时变;观乎人文,以化成天下"(《周易·贲》),用以阐说天道自然规律和人伦社会规律,教化人文的思想已然明确。西汉以后,"文"与"化"即作为整词使用。"圣人之治天下也,先文德而后武力。凡武之兴,为不服也。文化不改,然后加诛。"(《说苑·指武》)"文化内辑,武功外悠。"(《文选·补亡诗·由仪》)这时的"文化"已然深入到了人的精神领域,具备了"以文教化"、陶冶性情、教养品德的现代含义。

　　"五四运动"前后,随着西方"科学"与"民主"思潮的涌入,文化问题引发了人们的广泛关注和讨论,尽管随着全民族抗战的爆发而有所止息,但对于文化问题的讨论已呈蓄势待发之势。20世纪末期,国内学术界出现了文化讨论与争鸣的热潮,出现了一批重要的文化学者和研究成果。近年来,随着"全球化"的不断推进,中西文化深入沟通,中国传统文化复苏,"文化热"又悄然升温。学者们从不同的视角对文化尤其是中国文化进行解读、分析和论证,在中西、古今会通中形成了丰富而富于创见的理论成果。如关于文化的定义,呈现出较有代表性的三种观点。

　　第一种观点认为:文化"既作为人类在人本身的自然及外部自然的基础上、在社会活动中创造并保存的内容总和而存在,又总是作为一种活生生的创造活动而演化",它本身是一个动态系统,是一个"包含多层次、多方面内容的统一的体系,或者说是许多要素形成的有一定结构的系统"。① "人类的活动包括认识活动,在本质上是一种文化的活动。"②

---

① 　张岱年、程宜山:《中国文化精神》,北京大学出版社2015年版,第2—3页。
② 　陈晏清:《陈晏清文集》,天津人民出版社2007年版,第514页。

这一观点表现出物质与精神、人类活动方式与成果的统一。

第二种观点认为：文化"是由知识、信仰、哲学、法律、道德、艺术、风俗习惯等组成的观念形态"①。这一观点将文化厘定为仅仅包含观念与思想领域，反对把人类的所有创造物都称为文化。

第三种观点认为："人文精神应该是中国文化的根本特征"②，文化的核心是人文道德，是"事功与道德的统一，修己治人与尽物极用的统一"③，始终与人的实际行动相联系，体现着"博学于文，约之以礼"（《论语·颜渊》）和"行己有耻，使于四方"（《论语·子路》）的人文与道德内涵，从而基于中西文化的差异，将科学与人文加以区分。

由上观之，文化是一个有着丰富内涵和广阔外延的概念。狭义的文化主要是指哲学、科学技术、文学艺术、风俗习惯、教育、宗教等精神形态，主要关注的是人，是人与自然、人与社会以及人与自身的关系，关注人们的思维与生存方式，体现着人文关怀与人文精神。广义的文化则可以囊括人类在社会历史发展过程中所发现、创造、积累的全部物质财富和精神财富。这是因为，"历史的每一阶段都遇到一定的物质结果，一定的生产力总和，人对自然以及个人之间历史地形成的关系，都遇到前一代传给后一代的大量生产力、资金和环境，尽管一方面这些生产力、资金和环境为新的一代所改变，但另一方面，它们也预先规定新的一代本身的生活条件，使它得到一定的发展和具有特殊的性质"④。这就使得文化从意识或者思想形态扩展到了物质形态和人类的生产与

---

① 陈先达：《哲学与文化》，中国人民大学出版社 2016 年版，第 400 页。
② 楼宇烈：《中国文化的根本精神》，中华书局 2016 年版，第 5 页。
③ 张岂之：《中华文化的会通精神》，长春出版社 2016 年版，第 179 页。
④ 中共中央马克思恩格斯列宁斯大林著作编译局编：《马克思恩格斯文集》（第 1 卷），人民出版社 2009 年版，第 544—545 页。

生活领域,随着人类改造自然与社会的创造活动的不断发展,人们对文化的认识从观念层面拓展到了现实的物质与制度层面,使得作为观念的文化具备了现实基础。

二、文化精神的含义

从人们对文化概念的理解和分析可以看出,不论是物质形态还是精神形态,文化必然承载和凝结着不同时代、不同民族对于自身生活境遇与道德理想的内在追寻与探索,这种追寻与探索体现的正是文化精神。它从各种现实的、思想的文化载体出发,逐渐凝练、概况和升华出某种具有共同本质的价值指向与精神内涵,成为指导人们思维方式和行为习惯的内在动力与规范,并随着文化的发展而不断丰富。抑或说,文化精神是"一定文化创造出来,并成为该文化思想基础的东西"①,是对各种文化现象内在本质的一种凝结。

一般认为,西方文化往往从自然、物质和个体出发,其精神核心是强调人对于自然和世界的征服,强调个体的权利与地位,由此发展出重视科学、民主、自由的文化精神体系。中国文化精神则不然,它更加强调人与自然的和谐,强调人与人、家庭与社会的统一,更加强调文化的道德伦理等精神层面的属性,更加强调文化对于生命价值的关切与体悟。这一精神内涵也得到了诸多文化学者的认同与发挥。

梁漱溟在对中西文化的比较中提出,西方文化的长处在于"人对物",中国文化的长处则是"人对人"②,由此认为西方文化"是以意欲向

---

① 张岱年、程宜山:《中国文化精神》,北京大学出版社 2015 年版,第 14 页。
② 梁漱溟:《中国文化的命运》,中信出版社 2016 年版,第 175 页。

前要求为其根本精神的"①，而中国文化则"是以意欲自为调和、持中为其根本精神的"②。抑或说，强调人与自然、人与人及人自身的和谐乃是中华民族文化精神的理性核心之所在。

钱穆将中国文化精神概括为"生命的精神"，认为"文化是传统的、生命的，有个性，像是一个种，在其内里则必然附带有一番精神"③，即是说，文化是植根于民族血脉中的一种力量。

牟宗三致力于"历史之精神发展观"的研究，希望"恢复人类之光明，指出人类之常道"，在对中西方历史与文化精神的比较研究中，发见西方文化"基于科学、民主与偏至的宗教"，其生命力表现在"分解的尽理之精神"；而中国文化生命则一往是"综和的尽理之精神"和"综和的尽气之精神"，表现出"道德主体"与"艺术性主体"的结合，缺乏了西方文化所强调的"知性主体"，如果能够将两种文化生命结合起来，可能是实现"人类之前途，精神之大通"的"内在的有机发展"的途径。④ 诚然，中西文化的交流沟通，总是既有其基于文化特质的内在一致的"共同性"，也有其基于制度、地域和民族心理的难以逾越的"差异性"。

张岱年通过对中国古代思想与文化的系统梳理与深入研究，将中国文化精神的基本要素归纳为四个方面，即刚健有为、和与中、崇德利用、天人协调，四者以"刚健有为"思想为纲，形成了处理人与自然、人与人以及人自身关系的中国文化精神的基本思想体系。⑤ 这一思想体系

---

① 梁漱溟:《东西文化及其哲学》，商务印书馆1999年版，第29页。
② 梁漱溟:《东西文化及其哲学》，商务印书馆1999年版，第67页。
③ 钱穆:《中国文化精神》，九州出版社2012年版，第10页。
④ 参见牟宗三:《牟宗三哲学与文化论集》，白欲晓编，南京大学出版社2010年版，第293—294页。
⑤ 参见张岱年、程宜山:《中国文化精神》，北京大学出版社2015年版，第14—15页。

更加关注文化的创造性和生命力,更加重视文化的时代性与民族性,更加注重文化的人文关怀和各种文化的兼容并蓄。

张岂之从"人文化成""和而不同"的中国文化的创造与包容特质出发,提出中国文化精神的核心是"会通"精神。从历史线索看,易、儒、道、佛各家在经世致用、融会贯通的交流会通中不断传承与发展,成就了一部中国思想与文化的发展史;从地域视角看,中国文化注重本土和域外思想文化的交流沟通,形成了一部始自"古丝绸之路"的源远流长的中外文明交流史;从民族视域看,各民族密切交流,互学互鉴,融合统一,在思想文化会通中逐步形成了中华民族共同的文化和心理特征。同时,从语言学来看,中国文化的名词术语也有其特点,也反映着互鉴与会通的理论特色。如:"儒学倡导人的自尊、自信、自律、自省等,表现出对于'人能弘道,非道弘人'这种主观能动性的坚信不移。而道家则宣传自正、自化、自定、自胜、自见等,认为事物本来就是如此,人们的认识应当恢复其本来的面目。儒学与道家思想关于'自'的论述和阐发,从一个侧面反映出中华文化对文化自信的坚定信念。"[①]中国文化的这种"会通"精神,强调包容、互信与统一,这正是其生命力的根本所在。

由以上所论可以看出,在中国传统文化中蕴含着十分丰富的文化精神。就其内涵来看,中国文化精神包含着关于生命关怀与人文精神的价值取向;就其共同本质而言,展现出重视人与自然、人与人及人自身和谐的生生不息的精神追求;就其哲学理性与思维方式来看,彰显着万物并育并行、调和持中、和而不同的"中和"理论特色。伴随着中华文明的传承与发展,中国文化精神成为中国人生产生活和理论创造的基本遵循。而本书所论中医文化精神,是在中国传统文化精神的必然映

---

① 张岂之:《中华文化的会通精神》,长春出版社 2016 年版,序第 3—4 页。

照下，基于《内经》医学"中和观"所反映的天人合一、生命关怀、生生不息、和谐统一的价值取向和人文精神。

第二节 《黄帝内经》中和文化精神的内涵与特征

《内经》是奠基中医理论的元典，蕴含着古代医家基于健康赋能的丰富理论与实践经验，从其理论体系及内涵来看，呈现出科学、哲学、文化三维同构的理论特征。从"大文化观"的视角来看，《内经》理论体系所具有的文化内涵是比较显明的，也是浓厚的。不论是医学科学的本质，还是哲学思想与人文关怀都呈现出丰富而又深刻的中和文化精神的鲜明特征与价值指向。

一、医学科学本质的中和文化精神内涵

《内经》由探索生命与健康规律出发，系统而深刻地阐明了诊治预防疾病与养生等生命科学的原则与方法，这些原则与方法具有自身的实践性、系统性、整体性特征，体现着中和文化精神的价值旨归。

（一）实践性特征

科学是建立在实践基础上的主体对客体的客观认识和理性把握，是关于现实本质联系的客观真知的动态体系，运用范畴、定理、定律等形式反映客观现象的本质与规律，而且包含着"人的本质客观地展开的

丰富性,主体的、人的感性的丰富性"①。《内经》的医学实践也始终是以促进人与自然协调统一为旨归的。

一是《内经》通过对自然气象,居住环境,人体的色、味、形、脉及其对针刺和药物的刺激反应的反复观察与验证,发现了人体生理、病理现象的内在联系,建立起人体有效反应的生理机制。如从"天寒衣薄则为溺为气,天热衣厚则为汗"的现象,发现了气候变化对人体水液代谢的影响;从外感病恶寒发热的皮毛症状、鼻塞流涕的鼻腔症状、咳嗽胸痛的肺部症状相伴而至的现象,认识建立了"肺主呼吸、外合皮毛、开窍于鼻"理论;对情志病的认识亦然,如认为当人发怒时,气满胸中、头晕目眩、胁胀,甚至昏厥、吐血,这是体内气的运行受到情绪影响的表现,联系到怒伤肝,就会考虑肝部损伤问题。人生气瞪眼睛、眼红,《内经》又将肝与目相联系,得出"肝主目、怒伤肝"的脏象功能模型。

二是在解剖学基础上认识人体脏腑结构与功能。如通过解剖观察脏腑的大小、坚脆、容量,血脉的长短、清浊等。《内经》记载消化道与食管长度比为 35∶1,与现代解剖学 37∶1 接近;又如通过对针刺误中脏腑器官导致误伤症状的观察,对人体组织、器官进行命名,《内经》对脏腑功能如心主血脉、肺司呼吸等认识达到了现代解剖生理的认识水平。

三是对医疗实践经验进行反复验证,保证医学理论的客观真实性、临床实效性和可重复性。如《内经》对五实五虚病的记载,"浆粥入胃、泻注止,则虚者活;身汗、得后利,则实者活",验证了"实证邪有出路,虚证如能进食则预后良好"的判断,确立了五实五虚病的中和治疗原则。这种通过反复观察、验证而形成的理论是中医学在千百年发展中取得

---

① 中共中央马克思恩格斯列宁斯大林著作编译局编:《马克思恩格斯文集》(第 1 卷),人民出版社 2009 年版,第 191 页。

良好临床疗效的内在理由。

(二)系统性特征

《内经》将人与自然、人体自身看作相互联系的统一系统,建构了藏象经络、病因病机病证、诊法论治与养生、五运六气、药物性味归经等学说体系,涵盖了从诊断到治疗和预防养生的完整理论链条。

如藏象学说研究人体脏腑、经脉、形体、官窍的形态、功能、结构、生理活动规律及其相互关系、系统构造和功能认知;经络学说研究人体经络的存在、循行、生理功能及病理、病证,形成了独特的以针刺治疗疾病的医学方法;病因病机学说研究致病因素及疾病发生、发展、转归变化的内在机制;诊法学说研究疾病诊断原则与方法,创造出望闻问切四诊合参、相互印证的诊断方法体系;论治学说研究疾病治疗原则和方法,既有诸如病为本、工为标、适事为度、防微杜渐的治疗思想,又有协调阴阳、因时因地因人制宜、治病求本、标本先后、因势利导等基于中和理念与精神的治疗法则和丰富的治疗方法;养生学说和五运六气学说内容也十分丰富。除此之外,《内经》还呈现出类似于现代心身、社会医学的理论闪光。这些理论均是从人与自然、社会的整体系统出发,始终围绕着"中和"理念与原则展开的。

(三)整体性特征

《内经》始终将人与自然、社会看作一个整体,将维系和调节这一整体平衡作为治疗的原则和目标。

一是以"天人合一"立论,《内经》以气、阴阳、五行为核心范畴建构了天地人一体的整体医学观,将人与自然、社会看作有机结合、相互影响、共变共生的动态统一整体中的不同方面,使得人体与疾病的变化规律与自然、社会密切联系起来,深化了对人的本质属性的认识。

二是建构了人体整体观，《内经》认为人体各组成部分结构上不可分割，功能上相互协调、为用，生理病理上相互影响，由此创立了形神观、常变观、疾病观、养生观及全身调节、心身同治、治病求本、扶正祛邪、过与不及、以平为期的防病治病的整体医学原则与方法体系，凸显了注重人体内外平衡调和的精神内涵。

三是将人的生、长、壮、老、已这一生命周期的发生发展看作一个整体，揭示了生命存在与发展规律。在新冠病毒疾病防治过程中，中医药的疗效得到了广泛认可，从治疗的内在机理看，即展现了中医药抗病毒具有多靶点和脏腑气血综合调理的整体理论特征。《内经》对于生命过程的阐述，对于人们顺应自然规律，把握不同阶段的生命特点进行保健和养生具有深刻的思想启迪意义。

"任何科学都是应用逻辑"①，《内经》理论建构是通过自觉思维对观察和发现进行理论总结或论证的过程，具有自身内在的理论系统和科学方法，呈现着中国古代科学"应用逻辑"的理论特色。尽管不像西方传统逻辑那样具备"科学定义和推理"的完美形式，但它在"用逻辑"的过程中，仍然体现着通过对事物现象的认知从而对事物关系和功能进行合理描述和深刻把握的思维路径，一定程度上符合了事物的存在和发展规律，接近或达到了对事物的科学认识。

二、朴素唯物辩证法的中和文化精神内涵

《内经》对中国古代气、阴阳、五行理论进行了合理继承和深刻阐

---

① 中共中央马克思恩格斯列宁斯大林著作编译局编译：《列宁全集》（第55卷），人民出版社2017年版，第171页。

发,不仅使其医学理论具备了深厚的哲学基础,而且对中国古代哲学发展做出了理论贡献,对中和文化精神的继承和发展提供了丰富的思想载体与实践参照。

(一)始终贯彻"气"一元本体论

《内经》从医学实践出发,强调"气"的物质本原性,认为天地之气是万物产生的根本,多姿多彩的世界万象都是天地之气和合而生的产物,揭示出人与自然息息相关、互参互应的基本规律;认为"气"分阴阳,看到了"气"的物质多样性,阐发了五行、六淫、脏腑之气的物质本质及内在关联性,由此将"气"作为物质本体引入了人体生理病理变化和疾病诊断与治疗中,深化了对"气"运动变化规律的认识,形成了独特的气化学说。

(二)始终贯彻阴阳辩证观

《内经》引入中国哲学独有的阴阳概念阐释生命现象,建构理论体系。一是将阴阳二气的变化发展和对立统一看作人体生命的根本。二是对阴阳对立统一关系的认识深入而具体,从阴阳对立关系出发阐述了阴阳相互交感、对立制约、消长转化的特性,阐明疾病的变化发展态势;从阴阳统一关系出发阐述了阴阳相互依存、相互为用、互含互藏、反照自和的特性,阴阳转化是有条件的规律性过程。三是更加强调其统一,强调保持人体阴阳稳定和平衡状态对健康的重要性,说明阴阳和合乃是生命存续及保持健康的必要条件。《内经》对阴阳的认识达到了抽象与具体、绝对与相对的统一,不仅是中医强调人体必须以固养正气为重的内在根据之一,而且对人类医学理论与实践具有普遍的借鉴意义。

(三)创立五行对五脏的模式推理逻辑架构

《内经》将五行学说引入医学理论,建构了医学五行思维模式。一是以五行为中心,以自然界五行属性比类分析人体的形体结构与功能属性,建立了借以解释人体生理病理现象的五脏结构与功能系统,借此阐明人体脏腑与外界自然协调统一的内在机制。二是运用五行生克制化理论说明脏腑生理功能的内在联系,证明五脏之间既相互滋生又相互制约,处于永不停息的生克制化运动中,以此维持和调节人体生理平衡。三是运用五行乘侮胜复规律说明五脏发病和传变规律及其与自然界五运六气变化规律的关系,以此指导临床诊断、治疗、养生与康复。如从本脏所主之色、味、脉来诊断疾病,推断病情、病变和预后;治疗也依据五行理论控制疾病传变、确定治则治法和用药,使得依据五行生克规律诊断和治疗疾病成为中医学的一个特色。

由此,《内经》形成了以气、阴阳、五行为说理工具的藏象经络、五脏六腑、气血津液的结构、表征与功能系统,阐释了六淫七情致病、五脏御神、四诊合参、辨证论治、君臣佐使等关于病因病机、诊断治疗的整体性、系统性法则。从其思维方法看,运用了"取象比类""援物比类"及"参合""杂合"的整体辩证方法,将分析与综合、抽象与具体的论证方法统一起来,从人与自然相互联系、相生相克的整体出发,以普遍联系和对立统一的观点来观察和探索生命现象,揭示人体生理病理变化的内在矛盾及规律,指导疾病的发现、诊断与治疗,不仅观照事物的外部联系,而且探寻事物的内部联系,从而发现事物的本质与规律,包含着从具体到抽象再到具体的辩证思维过程。

三、致和守中的中和文化精神内涵

《内经》注重"中和",强调人与自然、社会及人体内外的和谐统一,铸就了涵盖生命观、健康观、医德观和生生不息的精神气质的中医中和文化精神的丰富内涵。

(一)强调"道法自然""中和平衡"的和谐健康观

《内经》从"天人合一"出发,认为天地自然、人类社会和生命个体的恒常存在状态是中和平衡,这是一种不偏不倚、中正和谐、真善美融为一体的存在状态,是天下之"至德"与"大道",并将这一理念贯彻于病因病机、诊法治则、养生等医学理论中,时常在"中和"之中发现人与自然、社会及人体自身的顺达与和美。

如于人与自然讲求顺应、合一,"上古之人,其知道者,法于阴阳,和于术数";于人体讲求平衡、调和,"凡阴阳之要,阳密乃固,两者不和,若春无秋,若冬无夏,因而和之,是谓圣度";于疾病诊治讲求"无过无不及",临床用药要"大毒治病,十去其六,常毒治病,十去其七,小毒治病,十去其八,无毒治病,十去其九",方有大小,病去乃止,不可过度治疗;在养生方面,更是时刻不忘教诲人们要顺应天时,万事不可"过",因为"春秋冬夏,四时阴阳,生病起于过用,此为常也",凡此种种,皆为避免过用而求"和"。

这种求和谐的文化内涵,不仅照应了中国文化精神之根,而且在日益增强的中西文化交流中,成为中西医乃至中西文化沟通的重要思想载体。

(二)强调"大医精诚""中正和平"的医学道德观

《内经》从儒道情怀出发,认为医学是救民安民保民之术,医道精微,是天下之"宝",因此对习医之人提出了很高的人文修养与道德要求。

一是应有广博的知识和技能,"上知天文,下知地理,中知人事,可以长久"。二是既要"专于技",还要"恒于德"。要求医生通过"诵、解、别、明、彰",参透医理,联系实际;在疾病诊治的过程中,要熟知"三常""四失""五过""七损八益"的道理,勿犯偏执和笼统的错误;要视病人如亲人,充分体现医生的仁心、仁德、仁术和儒道情怀,做到专、精、静三守,踏实、刻苦、专心致志,切忌骄傲自大、自鸣得意,唯其如此,才能做到性情中正和平,格物致知,问诊用药不犯寒热温凉之偏过。三是将"阴阳和"作为生命之道、生命之源,强调医生要顺应自然,道德双修,不为物役物累,做到有节、有常、不妄作为。四是"赞天地之化育",强调人的阴阳和顺与天地社会和顺的良性互动,从而达到天、地、人"中和"的最高境界。

《内经》所倡导的医学道德观,不仅为"医者仁心"提供了丰富的理论观照,而且也能够为社会的道德建设提供医学的人文关怀与精神价值。

(三)强调"以身喻国""仁爱通达"的精神气质

《内经》由以人为本出发,认为生命是自然所赋予的最高的德,"天地之大德曰生";人是最为珍贵的,"天覆地载,万物悉备,莫贵于人"。因此,医者应将对生命的关注和尊重贯彻始终,在疗疾愈身的过程中时刻不忘以身喻国,追求心与身,人与自然、社会的和谐与平衡,所谓"上医医国,其次疾人,固医官也"。其医道之真、经方之美、养生之善无不体现着人与社会"和谐共生"的文化精神内涵。

如养生理论,《内经》一方面时刻不忘教诲人们顺应天时,养成良好的生活与行为习惯,万事不可"过",避免四时、七情、五味、劳逸过用,保持生理与心理平衡。另一方面,将人置于社会之中,极为关注心理和社会因素,注重人们交流沟通的社会规范和共同意识,从古代心身医学和社会医学的视角来观照,从文化的视角来理解和把握,强调一切皆有所"本",万事不可"过",建构出以"本"为旨归,以调谐"过"与"不及"为目标的动态辩证的医学体系。这个"本"，就是人与自然、社会的高度和谐。

可以说，《内经》始终如一地将对人的尊重、对生命的尊重放在首位，显示出深刻的人文关怀和文化内涵。这种求和谐的文化内涵，在构建人类命运共同体的新时代必将成为人类的一种共同理念。

四、《内经》中和文化精神的理论特征

《内经》理论所蕴含的深刻而又丰富的中和文化精神有着深厚的理论渊源、系统的理论体系和自身特色，呈现出鲜明的中和理论特征。

(一)理论渊源

《内经》中和文化精神与易、儒、道是会通的，继承和发挥了易、儒、道等中国古代思想基于"中和"理念的本体论、自然观和价值观。

从"中和"一词的出现来看，该词较早地见于《管子·正》的"中和慎敬"，《庄子·说剑》的"中和民意"，子思《中庸》的"致中和，天地位焉，万物育焉"。不论是易学的"爻位居中""时中""持中"的天地人中和观，还是道家"道法自然""贵和有度""柔弱不争"的自然中和观，乃至儒家和医家"用中""中和""执中"的医儒中和观，都反对过与不及，强调保持国与身的平衡状态，力图把事物变化和人的活动限制在"度"的范围内，避免越过"度"而达到"两端"。这一思想对于治国理政和人的生命存在来说，无疑是相互会通的，也是至关重要的。这是因为，"物体相对静止的可能性，暂时的平衡状态的可能性，是物质分化的本质条件，因而也是生命的本质条件"①。由此,《内经》建构了"生生之道"、天人合一、整体辩证、阴阳平衡的"中和"医道观;道法自然、贵和守中、顺势而为、法阴阳、和术数、自然养生、无过无不及的"中和"方法论;医乃仁术、知医为孝、慈悲仁爱、救死扶伤的"中和"价值观。从文化特质来看,《内经》与易、儒、道思想在理论的历史使命和发展方向上是一致的,需要我们进行不断的发掘、继承和弘扬。

(二)理论体系

从《内经》的理论体系来看,不论是基本理论和各个医学学说的建构,还是对于理、法、方、药的论述,乃至对健康教育、合理摄生、大医精诚、医患良性互动等方面的总结和归纳,始终立足和围绕"中和""平衡"理念,处处彰显出医道之真、经方之美、养生之善,体现出对人的生命意义与价值的深切关怀和求真、求善的思想内涵,其大医之德、大道之美于字里行间,清晰可见。

如从"天人合一"出发,《内经》认为人居于天地之中,与天地自然处于一个有机整体。天地生化人,"天食人以五气,地食人以五味",生于天地之间的人亦应天地。人应天地就要顺应天地四时的规律,通过调和阴阳、脏腑、气血津液达到平衡状态。从阴阳理论出发,《内经》认为天有阴阳,地有阴阳,人亦应之。人体的最佳状态是"阴平阳秘,精神乃治"。当阴阳不平衡时就会出现病态,通过调和阴阳,使之无"过"无"不及",最终达到阴阳平衡。此外,内经认为人体之中在于心,"心之官则思",心与脑有密切联系,具有双重功能,在人体五脏中居于统领的核心地位,从心身两方面强调了五脏六腑、四肢百骸平衡协调的重要性;围

---

① 中共中央马克思恩格斯列宁斯大林著作编译局编:《马克思恩格斯文集》(第9卷),人民出版社2009年版,第533页。

绕"生病起于过用"进行论说,将"过"与"不及"作为疾病的根本原因。"过"与"不及"其实就是偏离了"中和"状态,不论是治病还是养生,都只有通过调和阴阳、虚实、寒热,使其无"过"无"不及",达到阴阳平衡即"中和",才是健康的最佳状态。

(三)理论特质

从理论特质来看,其文化精神意蕴是十分明晰的。《内经》对自然与社会中人的存在及生存方式与环境、人文精神与人文关怀、人与自然和社会的关系等都进行了深入描述,不仅关注引起人体生理病理变化的自然因素,而且极为关注心理和社会因素。如养生理论,时刻不忘教诲人们要顺应天时,注重四时养生,养成良好健康的生活与行为习惯,日常生活中应注意避免四时过用、七情过用、五味过用、劳逸过用,从而保持人体生理与心理的平衡,体现出显明的人文关怀和独特的文化医学的理论特征。

毋庸讳言,《内经》所建构的整体观、变易观、养生观、社会医学观等总是内在地附着在对医理的叙述中,尽管如此,其对于医学本质精神的探察却始终"在一个不断转化的世界里健全和发展"[①]。英国科技史学家李约瑟在其所著《中国科学技术史》医学分册的第一句话就引用了《灵枢·九针十二原》的论述:"所言节者,神气之所游行出入也,非皮肉筋骨也",可以说深得《内经》重视精神之义理。他还将中医称作"中国文化中的医学",认为"中国医学对中国文化的附着是如此牢固,以至于它无法完全脱离出来……只有现代科学才把这些与种族文化相关的独立存在(ethnic entities)纳入一个普世的数学化的文化之中",因此我们

---

① 李约瑟:《李约瑟中国科学技术史》(第 6 卷,生物学及相关技术,第 6 分册,医学),刘巍译,科学出版社 2013 年版,扉页。

首先"有必要来思考人类重要的医学体系与孕育它们的文化或者文明之间的关系"。[①] 抑或说,不同的文化可能孕育着不同的医学,孕育着人们对于自然和人本身的不同的认识;同样,不同的医学也包含着不同的文化,包含着对于生命与健康认知和实践的不同的文化精神。中国文化讲求"和",《内经》理论的本质也是求平衡、求和谐,始终如一地将对人的尊重、对生命的尊重和人文关怀放在重要位置,显示出以人为本的深刻的文化内涵和文化精神,彰显着中国文化的内在意蕴。

《内经》中和文化精神对后世哲学、文化尤其是中医理论影响绵延不绝,在中医史上形成了一以贯之的理论发展的历史链条,成为一种蔚为壮观的文化形态,始终放射着人文关怀的精神光芒。历代中医典籍如《伤寒论》《难经》《针灸甲乙经》《肘后备急方》《备急千金要方》《本草纲目》等均有对《内经》"中和"思想的继承和发挥。如万全在谈到君子养生应慎动、慎独、"守中"时强调:"方其静也,即喜怒哀乐未发时,所谓中也。与天地合其德,与日月合其明,与四时合其序,与鬼神合其吉凶。君子于此,戒慎乎其所不睹,恐惧乎其所不闻,不使离于须臾之顷,而违天地日月四时鬼神也。及其动也,正是莫见莫显之时,如喜怒哀乐,发开中节,这便是和。和者,与中无所乖戾之谓也。略有不和,便是不中,其违于天地日月四时鬼神远矣。到此地位,功夫尤难,君子所以尤加戒谨于独也。故曰君子而时中。"[②]纵观中医历代经典可知,《内经》的中和文化精神已然成为古代医家治身愈疾的共同理念和内在追求。

---

① 李约瑟:《李约瑟中国科学技术史》(第 6 卷,生物学及相关技术,第 6 分册,医学),刘巍译,科学出版社 2013 年版,第 35 页。

② 万全:《养生四要》,国华校注,中国医药科技出版社 2011 年版,第 12 页。

第三节　《黄帝内经》中和文化精神的内在价值

科学理论的建构与实践须臾离不开理性的观照,《内经》的中和文化精神也不例外。理性是思维的判断与推理活动,是"人们内在的一种普遍约束性,是面对一种事物时回溯思考的求真、求善的论证过程及集体思维的结果。它是人类具备的一种思维能力和判断能力,反映了人类能够认识事物本身规律和必然性的一种智慧"①。《内经》的中和文化精神作为认识和把握生命整体、本质和意义的理论形态,具有指导人们生存、生活乃至社会实践的内在价值,蕴含着丰富而深刻的逻辑理性、实践理性和价值理性。在准确理解和全面把握中和文化精神、推进中国优秀传统文化创造性转化与创新性发展的进程中,必须始终贯穿理性这一人类认识事物本身规律和必然性的智慧。

一、《内经》中和文化精神的逻辑理性

从《内经》的理论建构来看,其与现代西医重视实证与局部的分割式的思维理路是有本质区别的,确有理论与方法的不足,但不可由此否认其特色和优势。问题的根本在于如何在中西医乃至中西文化的沟通中兼容并蓄、取长补短,在与现代科学与文化的融合与结合中,通过解构、建构与创构,促使《内经》理论不断完善和全面发展。唯其如此,才能全面探察《内经》理论的实践性、科学性和文化内涵,为理性认识和

---

① 　张晓芒、余奎:《法律论证中的逻辑理性》,《政法论丛》,2010 年第 5 期。

看待中医的内在价值提供理论和现实观照，真正建立起我们的文化自信。

逻辑理性是指"追问以及追求推理论证的逻辑性或推理论证在逻辑上的合理性，它相对于一般经验认识更具有稳定性和确定性……具有一般方法论的意义，它既可以为正确思维提供基本的思维框架和模式，具有建构性功能；也可以为有效的分析、评价、论证提供公正的平台，具有批判性的功能"①。《内经》中和文化精神的逻辑理性体现在：一是有助于使人们全面把握中医理论的实质及丰富内涵与方法。二是通过对中和文化精神的理解，不仅仅把它作为一种医学科学理论形态，而且要把它置于对优秀传统文化的认知与传承的实践中，使其合理性更多地与当今经济社会发展结合起来，与人们对健康不断增长的需求和对疾病不断深化的认识结合起来，从而使理论的价值追求与事实认识内在地连接起来，以发挥其对现实的影响与指导作用。

中医学自《内经》始，经历了两千多年的发展，在这个过程中，注重吸收和融合各个时期先进的科学技术与人文思想，不断创新发展，理论体系日趋完善，技术方法更加丰富，形成了鲜明的特色与优势。一是重视整体的"平"与"和"。认为人与自然、社会是一个相互联系、不可分割的统一体，人体内部也是一个有机的整体；重视自然环境和社会环境对健康与疾病的影响，认为精神与形体密不可分，强调生理和心理的协同关系，重视生理与心理在健康与疾病中的相互影响；强调和谐对健康具有重要作用，认为人的健康在于各脏腑功能和谐协调，情志表达适度中和，并能顺应不同环境的变化，其根本在于阴阳的动态平衡。疾病发生

---

① 张晓芒、田立刚、关兴丽：《历史选择中的逻辑理性——对六个与社会主义核心价值体系密切相关问题的解读》，《中共天津市委党校学报》，2013 年第 2 期。

的根本是在内、外因素作用下，人的整体功能失去动态平衡。维护健康就是维护人的整体功能动态平衡，治疗疾病就是使失去动态平衡的整体功能恢复到协调与和谐状态。二是强调个体化，突出"治未病"。中医诊疗强调因人、因时、因地制宜，体现为"辨证论治"，就是将望、闻、问、切所采集的症状、体征等个体信息，通过分析、综合，判断为某种证候，根据辨证结果确定相应治疗方法，即着眼于"病的人"而不仅是"人的病"；强调"预防为主"，认为人的生活方式和健康有着密切关系，主张以养生为要务，根据不同体质或状态对个体心理情志与行为方式给予适当干预，使个体劳逸适度、膳食合理、起居有常，以养神健体，培育正气，提高抗邪能力，从而达到保健和防病作用。三是突出文化与认知特色。中医是中华优秀传统文化的重要组成部分和典型代表，强调"道法自然、天人合一""阴阳平衡、调和致中""以人为本、悬壶济世""大医精诚、仁心仁术"，体现了中华文化的理论内核，为中华民族认识和改造世界提供了有益启迪。同时，从宏观、系统、整体角度揭示人的健康和疾病的发生发展规律，体现了中华民族的认知方式，成为人们治病祛疾、强身健体、延年益寿的重要手段。

继承和发扬这些优势和特色，需要通过不断的深入研究，在完善和推进对于中医理论的解构、建构与创构的同时，加强中西科学与文化的交流沟通，提升中医的科学价值和实践价值，促进新时代中西医的相互融合、协调发展，使之更加适应现代生物—心理—社会医学模式，真正建构起新时代中国特色医学模式与卫生健康模式。

医学模式是指人们对于健康与疾病的认知理念和行为方式。不同的医学模式对人们的疾病观、健康观及医学理论与实践的总体结构、关系、本质、方法和目标等都有不同规定，并要求人们积极顺应其转变。21世纪的医学正在从疾病医学向健康医学转变，它要求人们不断调整和转变思维方式、行为方式以适应社会变化。在这个转变过程中,《内经》关于健康与疾病的思维方式如重视预防、强调平衡和整体治疗等理念越来越受到重视,需要人们对其进行深入的研究,进一步增强对医学本质的理解和把握,由此使得新时代医学不仅要关注对于个体生命与疾病的认识,还要增强对人的理解,对人的生存环境和生存方式的理解。因为"生存方式问题是人'何以'生存和'怎样'生存的问题,它不仅取决于人的生存能力和生命信念、生存处境和生命意向、生命表现和生存体验的动态统一,而且以人生意义的追寻和领悟为价值旨归"①。解决这些问题,不仅是现代科学、哲学和文化的任务,也是医学的任务。希望对《内经》中和文化精神的解读可以为完成这样的任务提供参照,从而促使人们"通过对它背后的逻辑原则、文化传统、人文精神的了解,可以增强对传统思维方法论意义、文化认同意义的感受。同时,还可以在全球化的浪潮中,在越来越广泛的文化交流与沟通中,真正以我们每一个人的努力,促进对传统思维方式的辩证扬弃,促进不同文化之间思维方式的沟通"②。

诚然,我们也应看到,传统的社会政治理论与医学理论有着本质的区别,易、儒、道中和思想及《内经》医学中和思想也存在着历史的局限性,需要在研究中进行理性分析和理论"扬弃",这是对待传统文化既要始终充满"温情与敬意"③,又要不断进行合理批判的正确态度。

---

① 张晓芒:《先秦诸子的论辩思想与方法》,人民出版社 2011 年版,第 77—78 页。
② 张晓芒:《先秦诸子的论辩思想与方法》,人民出版社 2011 年版,第 279 页。
③ 钱穆:《国史大纲》(上册),商务印书馆 1996 年版,卷首页。

二、《内经》中和文化精神的价值理性

所谓"价值理性"，是指"思考、追问以及追求思想或行为自身的价值正当性或价值上的合理性。包含三层意思：思想或行为满足某种正当利益要求；思想或行为自身与某种正当价值取向一致；思想或行为自身就是正当的"[①]。科学理论总是具有其求真求善的价值追求。医、易、儒、道中和文化精神都重视生命的存在与价值，强调以人为本。现代人应对历史、文化、思维与生活方式进行反思，从而确立正确合理的态度与方法，促进人与社会的协调发展。不论是发展中国的软实力，还是构建"人类命运共同体"，其背后的价值理念就是"中和"，它不仅是一种理念，也是一种方法，作为方法可能是更为现实的。在实现"中国梦"的历史进程中，如何弘扬中国的历史与文化，宣扬"中国的逻辑"，从而在中西方文化交流与沟通中架起一座桥梁，既是传统文化研究的题中应有之义，也是解读《内经》中和文化精神的价值理性之所在。

中医药学是中国的国粹，是中华民族智慧的结晶，在两千多年的历史绵延和传承过程中，形成了丰富的临床实践经验和独特的理论体系，并伴随着"全球化"的进程在世界范围内扩展传播。但是，由于文化的差异和普通民众对于《内经》文本解读的困难，人们对于其本质与价值的理解存在着一些"偏见"和"困惑"。因此，需要以科学理论为基础，从文化精神的视角通过系统的研究来理解和阐释传统中医理论的合理性和内在本质与规律，以期探寻它与中国优秀传统文化的理论连贯，引发对其科学本质和文化实质的思考，做出一些具有前瞻性的理论预判，从

[①]　王洪：《法律逻辑学》，中国政法大学出版社 2008 年版，第 51 页。

而进一步彰显中医求平衡、求和谐的人体观、生命观、发病观、论治观、养生观及其以人为本的深刻文化内涵与文化精神,积极回应人民群众对于生命与健康的关注与需求,不仅为人们保健养生、防病治病实践提供理性观照,如强调养生要"法四时阴阳",把人体作为一个整体来进行调理,达到促进身心健康的目的;而且不断地透射和发散中医理论的思维本质,如借助"天人合一"思想将人与自然看作对立统一的有机整体,通过人与自然相参应来阐述人体的各种变化,保持人体动态平衡,维系生命的正常运转;同时,进一步彰显求和谐的中国文化内涵。如《内经》所论,人要得到心身健康,不仅自身要处于一个平衡和谐的状态,而且和自然、社会也应处于一个平衡和谐的状态。这种求和谐的文化内涵,理应成为中西文化沟通的重要思想载体,成为中医药学创造性转化和创新性发展的中国文化精神之根。

值得提及的是,西方思想界已经开启了对于现代临床医学的回溯与反思。如法国哲学家、人文学者米歇尔·福柯(Michel Foucault)以"兼有历史研究和批判性质"的态度与方法,对 18 世纪末叶基于实证科学迅速发展起来的现代西方临床医学的现象与本质进行了系统研究,发现"临床医学的形成不过是知识的基本配置发生变化的诸多最明显的证据之一;很显然,这些变化远远超出了从对实证主义的草率读解所能得出的结论。但是当人们对这种实证主义进行深入的研究时,就会看到有一系列图像浮现出来。这些图像被它隐匿着,却是它的诞生所不可缺少的。它们随后将被释放出来,但吊诡的是,它们却被用来对抗它……以至于当代思想相信自十九世纪末以来自己已经逃离了它,因此只能一点一滴地重新发现使自身的存在成为可能的条件"①。人是兼具自然属性与社会属性的形体与心理、情感、精神的统一，因此人的健康单单依靠解剖学意义的西方临床医学是远远不够的。为此，意义治疗（logotherapy）与存在主义分析（Existential Psychoanalysis）学派创立者、奥地利神经与精神病学家维克多·弗兰克尔（Viktor Emil Frankl）提出了意义治疗的概念，即医生通过治疗，协助患者从生活中领悟自己生命的意义，借以改变其人生观，面对现实积极乐观地活下去，努力追求生命的意义。② 当代西方存在主义心理治疗三大代表人物之一、美国团体心理治疗权威欧文·D.亚隆（Irvin D. Yalom）提出："存在主义心理治疗是动力性心理治疗的一种形式""个体的心理动力学包括了在其内部运转的多种无意识和意识的力量、动机以及恐惧。动力性心理治疗就是以这个心理功能动力性模型为基础的治疗……对临床心理治疗师来说，把病人最深层的内部冲突精确识别出来极为不易，他们很少有机会观察到根本冲突的原始形式。取而代之的是，病人根本性的担忧被深深掩埋，表面是一层又一层的压抑、否认、置换以及象征。临床研究者必须与一幅盘根错节的临床景象做斗争。"③

　　这些思想均在于强调，人的生命存在不仅仅只是具有物质性的肌体特征，不仅仅只是生理病理的简单相加，而是兼具情感、心理的丰富色彩，内含着对于生命意义的追寻。这与《内经》既重视人的形体的协

① 米歇尔·福柯：《临床医学的诞生》，刘北成译，译林出版社2011年版，第222页。
② 参见维克多·弗兰克尔：《追求意义的意志》，司群英、郭本禹译，中国人民大学出版社2015年版，第1—3页。
③ 欧文·D.亚隆：《存在主义心理治疗》，黄峥、张怡玲、沈东郁译，商务印书馆2015年版，第6—7页。

调健康又关注人的心理、精神等情志活动的和谐统一具有理论的一致性，充分展现出中西方在当代医学使命与人的价值领域认识的内在统一，无疑蕴含着未来医学的价值指向，也是人类医学发展的必由之路。

三、《内经》中和文化精神的实践理性

医学理论本身即具有明确的实践性特征。实践理性是"人类关于自身与世界的关系'应如何'和人'应当怎么做'问题的观念掌握，是主体对未来实践活动的过程和结果做出的超前反映或观念预演"[①]。《内经》中和文化精神基于"天人合一"理论，将天、地、人看作一个整体，提倡积极健康、恬淡安然的生活方式，内在地要求及时消除社会刺激因素，改变错误的认知模式，确立健康的人际关系，避免思想过激和行为异常。这不仅使得人体与疾病的变化规律与自然、社会密切联系起来，从人的生物属性、思维属性、社会属性的视角深化了对人的本质属性的认识，而且也指导着人们在纷繁复杂的现实生活中采取正确的认知方式和行为模式。

随着我国经济社会发展和社会主要矛盾的内在转变，近年来人们的健康理念和健康需求不断增强，大众对于生命与健康的关注度不断提高，对中医整体辨证论治与养生方法的合理性和有效性越来越看重，学术界对中医理论从其哲学、文化和思维形态的解读与研究不断升温，其理论建构中所贯穿的中和文化精神也越来越受到人们的重视。在这样的时代背景下，深入发掘《内经》中和文化精神的内涵与本质具有重要的现实意义和实践价值。

---

① 别祖云、刘丹：《实践理性的合理化》，《探索》，2003 年第 4 期。

(一) 为人类健康寻求一种更为合理的模式与方法

健康是人的基本权利，也是人民群众追求幸福生活的基本保障。但是，随着人们对"美好生活"的不断追求和经济"全球化"的不断增扩，疾病的全球性扩张愈演愈烈，已然超出了单纯的医学范畴，全球性疾病对于世界经济、政治、文化的破坏与影响与日俱增，可以说从 SARS 到新型冠状病毒肺炎的全球暴发，一次比一次更为严重。

尤其是 2020 年初新冠肺炎的全球性暴发，逼迫人们不得不重新思考人的健康权利的内在意义和全球治理的合理模式。进入 21 世纪以来，经由世界各国共同努力所建立的"全球化"有效治理与发展模式遭到少数大国的质疑与反对，"逆全球化"思维暗流涌动，不仅使得全球经济发展趋于衰退甚至停滞，而且使得全球性公共卫生治理莫衷一是，举步维艰。从人类历史与国际化发展的实践进程来看，人类健康发展与全球公共卫生治理无非有两条道路，一条是"分裂的道路"，各自为战，相互排斥，以一国利益贬损和危害他国利益，历史与实践证明，这是一条走不通的死路。另一条是"合作的道路"，即"协和万邦""美美与共"，取长补短，相互促进。从历史发展规律看，这是一条符合"实践理性"的必由之路。就中西医学而言，只有通过紧密的国际合作，才能不断地促使各自优势的有机融合，为全人类的健康找寻到更为理性的实践路径。而《内经》所倡导的天人合一、和谐共生、"无过无不及"、重视"治未病"及养生等中和理念与方法，无疑以超前的思维为人们的健康实践提供了一把钥匙。

(二) 为构建新时代中国特色卫生健康发展模式提供基本路径

在我国经济社会发展进入新时代和社会结构转型的历史背景下，人们的健康理念和对公共卫生服务的需求发生着根本改变，医学内涵和本质也必将发生改变,需要适应医学模式的转变,进一步促进中西医的结合与融合,建构起中国特色的公共医疗、社会保障、人口政策和新型的医患关系,探索形成科学、系统的具有现代化特征的中国特色卫生健康发展模式。

卫生健康发展模式一般指公共卫生、医疗保障、人口发展等政策体系及其运行机制,它既和经济社会发展状况有关,也和医学模式有着必然联系。概括起来,当前主流的卫生健康发展模式有两种,一种是基于西医理论体系的"西医模式",一种是西医与中医并存的模式,即"中国模式"。就医学模式来说,包括一定的医疗卫生行为、标准及体系结构,蕴含着人们对健康与疾病的认知理念和行为方式。不同医学模式对人们的疾病观、健康观及医学理论与实践的总体结构、关系、本质、方法和目标有着不同规定,并要求人们积极顺应其转变。随着医学科学和经济社会发展,西医经历了自然医学模式和生物医学模式,目前正在向生物—心理—社会医学模式转变。而作为我国几千年来的主流医学模式的中医,由于近代以来"西学东渐"的影响和西医的冲击,存在着逐渐式微的艰难发展趋势,如果这种情况不加以改变,任其发展下去,后果不堪设想。因此,传承创新发展中医药对于坚持中西医并重、打造中医药和西医药相互补充协调发展的中国特色卫生健康发展模式不仅意义重大,而且是积极适应社会主要矛盾变化和经济社会发展要求的迫切需要,势在必行。

构建中国特色卫生健康发展模式,需要协调好中西医关系,深化和完善"中西医并重"的基本方针。这一方针来之不易,对我国的医疗卫生工作做出了重大贡献,中国特色卫生健康事业的繁荣发展,必须发挥中医和西医这两个生力军的作用,并在实现"健康中国"目标的历史进程中不断促进二者的结合与融合。诚然,中西医属于不同的医学体系,二者的结合与融合绝不能是一加一的简单相加，一是需要充分发掘祖国医学的优秀成果，深入研究中医理论建构的科学本质和文化内涵，全面确立其科学地位，充分发挥其在我国医学模式建构中的桥梁作用。二是需要明确中西医理论与方法的同一性、差异性和互补性，寻求中西医有机融合的途径与方法，增进中西医文化的交流与沟通。三是需要着眼于新时代中国特色社会主义协调发展的战略理念，梳理中医发展与转变的历史脉络，探索构建适应我国经济社会发展的有效机制，在国家政策的强力支撑下，找寻其基于"健康赋能"医学本质的"逻辑共同性"，从而在实践中实现医学精神与人文情怀、健康理念与方法的真正融合、统一，相向而行，解决我国医疗卫生体制改革中的重大理论与现实问题。

构建中国特色卫生健康发展模式，需要传承精华，守正创新，充分发挥中医药优势，持续打造和完善中医药教育、科研、医疗、卫生保健、健康教育等体制机制。当前，随着医学模式的根本性转变，西医得到了快速发展，但其短板和不足也日益显现。实践证明，中医药重视预防，强调心身平衡、整体治疗，注重人与自然、社会和谐共生等健康理念与方法及其简、便、廉、效的临床优势越来越受到人民群众的认可和重视。传承、发展与创新中医药，不断调整结构，充实内涵，深入发掘中医药的科学与文化价值，充分发挥中医药防病治病的独特优势和作用，既是适应健康观念转变的关键环节，也是弘扬优秀传统文化、坚定文化自信，实现中华民族伟大复兴的大事，是推进新时代中国特色社会主义事业的题中应有之义。

构建中国特色卫生健康发展模式，需要进一步深化医疗卫生体制改革，不断完善具有中国特色的公共卫生、医疗保障、人口发展等政策体系。在经济社会转型发展的时代背景下，立足中医药传承与开放发展、彰显中医药的优势、坚持守正创新、发展和完善卫生健康事业,是提高人民群众获得感、幸福感、安全感的根本保障。

（三）为社会治理尤其是绿色发展、协调发展提供实践遵循

当前,生态问题成为全球性课题,全球治理正在成为共识,自然生态环境是一个生命共同体的理念深入人心。2018 年 4 月,习近平在深入推动长江经济带发展座谈会上指出:"治好'长江病',要科学运用中医整体观,追根溯源、诊断病因、找准病根、分类施策、系统治疗……做到'治未病',让母亲河永葆生机活力。"①这一思想认识显示了中医中和文化精神的精髓,符合《内经》所强调的万事万物并育并行、致和守中、人与自然和谐共生的天人中和思想。因为人与自然一样,如果违背了客观规律,必然遭受自然界的惩罚。正如恩格斯所告诫的:"我们不要过分陶醉于我们人类对自然界的胜利。对于每一次这样的胜利,自然界都对我们进行报复。"②由此可见,《内经》关于天人同构、人与自然息息相通、相生相成,人宜应天地,要心存感激和敬畏,顺应自然规律,实现人与自然、社会和谐发展的中和文化精神无疑为生态保护与绿色发展提供了实践智慧。理性地解读并实践《内经》中和文化精神,不仅有助于实现优秀传统文化传承的理论自觉,而且有助于在实践中不断地进行理论预演与探索,不断地剔除其不能满足现实发展需要的不合理部分,补充和发展新的更加合理的结论,以期实现理论与实践的良性互动。这也是坚持中国发展道路的历史必然选择。

① 习近平:《在深入推动长江经济带发展座谈会上的讲话》,《光明日报》,2018 年 6 月 14 日第 2 版。
② 中共中央马克思恩格斯列宁斯大林著作编译局编:《马克思恩格斯文集》(第 9 卷),人民出版社 2009 年版,第 559—560 页。

　　综合全书所论，从文化的视角对《内经》理论的合理性进行解读，挖掘和辨明其内含的中和文化精神，有助于全面理解中医理论，厚植其健康发展的思想根基；有助于回应对于中医的各种质疑和诘难，增进对于中医文化乃至中国优秀传统文化的理解与认同，促进其转化与创新；有助于在全球化背景下加强中西文化的交流会通，发挥中医理念与方法对推进新时代"健康中国"的积极作用，从而在构建人类命运共同体的历史进程中，不断彰显"中国智慧"。

参考文献

一、普通图书

陈先达:《哲学与文化》,中国人民大学出版社 2016 年版。

陈晓芬、徐儒宗译注:《论语大学中庸》,中华书局 2015 年版。

陈晏清:《陈晏清文集》,天津人民出版社 2007 年版。

成中英:《论中西哲学精神》,李志林编,东方出版中心 1991 年版。

程颢、程颐:《二程集》,中华书局 2004 年版。

方满锦:《黄帝内经中和思想研究》,台湾万卷楼 2016 年版。

方勇译注:《庄子》,中华书局 2015 年版。

顾颉刚:《古史辩自序》,商务印书馆 2011 年版。

黑格尔:《小逻辑》,贺麟译,商务印书馆 1980 年版。

卡尔·波普尔:《开放社会及其敌人》,陆衡等译,中国社会科学出版社 1999 年版。

李洁:《文化与精神医学》,华夏出版社 2011 年版。

李约瑟:《李约瑟中国科学技术史》(第 6 卷,生物学及相关技术,第 6 分册,医学),刘巍译,科学出版社 2013 年版。

李中梓辑注:《内经知要》,胡晓峰整理,人民卫生出版社 2007 年版。

梁漱溟：《东西文化及其哲学》，商务印书馆 1999 年版。

梁漱溟：《中国文化的命运》，中信出版社 2016 年版。

刘长林：《内经的哲学和中医学的方法》，科学出版社 1982 年版。

楼宇烈：《中国文化的根本精神》，中华书局 2016 年版。

罗钢、刘象愚主编：《文化研究读本》，中国社会科学出版社 2000 年版。

米歇尔·福柯：《临床医学的诞生》，刘北成译，译林出版社 2011 年版。

牟宗三：《牟宗三哲学与文化论集》，白欲晓编，南京大学出版社 2010 年版。

欧文·D. 亚隆：《存在主义心理治疗》，黄峥、张怡玲、沈东郁译，商务印书馆 2015 年版。

庞朴：《一分为三》，海天出版社 1995 年版。

钱穆：《中国文化精神》，九州出版社 2012 年版。

汤漳平、王朝华译注：《老子》，中华书局 2014 年版。

陶弘景：《养性延命录》，中华书局 2011 年版。

万全：《养生四要》，国华校注，中国医药科技出版社 2011 年版。

汪裕雄：《意象探源》，人民出版社 2013 年版。

王冰：《重广补注黄帝内经素问》，范登脉校注，科学技术文献出版社 2011 年版。

王洪图主编：《黄帝内经研究大成》，北京出版社 1997 年版。

维克多·弗兰克尔：《追求意义的意志》，司群英、郭本禹译，中国人民大学出版社 2015 年版。

吴昆注：《黄帝内经素问吴注》，孙国中、方向红点校，学苑出版社 2012 年版。

邢玉瑞:《黄帝内经理论与方法论》,陕西科学技术出版社 2005
年版。

徐灵胎:《医学源流论》,古求知校注,中国医药科技出版社 2011
年版。

薛公忱主编:《儒道佛与中医药学》,中国书店 2002 年版。

杨上善:《黄帝内经太素》(修订版),王洪图、李云重校,科学技术文
献出版社 2013 年版。

杨天才、张善文译注:《周易》,中华书局 2018 年版。

张岱年、程宜山:《中国文化精神》,北京大学出版社 2015 年版。

张岱年:《天人五论》,中华书局 2017 年版。

张介宾:《景岳全书》,李继明等整理,人民卫生出版社 2017 年版。

张介宾撰:《类经》,中医古籍出版社 2016 年版。

张岂之:《中华文化的会通精神》,长春出版社 2016 年版。

张松辉译注:《抱朴子内篇》,中华书局 2011 年版。

张晓芒:《先秦诸子的论辩思想与方法》,人民出版社 2011 年版。

张印生、韩学杰主编:《孙思邈医学全书》,中国中医药出版社 2015
年版。

张志聪:《黄帝内经素问集注》,王宏利、吕凌校注,中国医药科技出
版社 2014 年版。

张仲景述、王叔和撰次:《伤寒论》,钱超尘、郝万山整理,人民卫生
出版社 2005 年版。

中共中央马克思恩格斯列宁斯大林著作编译局编:《列宁选集》(第
1 卷),人民出版社 1995 年版。

中共中央马克思恩格斯列宁斯大林著作编译局编:《马克思恩格斯
文集》(第 1 卷),人民出版社 2009 年版。

中共中央马克思恩格斯列宁斯大林著作编译局编：《马克思恩格斯文集》（第 2 卷），人民出版社 2009 年版。

中共中央马克思恩格斯列宁斯大林著作编译局编：《马克思恩格斯文集》（第 4 卷），人民出版社 2009 年版。

中共中央马克思恩格斯列宁斯大林著作编译局编：《马克思恩格斯文集》（第 9 卷），人民出版社 2009 年版。

中共中央马克思恩格斯列宁斯大林著作编译局编译：《列宁全集》（第 55 卷），人民出版社 2017 年版。

中共中央文献研究室编：《邓小平年谱》（第 3 卷），中央文献出版社 2020 年版。

中共中央文献研究室编：《邓小平文集（1949—1974）》（上卷），人民出版社 2014 年版。

中共中央文献研究室编：《毛泽东年谱（1949—1976）》（第 2 卷），中央文献出版社 2013 年版。

中共中央文献研究室编：《毛泽东文集》（第 1 卷），人民出版社 1993 年版。

中共中央文献研究室编：《毛泽东选集》（第 1 卷），人民出版社 1991 年版。

中共中央文献研究室编：《毛泽东选集》（第 3 卷），人民出版社 1991 年版。

中华人民共和国国务院新闻办公室：《中国的中医药》，人民出版社 2016 年版。

二、期　刊

陈道德、高涌瀚：《"中"字意义的嬗变：从"形下"到"形上"》，《湖北大学学报（哲学社会科学版）》，2016 年第 1 期。

庞朴：《"中庸"平议》，《中国社会科学》，1980 年第 1 期。

文选德、周建刚：《"中""和"思想：特质、传承与当代价值》，《求索》，2014 年第 11 期。

郑恩元：《中医是成熟的科学——访德国中医药学家波克特博士》，《科技中国》，2006 年第 2 期。

三、其　他

习近平：《习近平致中国中医科学院成立 60 周年贺信》，《人民日报》，2015 年 12 月 23 日第 1 版。

习近平：《在深入推动长江经济带发展座谈会上的讲话》，《光明日报》，2018 年 6 月 14 日第 2 版。

后　　记

　　中医药学是中国古代科学的瑰宝，也是打开中华文明宝库的钥匙。它所强调的人与自然并育并行、致和守中的中和文化精神，不仅为中国人探索生命与健康规律提供着理性参照，而且伴随着中西文化的交流会通，也必将为世界文明的和谐发展与进步连接起一座桥梁。

　　每一个思想都有其产生的世纪。人类进入21世纪以来，各种文明与文化的冲突尽管依然存在，但我们同时也看到，各种文化的交流、沟通与融合发展正在成为一种新的力量，这无疑为促进文明互鉴和民心相通，推动构建人类命运共同体注入了内在生命力。中医药学的进步与发展也是如此，不仅需要不断地促进其医学理论与技术的传承与创新，而且需要不断地探寻其蕴藏的健康智慧与文化精神，从而使其在创造性转化与创新性发展的过程中，更好地适应人类医学从疾病医学向健康医学转换与发展的历史进程。

　　由此，从文化的视角对《黄帝内经》中和文化精神进行力所能及的梳理与探察，就成为我们撰写本书的初衷与目标。希望通过努力，发掘《黄帝内经》所遵循与倡导的人与自然、社会和谐共生的理性本质，展现其人文精神与人文关怀的理论闪光，彰显其大医之德、大道之美，展扩其理论与实践内在统一的"人的本质客观地展开的丰富性，主体的、人的感性的丰富性"，从而概括出中医文化精神的理论轮廓，在一定程度上增进对于中医理论本质乃至中国优秀传统文化的理解与把握。

任何一项学术研究,都是对于真理、价值与意义等新知的艰辛探索。本书的写作,算起来已历三年有余,从确定主题、梳理资料到写作,其间既有苦苦思索的寂寞与困惑,也有作者之间思想碰撞的幸福与喜悦。尤其是在最后阶段,新冠肺炎在全球肆虐,在这场全球性抗击疫情阻击战中,一方面,国际的合作、经验共享、相互支援成为主流,尤其是中国政府基于中西医结合的抗疫模式取得了积极效果,并通过提供无私援助和经验分享彰显了抗疫的国际价值;另一方面,也暴露出许许多多的现实矛盾与冲突,一些国家的政客不惜采取割裂与对抗的立场,扮演了"抹黑""甩锅"的不应有角色,甚至将疫情"污名化""政治化",给全球发展带来了内在危机。这些都迫使我们从科学与人文、文化与社会、医学与生命等不同维度不断地进行新的审视与反思,逐步领悟到全民健康对于经济社会发展的战略支撑作用愈来愈显明,由此不断地将目光投向我国生命科学的原典《黄帝内经》以及产生它的那个时代,深深感悟着古人的生存与发展智慧,感悟着经典之所以历久弥新的内在张力和理性之光,也更加坚定了我们对于中国优秀传统文化的理论自信。

诚然,全面理解和认识中医药的内在价值,不是一朝一夕的事情,需要我们以兼具历史理性与时代精神的积极态度辛勤付出,既不能胶柱鼓瑟,停留于表面,也不能浅尝辄止,率尔操觚;既不能一味夸大,更不能盲目否定。正确的态度是将"信""学""用"统一起来,在与古代先哲的对话中,在理论研究与实践中,不断汲取和发散其真理与意义之光;同时,将中医药置于全球视域下,将中国传统文化融贯观照和中西文化相互映射内在地统一起来,以开放、包容、发展的态度予以对待,自觉地寻求一种更为合理的模式,使中医药学成为人们追求健康生活的理论支柱之一,加快实现中医药理论的当代建构和为全人类健康服务的历史性目标。

　　本书的写作与出版,要衷心感谢郑州中华之源与嵩山文明研究会、郑州市嵩山文明研究基金会予以立项和资助,衷心感谢研究会领导王文超先生及郑州大学刘太恒教授的关心与指导,衷心感谢商务印书馆的支持及吴俊杰编辑的敏锐洞察力和卓越专业学养。对于本书写作所借鉴和参考的相关文献也表示深深的敬意,正是古代先哲和前辈学人的深刻思想与智慧给我们提供了厚重优渥的学术滋养与多有洞见的思想启迪。本书也是作者承担的国家社科基金项目"中医中和观的哲学渊源与文化精神研究"的理论前提和初步探索,希望能够为下一步的研究打开更为广阔的思想之门。

　　敲下最后一次键盘的时刻,有欢喜,也有惶恐。由于作者的水平所限,书中一定有不少疏漏之处,唯有诚挚地就教于大方之家。

孙可兴　黄岩杰
2021 年 10 月于郑州

作者简介

孙可兴，河南巩义人，哲学博士，现任河南中医药大学教授，硕士研究生导师。主持、参与完成国家社科基金项目各 1 项，获河南省社会科学优秀成果二等奖 1 项，三等奖 2 项；著有《〈黄帝内经〉之辩：中医思维方法探原》《中医药文化在国外的传播》等。

黄岩杰，河南南阳人，医学博士，现任河南中医药大学二级教授、研究员、主任医师，博士研究生导师。主持国家自然科学基金项目 1 项，主持、参与完成国家级、省部级科研项目 8 项，获河南省科技进步二等奖 1 项，三等奖 2 项。主编、参编著作 6 部。